PHYSIKALISCH-TECHNISCHES PRAKTIKUM FÜR MEDIZINER

EINE EINFÜHRUNG IN DIE ANWENDUNG VON MESSMETHODEN UND APPARATUREN

VON

DR. PHIL. ALFRED KRETHLOW

EHEM. I. ASSISTENT AM PHYSIKALISCHEN INSTITUT
DER UNIVERSITÄT BASEL

MIT 127 ABBILDUNGEN

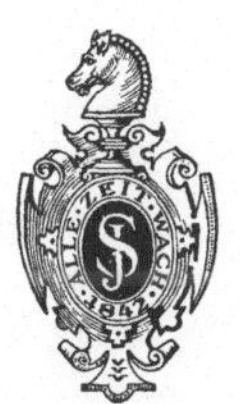

SPRINGER-VERLAG BERLIN HEIDELBERG GMBH

1930

ISBN 978-3-662-26858-2   ISBN 978-3-662-28324-0 (eBook)
DOI 10.1007/978-3-662-28324-0

Geleitwort.

Die Ausbildung der Mediziner in Physik entspricht heute nicht mehr ihrer zunehmenden Bedeutung in Therapie und Diagnose. Mancherorts sucht man die Studierenden der Medizin in einem allgemeinen Anfängerpraktikum auszubilden, doch ist der Erfolg in verschiedener Richtung aus zwei Gründen unerfreulich. Einmal fehlt es den Medizinern für die Aufnahme und innere Verarbeitung der propädeutischen Fächer an Zeit, und dann sind die Anfängerpraktiken im allgemeinen für die Studierenden der Naturwissenschaften eingerichtet, indem darin das Messen und Berechnen mit aus allen Gebieten der Physik ausgewählten Methoden geübt wird.

Dem Zeitmangel ist kaum abzuhelfen. Mir scheint aber, daß man die verfügbare Zeit rationeller für das Physikstudium ausnützen solle.

Nach verschiedenen Besprechungen mit Dozenten der Physiologie, der inneren Medizin und der Chirurgie, die alle eine bessere praktisch-physikalische Ausbildung der Mediziner fordern, wurde in Basel ein *Physikalisches Praktikum für Mediziner* eingerichtet. Darin werden in einem zweistündigen Kurs während eines Semesters hauptsächlich *medizinische Anwendungen der Physik* mit den Studierenden durchgenommen, wie z. B. Verwendung von Gleichstrom und Wechselstrom, Transformatoren, Pantostat, Diathermie, Röntgenapparaturen, Linsen, Brillen, Mikroskop usw. Dabei wird selbstverständlich das Physikalische, das Prinzipielle und nicht das Medizinische betont. Alle Beteiligten müssen sich an dem Zusammenstellen der Apparaturen, an den Experimenten und Messungen selbst betätigen.

Die Studierenden haben bei einem Praktikum das Empfinden, daß diese Behandlung des Stoffes im Gegensatz zu den Methoden eines naturwissenschaftlich rein quantitativ eingestellten Praktikums ihrer späteren Tätigkeit unbedingt förderlich und daß diese praktische Ausbildung zum Verständnis und der technischen Handhabung der physikalisch-medizinischen Apparate notwendig sei.

Da ein geeignetes Lehrmittel für dieses Praktikum fehlte, habe ich Herrn Dr. KRETHLOW veranlaßt, ein solches zu verfassen. Daß das Buch auf Anraten von Physiologen und Medizinern einen erweiterten Umfang angenommen hat, um auch Ärzten und Klinikern in etwas spezielleren physikalisch-medizinischen Problemen dienlich zu sein, ist fast selbstverständlich. Ich wünsche dem kleinen Buche guten Erfolg.

Basel, im Oktober 1929.

Professor AUG. HAGENBACH
Vorsteher der physikalischen Anstalt
der Universität.

a*

Zur Einführung.

Das Buch von Herrn Dr. KRETHLOW dient den gleichen Zwecken wie der physikalische Kursus für Mediziner, dem es auch seine Entstehung verdankt. Dieser Kursus hat seit seinem Bestehen in Basel einen ausgezeichneten Erfolg, und ich bin Herrn Professor HAGENBACH dankbar, daß er ihn eingeführt hat. Die Notwendigkeit eines physikalischen Praktikums für Mediziner ist auch allgemein anerkannt worden, sodaß die gemischte Kommission von Ärzten und Fakultätsvertretern für die Reform der schweizerischen Prüfungsordnung ein Obligatorium empfohlen hat. Die immer zunehmende Anwendung physikalischer Methoden zu diagnostischen und therapeutischen Zwecken hat dieses Bedürfnis geschaffen. Dem Medizinstudenten wird nicht nur durch einen solchen Kursus die Bedeutung der Physik für die ärztliche Praxis in seiner ersten Studienzeit vor Augen geführt, sondern die Beherrschung einer gewissen Technik erleichtert ihm auch in den späteren Semestern die Erlernung physiologischer und klinischer Methoden. Der Arzt steht den neu eingeführten und von den Firmen angepriesenen Apparaten viel sicherer gegenüber, wenn er in der Physik nicht nur theoretisch, sondern auch praktisch etwas ausgebildet ist.

Als Anleitung zum physikalischen Praktikum für Mediziner ist das vorliegende Buch lebhaft zu begrüßen. Es bringt in zweckmäßiger Auswahl die für den Mediziner beim gegenwärtigen Stand der Wissenschaft wichtigsten Methoden und macht sie in gut geglückter Beschränkung auf das Notwendige und mit Vermeidung der dem Mediziner meistens unzugänglichen höheren Mathematik verständlich. Wir Kliniker wünschen deshalb dem Buch eine recht weite Verbreitung.

Basel, im Oktober 1929.

Professor R. STAEHELIN
Direktor der medizinischen
Universitätsklinik.

Vorwort.

Für den Mediziner spielt die Anwendung physikalischer Wissensgebiete sowohl zur Erkennung und Behandlung von Krankheiten als auch zur Feststellung des Krankheitsverlaufes eine immer größere Rolle. Oft werden nur qualitative, immer mehr aber quantitative Untersuchungs- und Meßmethoden benutzt. Rasch und sicher muß eine Diagnose gestellt, ein Apparat in Betrieb gesetzt oder z. B. eine Strahlungsdosismessung vorgenommen werden können. Tausend „Kleinigkeiten" sind dabei oft von ausschlaggebender Bedeutung. Um diese Kleinigkeiten nicht zu übersehen, ist eine genaue Kenntnis aller in Betracht kommenden physikalischen Faktoren erforderlich. Nur durch ein alle Punkte übersehendes Wissen ist das sichere Arbeiten und die Überzeugung des Könnens gewährleistet. Allerdings ist dazu ein gutes Gedächtnis Grundbedingung.

Der in der Praxis stehende Arzt kann begreiflicherweise nicht immer den gerade in Betracht kommenden physikalischen Stoff gegenwärtig haben, und der Anfänger muß ihn erst kennenlernen. In der Literatur existieren wohl einzelne Arbeiten und Werke, welche dem Mediziner zur Einführung in Spezialgebiete dienen können, meines Wissens aber keines, das ihm in knappen Zügen eine Übersicht gibt über die wichtigsten, auf allen Zweigen der Physik fußenden und in der Medizin üblichen Meßmethoden und Apparaturen. Diese Lücke soll das vorliegende Büchlein ausfüllen.

Ursprünglich war es nur als physikalisches, für den Mediziner speziell zugeschnittenes „Praktikum" gedacht und zwar derart, daß in den einzelnen Kapiteln eine knappe theoretische Einleitung — womöglich ohne jede Mathematik — gegeben werden sollte mit daran anschließender Ausführung einer praktischen Messung. Wegleitend hierzu waren die Erfahrungen, die ich seinerzeit bei der auf Veranlassung meines früheren Chefs, Herrn Professor Dr. A. HAGENBACH, vorgenommenen Einrichtung und darauffolgenden Mithilfe im Basler „Medizinerpraktikum" sammeln konnte. Beim Ausarbeiten des Büchleins schien mir aber von Vorteil zu sein, diesen Rahmen etwas zu überschreiten und auch auf solche Methoden und Apparate einzugehen, welche nicht nur für eine der ausgeführten Messungen maßgebend sind, sondern auch für den Praktiker von Interesse sein dürften. Diese Erweiterung wurde mir auch von physiologischer und medizinischer Seite nahegelegt.

Ich bin mir wohl bewußt, daß vieles mit der gerade noch zuträglichen Kürze beschrieben ist und daß der eine oder andere der Leser eine ausführlichere Darstellung gewünscht hätte. Das Büchlein stellt aber einen ersten Versuch dar, dem Mediziner in gedrängtester Form die bei den meisten seiner Arbeiten nötigen physikalischen und technischen Kenntnisse zu vermitteln. Wenn ihm infolgedessen verschiedene Mängel anhaften, so dürfte dies begreiflich sein und vom Leser mit gütiger Nachsicht beurteilt werden. Allen Lesern, welche die Liebenswürdigkeit haben, mir Mängel, Unrichtigkeiten oder Wünsche auf Erweiterungen mitteilen zu wollen, bin ich dankbar.

In der Autorzitation bin ich mit großer Willkür verfahren insofern, daß ich viele prominente Forscher nicht angeführt habe. Dies geschah nur zur Vermeidung jeder Weitschweifigkeit.

Um dem Wunsche tieferen Einarbeitens in Spezialgebiete wenigstens einigermaßen Rechnung zu tragen, habe ich den einzelnen Kapiteln kurze Literaturangaben beigefügt. Die zitierten Arbeiten (für welche dasselbe gilt wie für die Autorzitation) weisen den Weg und geben ihrerseits Literatur, welche das ganze Spezialgebiet zugänglich macht. Denjenigen Lesern, welche sich besonders für physikalische Meßmethoden, deren erreichbare Genauigkeiten usw. interessieren, sei das für den Experimentalphysiker als Standard geltende *Lehrbuch der praktischen Physik* von F. KOHLRAUSCH (Teubner, Leipzig) aufs Wärmste empfohlen. Er findet darin alles Wünschenswerte.

Zum Schlusse ist es mir eine angenehme Pflicht, Herrn Prof. Dr. A. HAGENBACH für die Anregung zur Ausarbeitung dieses Büchleins und ihm sowie Herrn Prof. Dr. med. R. STAEHELIN für die in liebenswürdiger Weise beigefügten Begleitworte zu danken. Meinen besten Dank möchte ich auch dem Verlage, insbesondere Herrn Dr. F. SPRINGER, aussprechen sowohl für die Verlagsübernahme und vorzügliche Ausstattung des Büchleins als auch sein zuvorkommendes Eingehen auf meine Wünsche.

Thun (Schweiz), im Oktober 1929.

A. KRETHLOW.

Inhaltsverzeichnis.

Seite

I. Wägungen 1
  Waage und Wägungen 1
  Dichtebestimmungen 8
  Torsionswaagen 11

II. Optik 13
  Linsengesetze, Brennweitenbestimmungen 13
  Mikroskope 20
  Drehung der Polarisationsebene 25
  Spektralanalyse 33
  Emissionsspektren 38
  Absorptionsspektren 40
  Quantitative Absorptionsmessungen 48
  Quarzlampen und Höhensonnenbestrahlungen 56
  Die ultrarote Strahlung und deren Wirkung auf das Auge 64

III. Elektrizität 69
  Allgemeines und Widerstandsmessungen an festen Körpern 69
  Widerstandsmessung bei Elektrolyten 74
  Gleich- und Wechselstrom 77
  Elektrische Meßinstrumente 82
  Pantostaten und Anschlußgeräte 85
  Temperaturmessungen 87
  Hochfrequenzströme und Diathermie 96
  Medizinische Praxis 106
  Diathermieapparate der Praxis 111
  Röntgenstrahlen 113
  Hochspannungsapparate und Gleichrichter 130
  Messung der Hochspannung 135
  Röntgenapparaturen 139
  Härtemesser 147
  Dosimeter oder Dosismesser 149
  Phantome und Felderwähler 157
  Diagnostik 159
  Gefahren und Schutzmaßnahmen im Röntgenbetrieb 166

IV. Radioaktivität 172
  Radioaktive Familien 175

V. Haemodynamik 185
  Die Pulsfrequenz 186
  Pulsform 188
  Absolute Druckmessungen 192
  Bestimmung des Minimal- und des Maximaldruckes nach der Schwin-
    gungsmethode 196
  Volumbolometrie 198

VI. Elektrokardiographie 205

VII. Analyse von Herztönen und Atemgeräuschen 214

VIII. Elektrische Felder physiologischen Ursprunges 225

Sachverzeichnis 229

I. Wägungen.

Waage und Wägungen.

Die Waage dient zur Massenbestimmung. Sie ist eines der am meisten verbreiteten und zugleich das genaueste Meßinstrument und wird deshalb zu vielen Untersuchungen verwendet. In der Biologie z. B. werden chemische, d. h. stoffliche Änderungen mit Vorliebe mit der Waage ausgeführt. Bei einer guten Analysenwaage kann man im Durchschnitt bis 100 g Belastung 0,1 mg nachweisen, d. h. $\dfrac{0,0001\,g}{100\,g} = \dfrac{1}{1\,000\,000}$ Teil der zu wägenden Größe. Ohne alle Vorsichtsmaßregeln zu berücksichtigen, den Millionstel, eine Genauigkeit, die bei anderen physikalischen Messungen selten erreicht wird.

Die Masseneinheit, das Gramm, ist definiert als der tausendste Teil des im „Bureau International des Poids et Mesures" in Sèvres bei Paris aufbewahrten Normalkilogramms. Sie entspricht mit einer sehr kleinen Abweichung der Masse eines Kubikzentimeters Wasser von 4° C.

Jede Masse unterliegt der Gravitation. Sie wird von der Erde angezogen mit einer Kraft, welche 980 Dynen im Mittel entspricht. Das Produkt aus der Masse eines Körpers und der anziehenden Kraft der Erde bezeichnet man als Gewicht des Körpers. Die anziehende Kraft der Erde ist auf ihrer Oberfläche an verschiedenen Breitengraden, der Erdabplattung wegen, etwas verschieden. Die Masse eines Körpers wird dadurch nicht berührt, wohl aber — wenn auch in bescheidenem Maße — sein Gewicht. In praxi setzt man gleichwohl immer Masse gleich Gewicht.

Die Ausführungsformen der Waagen sind je nach ihrem Verwendungszwecke verschieden. Für wissenschaftliche Untersuchungen und da, wo man an genaue Bestimmung nicht zu großer Massen gebunden ist, wie z. B. bei der Verabreichung bestimmter Dosen von Giftstoffen und Heilmitteln an Patienten, benützt man die Laboratoriumswaage (vgl. Abb. 1). Sie besteht aus einer festen Säule, auf welcher der mit einer Stahlschneide versehene und auf einer Stahl- oder Achatplatte ruhende Waagebalken liegt. Auf beiden Seiten des Waagebalkens hängen die Waagschalen, ebenfalls gelagert mit Stahlschneiden auf Stahl- bzw. Achatplatten. An der Mitte des Waagebalkens ist vertikal abwärts ein Zeiger (Nadel) befestigt, dessen Ausschlag auf einer Skala abgelesen wird. Die Waage kann durch Drehen eines Griffes arretiert werden, wodurch Waagebalken und Waagschalen von ihren Lagern gehoben werden. Das ganze Waagensystem ist in einem Glaskasten mit vorderer und seitlichen Glastüren eingeschlossen.

Legt man auf eine Schale z. B. die linke, den zu wägenden Körper, so besteht seine Wägung darin, das durch ihn hervorgerufene Drehmoment mittels auf die rechte Schale gelegter Massen zu kompensieren. Eine Wägung fällt aber nur dann richtig aus, wenn die Waage vom Konstrukteur in allen Punkten ordnungsgemäß aufgebaut ist und alle an sie zu stellenden Anforderungen berücksichtigt sind. Auch bei guten Konstruktionen ist es nicht ausgeschlossen, daß sich das eine oder andere Konstruktionselement mit der Zeit ändert und deshalb öfters eine Kontrolle der Waagen notwendig ist. Worauf es hierbei ankommt, soll im folgenden an Hand der Abb. 2 kurz besprochen werden.

Die Abbildung zeigt schematisch die Konstruktion einer Waage. A sei die Schneide der Balkenauflage am festen Ständer, B und C die Schneiden, auf welchen die Bügel der Waagschalen aufliegen und s der Schwerpunkt des Waagebalkens.

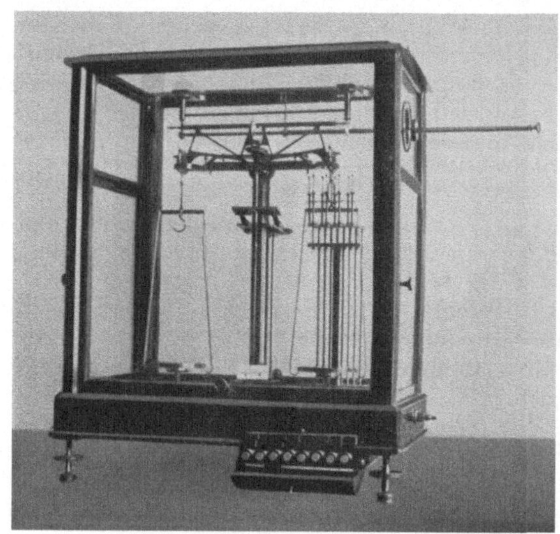

Abb. 1. Präzisionswaage.

Auf jeder der beiden Schalen P und P' liege dieselbe Masse M (bzw. M'). Offenbar sollte dann die Waage keinen Ausschlag geben; denn es sind die beiden Drehmomente, welche aus dem Produkt von Kraft $M \cdot g$ bzw. $M' \cdot g$ (g = Gravitationskonstante) und Hebelarm AB bzw. AC gebildet werden, einander gleich. Gibt die Waage trotz der Gleichheit der beiden Massen M einen Ausschlag, so bedeutet dies, daß die Schneidenabstände AB und AC nicht gleich groß sind. Der durch diese Ungleichheit bei Wägungen hervorgerufene Fehler ist proportional dem Verhältnisse der beiden Hebelarme. Wägt man verschiedene Massen und legt hierbei jedesmal die Gewichtstücke

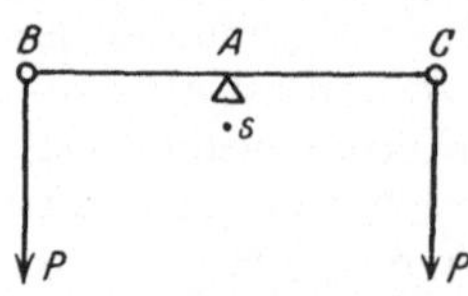

Abb. 2. Schema der Waage.

auf dieselbe, z. B. die rechte Schale, so werden sämtliche gewogenen Massen um einen bestimmten Faktor, nämlich das Verhältnis der beiden Hebelarme zueinander, zu groß oder zu klein. Wenn die Massen von Körpern nur relativ zueinander bekannt sein sollen, wie dies bei Dichtebestimmungen, chemischen Analysen usw. der Fall ist, so fällt eine Ungleicharmigkeit des Waagebalkens außer Betracht, vorausgesetzt, daß die zu wägenden Massen immer auf dieselbe Schale gelegt werden. Bei guten Waagen wird auch das Verhältnis der beiden Hebelarme selten einen Fehler von $^1/_{10\,000}$ übersteigen, also die Ungleicharmigkeit sehr klein sein.

Anders wird die Sache bei absoluten Wägungen. Da muß das Längenverhältnis der Hebelarme zueinander genau bekannt sein. Es kann so bestimmt werden, daß auf die rechte und die linke Waagschale genau dasselbe Gewicht gelegt und dann der beim Vergleich entstehende Ausschlag des Zeigers durch Zusatzgewichte kompensiert wird. Das Verhältnis der beiden Gewichte gibt genau das umgekehrte Verhältnis der Hebelarme AC und AB zueinander an. Alle vorzunehmenden Wägungen sind mit diesem Faktor zu korrigieren (vgl. S. 7).

Von dieser Bestimmung, die zwei genau gleiche Gewichtsstücke voraussetzt, kann man sich unabhängig machen durch die sog. Doppelwägung. Diese besteht darin, daß das Gewicht eines Körpers zuerst auf der linken Waagschale und dann auf der rechten liegend bestimmt wird. Das Mittel aus beiden Wägungen gibt das richtige in Luft bestimmte Gewicht des Körpers.

Von einer guten Waage ist weiter zu verlangen, daß sämtliche Schneiden (ABC in Abb. 2) in einer Ebene liegen. Streng genommen kann dies nur für eine bestimmte Belastung der Waagschalen erfüllt sein. Legt man nämlich so große Gewichte auf die Schalen auf, daß sich der Waagebalken durchbiegt, so ändert sich die Lage der Schneiden zueinander. Gleichzeitig erhält man damit auch eine Tieferlegung des Schwerpunktes s. Hierdurch wird bewirkt, daß die Waage in ein stabileres Gleichgewicht kommt, mit anderen Worten, daß ihre Empfindlichkeit sinkt. Dies gibt sich darin kund, daß das Übergewicht, mit welchem man einen Ausschlag des Zeigers um einen Skalenteil erhält, vergrößert werden muß. Solche Empfindlichkeitsänderungen mit der Belastung zeigt jede Waage. Es ist sehr empfehlenswert, sie zu bestimmen, weil dadurch auf die Güte der Waage geschlossen werden kann und bei Kenntnis der Empfindlichkeit als Funktion der Belastung eine Wägung nicht bis zu den kleinsten Gewichten ausgeführt werden muß, sondern bei Ungleichheit der Massen um einige Skalenteile ohne weiteres abgebrochen und das für die noch auszugleichenden Skalenteile nötige Gewicht daraus berechnet werden kann. Bei häufigen Wägungen wird dadurch eine wesentliche Zeitersparnis erzielt.

Soll der Waagebalken immer wieder nach einer Wägung in seine ursprüngliche Lage zurückkehren können, so darf auf die Waagschalen höchstens eine so große Masse gelegt werden, daß die Elastizitätsgrenze des Balkensystemes erreicht wird. Die Belastungsgrenze wird vom Fabrikanten stets angegeben und darf auf keinen Fall überschritten werden. Sie beträgt bei den gewöhnlichen Laboratoriumswaagen ca. 200 g.

Aus obigen Überlegungen wird ersichtlich, daß eine Waage unbedingt einen stabilen, d. h. wenig durchbiegbaren Waagebalken haben muß. Ein solcher kann nur durch eine solide Konstruktion erhalten werden. Wird aber der Balken zu schwer gemacht, so sinkt die Empfindlichkeit der Waage. Sie kann gesteigert werden durch Vergrößerung der Hebel-

arme, also durch Verlängerung des Balkens. Hierdurch steigt aber wieder
sein Gewicht und die Möglichkeit des leichteren Durchbiegens. Sorg-
fältige Berechnungen und Berücksichtigung der Vor- und Nachteile der
aufgezählten Punkte haben zur heutigen Waagenkonstruktion mit dem
durchbrochenen kurzen Balkensystem geführt.

Gute Waagen tragen zur Erhöhung der Meßgenauigkeit in der Mitte
des Waagebalkens einen vertikalen Spiegel, der so montiert ist, daß eine
seitliche Spiegelablesung mittels Fernrohr und Skala möglich ist (vgl.
Abb. 1). Manche Konstruktionen erlauben auch die Auflage von
Bruchgrammen von außen, ohne daß ein Öffnen des Glasfensters nötig
ist. Zum Teil sind sie auch mit einer Vorrichtung versehen, welche gestattet, verschiedene Empfindlichkeiten der Waage einzustellen. Letzteres geschieht durch von außen zu bewerkstelligende Auflegung von
Gewichten auf einen am Zeiger angebrachten Halter (vgl. Abb. 1).
Hierdurch wird der Schwerpunkt des Balkens weiter nach unten verlegt,
die Empfindlichkeit der Waage also herabgesetzt. Durch stufenweises
Verringern der auf den Halter gelegten Gewichte wird die Empfindlichkeit erhöht und ein rasches Wägen ohne Beschädigung der Waage ermöglicht.

Die Praxis des Wägens. Die im Gebrauch befindliche Waage soll
erschütterungsfrei aufgestellt sein (am besten auf Konsolen, welche in
stabile Mauern eingelassen sind) und vor einseitiger Erwärmung (durch
Sonne oder Heizung), wegen der dadurch bedingten ungleichen Ausdehnung des Waagebalkens, geschützt sein. Ihre richtige Stellung wird
kontrolliert mit einem hinter der Säule befindlichen Lot (Pendel) oder
einer am Boden des Waagegehäuses montierten Libelle (Wasserwaage).

Beim Ausführen von Wägungen mache man sich zur Regel, die Waage
vor dem Auflegen oder Abnehmen von Gewichten zu arretieren. Während einer Wägung soll der Waagekasten vollständig geschlossen sein
und die Schalen — wegen Fälschung der Resultate — nicht hin- und
herschwingen. Die Waage selbst ist vor jeder Wägung neu auf ihren
Nullpunkt zu kontrollieren. Das Auge visiere immer in gleicher Richtung
auf Nadel und Skala. Dies wird am besten erreicht durch Anbringen
eines Striches oder Papierpfeiles auf dem vorderen Glasfenster.

Die Ruhelage bzw. Nullage ist stets aus Schwingungen zu errechnen,
wenn man die Genauigkeit ausnützen will. Wird das Stillstehen der
Nadel abgewartet, so entstehen durch diese Ablesungsmethode Zeit-
verluste und Fehler; denn die Waage stellt sich wegen der Reibungen
an den Schneiden des Balkens und der Waageschalen selten auf den
gleichen Nullwert ein. Schwingungsablesungen sind einwandfrei.

Die Zahl der Ablesungen sei stets eine ungerade, im Minimum drei.
Wählt man eine gerade Zahl von Ablesungen, so werden falsche Ruhe-
lagen bestimmt, wie man sich bei stark gedämpften Ausschlägen leicht
überzeugen kann.

Gewichtsätze. Zur Ausführung von Wägungen braucht man Gewichtsätze. Diese müssen so zusammengestellt sein, daß sich jedes Gewicht bis mindestens zur doppelten Größe ihres größten Gewichtstückes
bestimmen läßt. Ein Gewichtsatz besteht beispielsweise aus folgenden

Grammstücken: 100, 50, 2×20, 10, 5, 2×2, 1 (oder 1×2 und 3×1), 0,5, $2 \times 0,2$, 0,1, 0,05, $2 \times 0,02$, 0,01, 0,005, $2 \times 0,002$, 0,001.

Von diesen Gewichtstücken verlangt man, daß sie unter sich richtig, oder wie man auch sagt, *relativ richtig* sind. Es muß z. B. sein:

$$100\ g = 50 + 20 + 20 + 10$$

oder

$$20\ g = 10 + 5 + 2 + 2 + 1 \text{ usw.}$$

Diese Bedingung ist an jeden Gewichtsatz zu stellen. Eine weitere Forderung ist die nach der *absoluten Richtigkeit* der Gewichtstücke, d. h. das Hundert-Grammstück soll genau der zehnte Teil des im „Bureau International des Poids et Mesures" aufbewahrten Normalkilogrammes sein. Ist dies der Fall, so folgt bei der relativen Richtigkeit des Gewichtsatzes auch die absolute Richtigkeit aller übrigen Gewichtstücke.

Die Prüfung der relativen Richtigkeit eines Gewichtsatzes kann man ohne weiteres selbst vornehmen. Zur Bestimmung der absoluten Richtigkeit ist mindestens ein mit dem Pariser Normal verglichenes Gewichtstück notwendig. Solche Normalien besitzen alle an das internationale System angeschlossene Staaten und verschiedene Institute, von welchen auch derartige Prüfungen durchgeführt werden.

Das Material, aus welchem Gewichtstücke hergestellt werden, besteht von 1 Gramm aufwärts im allgemeinen aus Messing. Es wird der besseren Haltbarkeit wegen meistens vernickelt. Bessere Gewichte bestehen aus Nickel, Platin und der Unangreifbarkeit von Säuredämpfen usw. wegen aus Quarz. Stücke unterhalb eines Grammes sind aus Platin, Nickel oder Aluminium verfertigt. Bei guten Gewichten sind wegen Staubablagerungen und dadurch bedingtenGewichtänderungen keinerlei Bezeichnungen eingeschlagen.

Ein Kapitel, in dem viel gesündigt wird, ist die Behandlung der Gewichtsätze. Gewichtstücke dürfen *nie* mit den Fingern, sondern nur mit Pinzetten (am besten mit Elfenbein — oder mit weichem Leder überzogenen Spitzen) angefaßt werden. Fingerabdrücke fressen sich mit der Zeit ein und machen dadurch Gewichtstücke für exakte Wägungen vollkommen unbrauchbar. Aus demselben Grunde dürfen Gewichte nicht auf unsaubere Unterlagen gestellt und Säuren oder alkalischen Dämpfen ausgesetzt werden.

Reduktion einer Wägung auf den luftleeren Raum. Will man Wägungen auf ein Milligramm oder noch genauer ausführen, so darf man sich mit dem einfachen Wägungsresultat nicht begnügen; denn dieses gibt nur das Gewicht eines Körpers in Luft an. Die Luft hat aber eine Masse. Infolgedessen erhalten sowohl die Gewichtstücke als auch die gewogenen Körper in ihr einen Auftrieb, d. h. eine Gewichtsverminderung, die gleich ist der Masse der verdrängten Luft. Es ist dasselbe wie die allbekannte Gewichtsverminderung eines Steines im Wasser, nur — infolge der geringeren Dichte der Luft — in verkleinertem Maßstabe. Hat der gewogene Körper gegenüber den Gewichtstücken eine sehr kleine Dichte, also gegenüber diesen ein großes Volumen, so ist schon eine kleine Gewichtsdifferenz bei den gewöhnlichen Luftdruckschwankungen zu konstatieren. Um bei allen Wägungen hiervon unabhängig zu sein, werden Gewichtstücke und gewogener Körper auf den Auftrieb Null, d. h. das Vakuum bezogen. Da das Gewicht eines Kubikzentimeters Luft vom Barometerstande und der Temperatur abhängt, sind Luftdruck und Zimmertemperatur bei jeder Wägung abzulesen und zu notieren. Die Reduktion eines Gewichtes auf das Vakuum wird rechnerisch nach folgender einfach abzuleitender Formel bestimmt:

$$M = m \left(1 + \frac{\delta}{d_1} - \frac{\delta}{d_2}\right),$$

hierin bedeuten:

M das auf Vakuum reduzierte Gewicht des Körpers,
m das in Luft bestimmte Gewicht des Körpers,
δ die während der Messung herrschende Dichte der Luft,
d_1 die Dichte des gewogenen Körpers,
d_2 die Dichte der Gewichtstücke.

Die Dichte der meisten Körper und die der Luft bei verschiedenen Temperaturen und Barometerständen können Tabellen entnommen werden, so daß das Gewicht eines Körpers, bezogen auf das Vakuum, in der denkbar kürzesten Zeit ausgerechnet werden kann. Die Dichte der Luft kann ohne großen Fehler fast immer zu 0,0012 in Rechnung gesetzt werden. Eine Übersicht über ihre Abhängigkeit von verschiedenen Temperaturen t und Barometerständen b gibt folgende kleine Tabelle:

t	b in mm Quecksilber				
	720	730	740	750	760
12	0,001173	0,001190	0,001206	0,001222	0,001239
14	0,001165	0,001181	0,001198	0,001214	0,001230
16	0,001157	0,001173	0,001189	0,001205	0,001221
18	0,001149	0,001165	0,001181	0,001197	0,001213
20	0,001141	0,001157	0,001173	0,001189	0,001205
22	0,001134	0,001149	0,001165	0,001181	0,001197

Als Beispiel einer Vakuumreduktion soll im folgenden eine absolute Wägung ausgeführt und gleichzeitig die Ungleicharmigkeit des Waagebalkens durch Doppelwägung bestimmt werden. Als Wägungsobjekt ist ein Kork gewählt, weil bei ihm der Wert der Vakuumreduktion am augenscheinlichsten ist.

Absolute Wägung eines Korkes. Bestimmung des Nullpunktes der unbelasteten Waage:

Ausschlag links	Ausschlag rechts
12,9	26,8
13,2	26,4
13,6	26,1
14,2	
Mittel 13,47	26,43
Ruhelage 19,95	

Bestimmung der Ruhelage, wenn der Kork auf der linken Waagschale und die Gewichtstücke in der Höhe von 10,9135 g auf der
rechten Waagschale liegen:

Ausschlag links	Ausschlag rechts
16,1	25,9
16,4	25,7
17,1	25,4
17,7	
Mittel 16,82	25,67
Ruhelage 21,24	

Dieselbe Wägung, Gewichte aber in der Höhe von 10,9139 g:

Ausschlag links	Ausschlag rechts
12,7	26,9
13,5	26,3
14,3	25,9
	25,5
Mittel 13,50	26,15
Ruhelage 19,82	

Bei dieser Belastung entspricht, wie die Differenz der Ausschläge
und diejenige der Gewichte ergibt, einem Übergewicht von 0,4 mg ein
Ausschlag von 1,42 Skalenteilen. Ein Skalenteil hat also einen Wert
von 0,28 mg. Das richtige Gewicht beträgt infolgedessen, bezogen auf
die Nullstellung der Waage ohne Belastung:

$$10,9139 — 0,04 \text{ mg}.$$

Die Korrektur ist in diesem Falle belanglos und kann weggelassen
werden. Wurde der Kork auf die rechte Waagschale und die Gewichtstücke auf die linke gelegt, so ergab eine analoge Bestimmung das
Gewicht des Korkes zu

$$10,9151 \text{ g}.$$

Der Mittelwert aus beiden Wägungen ergibt als Gewicht des Korkes
in Luft mit Nickelgewichten bestimmt

$$10,9145 \text{ g}.$$

Ungleicharmigkeit der Waage. Die Differenz der beiden Wägungen,
bei welchen einmal der Kork auf der linken und dann auf der rechten
Schale lag, gegenüber dem Mittelwerte beträgt 0,0003 g. Würde der
Kork auf die linke Waagschale gelegt und auf die rechte das Gewicht
von 10,9145 g (Mittelwert), so würde die rechte Waagschale sinken,
also ein zu großes Drehmoment ergeben. Dasselbe ist der Fall, wenn
der Kork auf die rechte Seite und das Gewicht von 10,9145 g (Mittelwert) auf die linke Seite gelegt wird. Daraus folgt, daß bei der verwendeten Waage der rechte Arm des Waagebalkens länger ist als der linke.
Bezeichnen wir die Länge des linken Waagebalkenarmes mit l und die
des rechten mit r, das Gewicht des auf der linken Waagschale liegenden Korkes (richtiger Mittelwert von 10,9145 g) mit k und das der

auf der rechten liegenden Gewichtstücke mit k', so muß sein, wenn die Waage im Gleichgewicht ist:

$$l \cdot k = r \cdot k'$$

d. h.

$$\frac{r}{l} = \frac{k}{k'}$$

oder mit Worten:

Das Verhältnis der Balkenarme zueinander ist gleich dem umgekehrten Verhältnisse der entsprechenden Gewichte. Für die verwendete Waage gilt:

$$\frac{r}{l} = \frac{10{,}9145}{10{,}9139} = 1{,}000\,055\,.$$

Wird das Gewicht eines auf der linken Waagschale liegenden Körpers zu G Gramm bestimmt, so ist es mit dem Faktor $1{,}000\,055$ zu multiplizieren, damit das richtige Körpergewicht erhalten wird.

Reduktion der Wägung auf das Vakuum. Für die Vakuumreduktion wird, wie wir gesehen haben, die Formel verwendet:

$$M = m \left(1 + \frac{\delta}{d_1} - \frac{\delta}{d_2} \right).$$

Bei der Wägung herrschte ein Barometerstand von $746{,}6$ mm Hg und eine Temperatur von $15°$ C. Aus der Tabelle ergibt sich hiermit δ zu $0{,}001204$. In unserem Falle sind weiter:

$$d_1 = 0{,}20\,, \qquad d_2 = 8{,}8 \text{ (Nickelgewichte)}, \qquad m = 10{,}9145$$

also wird

$$M = 10{,}9145 \left(1 + \frac{0{,}00120}{0{,}20} - \frac{0{,}00120}{8{,}8} \right) = 10{,}9785 \text{ g}\,.$$

Der Kork wiegt also absolut $10{,}9785$ g. Gegenüber der unreduzierten Wägung erhalten wir eine Differenz von $0{,}064$ g.

Dichtebestimmungen.

Häufig auszuführende Wägungen dienen zur Dichtebestimmung einer Flüssigkeit oder eines festen Körpers. Die Bestimmung von Gasdichten ist relativ selten, so daß wir verzichten können, darauf einzugehen.

Die Dichte ist bekanntlich definiert als der Quotient von Masse und Volumen $\left(\text{spezifisches Gewicht} = \frac{\text{Gewicht}}{\text{Volumen}} \right)$ und wird bezogen auf die Dichte des Wassers von $4°$ C als Einheit. Von einem Körper, dessen Dichte man angeben will, hat man also Masse und Volumen zu bestimmen. Die Masse kann mit der Waage ohne weiteres festgestellt werden. Schwieriger ist die Angabe des Volumens. Auch dies kann aber auf eine Wägung zurückgeführt werden.

Flüssigkeiten. Handelt es sich um die Dichtebestimmung einer Flüssigkeit, so wählt man, wenn es auf große Genauigkeit ankommt, die

Pyknometermethode. Das Pyknometer ist im gewöhnlichsten Falle ein Glaskolben von ca. 5—100 ccm Inhalt, verschließbar mit einem mit Kapillare versehenen eingeschliffenen Glasstöpsel oder mit eingeschliffenem Thermometer und seitlich angeschmolzener Kapillare. Die Kapillare trägt eine Marke, bis zu welcher die Flüssigkeit eingefüllt wird.

Das gut getrocknete Pyknometer wird zuerst leer gewogen und ein zweites Mal, wenn es mit ausgekochtem (luftfreiem) destillierten Wasser von bekannter Temperatur bis zur Marke gefüllt ist. Die Differenz der beiden Wägungen gibt den Voluminhalt des Pyknometers ausgedrückt in Gramm Wasser. Multipliziert man dieses Gewicht mit der Dichte des Wassers, die seiner bei der Wägung vorhandenen Temperatur entspricht, so erhält man das Volumen des Pyknometers in Kubikzentimetern. Das Pyknometer wird hierauf wieder sorgfältig getrocknet, nochmals gewogen und mit der Flüssigkeit, deren Dichte bestimmt werden soll, gefüllt und wieder gewogen. Die Differenz dieser beiden letzten Wägungen gibt die Masse der Flüssigkeit an. Dividiert man nun die Masse der Flüssigkeit durch das Volumen des Pyknometers, so erhält man die gewünschte Dichte.

Bei genauen Dichtebestimmungen ist der Luftauftrieb zu eliminieren, die Wägungen sind also auf den luftleeren Raum zu reduzieren. Vorteilhaft ist stets die Ausführung mindestens dreier Dichtebestimmungen, da die erste erfahrungsgemäß immer relativ große Fehler aufweist.

Sollen Dichtebestimmungen von Flüssigkeiten häufig, rasch und mit einer beschränkten Genauigkeit ausgeführt werden (bis ca. zur zweiten Stelle nach dem Komma), so ist die „*Mohrsche oder Westphalsche Waage*" am Platze. Ein Glaskörper, der gewöhnlich mit einem Thermometer versehen ist, hängt an einem Waagebalken und wird in die zu untersuchende Flüssigkeit eingetaucht. Der Auftrieb, den er in der Flüssigkeit erhält, wird durch auf den Waagebalken aufzulegende Gewichte kompensiert. Die Kompensation wird am Einspielen zweier Spitzen, von denen die eine am Waagebalken und die andere am Stativ befestigt ist, konstatiert. Die aufgelegten Gewichte geben direkt die Dichte der Flüssigkeit an. Die Mohrsche Waage wird vor Beginn einer Messung mit Wasser geeicht. Ihre Dichteangaben beziehen sich normalerweise auf Wasser von 15° C.

Eine noch einfachere Dichtebestimmung läßt sich mit Hilfe von *Aräometern* ausführen. Es sind dies hohle langgestreckte Glaskörper, die am unteren weitbauchigen Ende mit Quecksilber oder Eisenkügelchen gefüllt und am oberen dünnen Ende mit einer Skala versehen sind. Steckt man die Aräometer in eine Flüssigkeit, so tauchen sie mehr oder weniger tief ein, je nach dem Auftriebe, den sie in ihr erhalten. Der Teilstrich der Skala, der sich in gleicher Höhe wie die Flüssigkeitsoberfläche befindet, gibt das spezifische Gewicht der Flüssigkeit an. Die Angaben beziehen sich meistens auf Zimmertemperatur. Je nach ihrem Verwendungszweck (Dichtebestimmungen bzw. Prozentgehaltbestimmungen von Alkohol, Schwefelsäure usw.) tragen die Aräometer verschiedene Skalenbezeichnungen.

Neben dem Vorteil der raschen Dichtebestimmung haben die Mohrsche Waage und insbesondere die Aräometer den Nachteil, daß ihre Verwendung relativ viel Flüssigkeit (mindetsens 50 ccm) erfordert. Besser in dieser Beziehung sind die Pyknometer. Je nach ihrer Größe genügen einige wenige Kubikzentimeter Flüssigkeit.

Zum Vergleiche seien für Messungen hier einige Werte der Dichte des Wassers bei verschiedenen Temperaturen angegeben.

Dichte des Wassers als Funktion der Temperatur.

Temperatur	Dichte	Temperatur	Dichte
0	0,99 987	12	0,99 952
2	0,99 997	14	0,99 927
4	1,00 000	16	0,99 897
6	0,99 997	18	0,99 862
8	0,99 988	20	0,99 823
10	0,99 973	22	0,99 780

Feste Körper. Schwieriger als Dichtebestimmungen von flüssigen sind solche von festen Körpern auszuführen wegen der Umständlichkeit der exakten Volummessung. Im allgemeinen bestimmt man zuerst das Körpergewicht in Luft und dann die Gewichtsverminderung, die der Körper in Wasser oder einer anderen Flüssigkeit von bekanntem spezifischem Gewicht erhält, und berechnet hieraus das Volumen. Zu diesem Zwecke hängt man den Körper an einem dünnen Faden oder Drahte an der Waage auf und läßt ihn in Wasser bzw. in eine Flüssigkeit von bekanntem spezifischen Gewichte eintauchen. Zu beachten ist hierbei, daß das Volumen des in die Flüssigkeit eintauchenden Drahtes gegenüber dem Körpervolumen verschwindend klein ist. Luftblasen dürfen wegen Fälschung der Messung nicht am Körper haften. Selbstverständlich muß der Körper vollständig in der Flüssigkeit untergetaucht sein; er darf nicht auf der Oberfläche schwimmen.

Beträgt das Gewicht des Körpers vom unbekannten Volumen V in Luft gewogen a Gramm und sein Gewicht, wenn er in einer Flüssigkeit vom spezifischen Gewichte d untergetaucht ist, b Gramm, so ist offenbar

$$a - b = V \cdot d$$

oder das Volumen

$$V = \frac{a - b}{d} \, ;$$

bei genauen Wägungen ist der Auftrieb des Körpers und der Gewichte in Luft zu berücksichtigen.

Ist die Dichte kleiner Körper, z. B. von Salzen, Kristallen oder Sand zu bestimmen, so wird vorteilhaft das Pyknometer verwendet. Nach Bestimmung seines Leergewichtes (a) wägt man es gefüllt mit Wasser (b). Hierauf wird es mit einer möglichst großen Menge Substanz beschickt, gewogen (c), die Füllung mit Wasser ergänzt und auch dieses Gewicht bestimmt (d). Die Dichte der Substanz berechnet sich dann aus:

$$s = \frac{c - a}{(c - a) - (d - b)} \, .$$

Hierbei ist angenommen, daß das spezifische Gewicht des Wassers immer gleich 1 gesetzt werden darf.

Soll die Abhängigkeit seines spezifischen Gewichtes von der Temperatur berücksichtigt oder die Füllung des Pyknometers mit einer anderen Flüssigkeit von der Dichte f vorgenommen werden, so ist zu setzen:

$$s = \frac{(c-a)\cdot f}{(c-a)-(d-b)}.$$

Bei genauen Messungen ist auch hier die Vakuumreduktion der Wägungen vorzunehmen. Als Beispiel dieser Art von Dichtebestimmungen ist im folgenden diejenige von Quarzkristallen ausgeführt.

Dichtebestimmung von Quarz mit dem Pyknometer.

Gewicht d. Quarzes ($c-a$)	Pykn. m. Wasser (b)	Pykn. m. Wasser u. Quarz (d)
1,580	58,374	59,363
1,580	58,367	59,366
1,580	58,361	59,356
Mittel: 1,580 g	58,367 g	59,362 g

Werden diese Werte in die vorige Formel eingesetzt, so erhalten wir

$$s = \frac{(c-a)\cdot f}{(c-a)-(d-b)} = \frac{1{,}580 \cdot 0{,}99897}{1{,}580 - 0{,}995} = 2{,}698.$$

(Die Dichte f des Wassers beträgt bei der während der Messung vorhandenen Temperatur von $16{,}0^0$ $f = 0{,}99\,897$.)

Torsionswaagen.

Für den Mediziner besonders wichtig sind in neuerer Zeit die Torsionswaagen geworden. Sie sind äußerst bequem zur raschen Bestimmung sehr kleiner Gewichte und werden in Verbindung mit den heute ausgearbeiteten Mikromethoden für Blutuntersuchungen verwendet. Ihre Konstruktion ist folgende (vgl. Abb. 3):

In einem runden Metallgehäuse befindet sich eine waagrecht angeordnete, in Edelsteinen gelagerte und mit Stahlspitzen versehene Achse. Mit dieser Achse ist der Waagebalken nebst Zeiger verbunden und an ihr gleichzeitig das eine Ende einer Spiralfeder (ähnlich den Uhrfedern) befestigt, deren anderes Ende mit der zur Waagebalkenachse koaxial montierten Skalenzeigerachse verbunden ist. Dreht man den Skalenzeiger mittels des an ihm angebrachten Hebels (auf der Abbildung links unten mit dem runden Griff), so wird infolge der Federkupplung auch der Waagebalken mitgenommen. Steht der Skalenzeiger auf 0, so spielt der Waagebalkenzeiger bei justierter Waage auf einen horizontalen Strich (auf der Abbildung in der Mitte rechts) ein.

Bei einer Wägung stellt man nach Auflegen des zu bestimmenden Gewichtes durch Drehen des Skalenzeigers den Waagebalkenzeiger auf den horizontalen Strich ein. Die Stellung des Skalenzeigers wird auf

einer in Milligramm oder Gramm geteilten Skala abgelesen und gibt direkt
das Gewicht des zu wägenden Körpers.

Zur Erzielung einer raschen Einstellung der Waage trägt die Waagebalkenachse eine Metallscheibe, die sich in dem Felde eines starken
Magneten bewegt. Durch die Bewegung des Waagebalkens beim Einspielen der Waage wird auch die Scheibe bewegt. Dies hat zur Folge,
daß in ihr durch Induktion Wirbelströme induziert werden, die eine
Bremsung der Bewegung, also eine Dämpfung der Schwingungen bewirken.

Die Torsionswaagen können benützt werden bis zu 1 g, in neuester Zeit bis zu 10 g Belastung
und sind mit einem oder zwei
Meßbereichen ausgerüstet. Bei
zwei Meßbereichen wird zur Wägung von der kleineren Skala entsprechenden Massen an den Waagebalken ein Zusatzgewicht gehängt,
dessen Größe gleich dem des An-
fangswertes der höheren Skala ist.
Hat die Waage beispielsweise zwei
Meßbereiche für die Belastungen
von 0—100 mg, deren einer von
0—50 mg und deren anderer von
50—100 mg geht, so ist zur Wä-

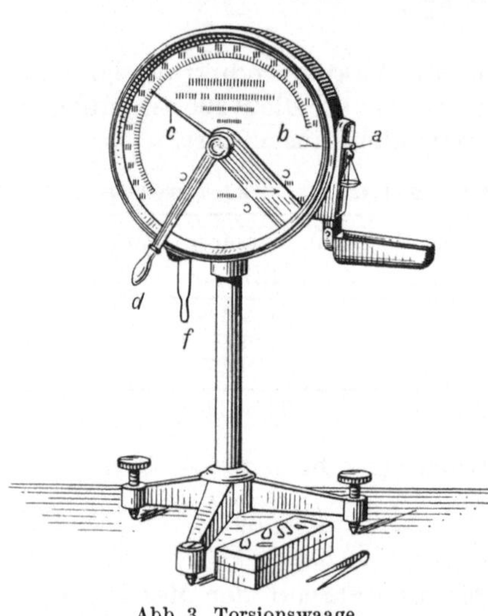
Abb. 3. Torsionswaage.

gung von Gewichten unter 50 mg an den Waagebalken das Zusatzgewicht von 50 mg zu hängen. Wiegt der Körper zwischen 50 und
100 mg, so ist das Zusatzgewicht abzunehmen.

Zur Wägung kleiner Körper sind Schälchen oder Tiegelchen vorhanden oder für das Aufhängen der zu Blutbestimmungen nötigen
Filterstücke Tragbügel, deren Gewicht bei der Einstellung der Waage
auf Null schon berücksichtigt wurde.

Die Waage ist für den Gebrauch mit Hilfe eines kleinen am Ständer
angebrachten Pendels senkrecht zu stellen und öfters auf die Nullein-
stellung zu kontrollieren. Sollte sich letztere etwas verschoben haben,
so kann sie durch eine an der Rückseite des Gehäuses befindliche Kor-
rektionsschraube leicht wieder richtig gestellt werden. Solche Null-
punktverschiebungen werden hauptsächlich durch Temperaturänderungen hervorgerufen. Die Waage ist deshalb so gut wie möglich davor
zu schützen. Nach Gebrauch ist sie selbstverständlich zu arretieren.
Dies geschieht mit dem in der Abbildung links unten befindlichen
vertikal stehenden Hebel.

Literatur.

Waage und Wägungen.

EMICH: Über empfindliche Waagen. Naturwiss. **1915,** 393.

FELGENTRAEGER: Theorie, Konstruktion und Gebrauch der feineren Hebelwaage.
Leipzig 1907.

Torsionswaagen.

Bang, Ivar: Ein Verfahren zur Mikrobestimmung von Blutbestandteilen. Biochem. Z. **49**, 19 (1913).

— Mikromethoden zur Blutuntersuchung. 48 S. München und Wiesbaden: J. Bergmann, 1922.

Blix, G.: Mikromethoden zur Blutuntersuchung. 54 S. Verlag München und Wiesbaden: J. Bergmann, 1927.

Brinkmann, R., u. Frl. E. van Dam: Eine einfache und schnelle Methode zur Bestimmung der Oberflächenspannung von sehr geringen Flüssigkeitsmengen. Münch. med. Wschr. H. **3/4**, 211 (1921).

Dreifuss, H.: Reduktionstabellen zur Blutzuckerbestimmung nach dem neuen Verfahren von J. Bang. Biochem. Z. H. **3/4**, 211 (1924).

Lenard, P., R. v. Dallwitz u. E. Zachmann: Über die Oberflächenspannungsmessung. Ann. Physik **74**, H. 13 (1924).

Mandel, A., u. H. Stendel: Minimetrische Methoden der Blutuntersuchung. Berlin u. Leipzig: W. de Gruyter, 1924.

Federdrehwaage von Hartmann & Braun, vgl. Z. techn. Physik **1923**, 220.

II. Optik.

Linsen.

Sozusagen bei allen optischen Apparaten braucht man Linsen, seien es nun einfache Instrumente, wie die Lupe oder die Brille, oder zusammengesetzte, wie Fernrohr, Mikroskop, Spektralapparate, Polarisationsapparate u. a. m. Es ist deshalb Haupterfordernis, daß jedermann, der sich auch nur in bescheidenem Maße mit optischen Instrumenten abgibt, die Grundlagen der Linsenoptik kennt.

Man unterscheidet bekanntlich zweierlei Linsenarten, Konvex- oder Sammel- und Konkav- oder Zerstreuungslinsen, und versteht unter Konvexlinsen solche, bei denen die Wölbungen (bei einfachen Linsen Kugelflächen) mit der hohlen (konkaven Seite) gegeneinander liegen und unter Konkavlinsen solche, bei denen die Wölbungen die konkave Seite einander zukehren. Konvexlinsen sind also in der Linsenmitte dicker wie am Linsenrande, Konkavlinsen in der Mitte dünner wie am Rande. Ist die eine Linsenfläche eben geschliffen, so bezeichnet man die Linsen als plan-konvex oder plan-konkav, sind beide Flächen konvex oder konkav, so bezeichnet man die Linsen als bi-konvex oder bi-konkav.

. Unter der Brennweite einer Linse versteht man den Abstand der Linsenmitte von dem Punkte, in welchem sich Lichtstrahlen, die sowohl parallel unter sich als auch parallel zur Linsenachse einfallen, nach dem Durchgang durch die Linse (Konvexlinsen) oder nach der Reflexion an der Linse (Konkavlinsen) schneiden. Dies gilt streng nur für dünne Linsen, deren Dicke gegen die Brennweite vernachlässigt werden kann. Ist dies nicht der Fall, so sind die Brennweiten von den zwei sogenannten Hauptebenen aus zu rechnen. Die Schnittpunkte der Hauptebenen mit den Linsenachsen nennt man die Hauptpunkte. Durch sie wird die Dicke einer Linse von beidseitig gleicher Krümmung in drei gleiche Teile geteilt. Für zusammengesetzte Linsen oder Linsen mit ungleichen Krümmungen auf beiden Seiten ist dies nicht mehr der Fall. Die Berechnung von Hauptpunkten ist für den Konstrukteur optischer Apparate sehr wichtig, kommt für uns aber weniger in Betracht, so daß wir auf weitere Details verzichten können.

Für die *Bestimmung der Linsenbrennweiten* gibt es verschiedene Methoden:

a) Die einfachste ist die, daß man mit der Linse, deren Brennweite bestimmt werden soll, die von der Sonne kommenden parallelen Strahlen auf einem Blatt Papier in einem möglichst kleinen Flecke vereinigt. Der Abstand des Papieres von der Linsenmitte ist die Brennweite.

b) Eine weitere Methode basiert auf der bekannten einfachen Linsenformel

$$\frac{1}{f} = \frac{1}{g} + \frac{1}{b},$$

wo f die Brennweite, g die Gegenstandsweite und b die Bildweite bedeuten. Für die praktische Messung wählt man am besten als Gegenstand eine Mattglasscheibe, die vor eine Glühbirne gestellt wird und auf welche mit Tusche ein Kreuz, Maßstab, oder Kreis exakt aufgezeichnet ist. Diese Zeichnung wird mit Hilfe der Linse (Konvexlinse, Konkavlinsen vgl. später) auf einem Schirme scharf abgebildet. Die Distanz Mattglas-Linsenmitte ist dann gleich g und die Distanz Schirm-Linsenmitte gleich b. Für die Genauigkeit der Messung ist wesentlich, daß g und b ungefähr gleich groß sind. Macht man g und b genau gleich groß, so folgt

$$\frac{1}{f} = \frac{2}{g} = \frac{2}{b} \quad \text{oder} \quad 2f = g = b \quad \text{oder} \quad 4f = g + b$$

d. h. der Abstand des Mattglases vom Schirm ist gleich der vierfachen Brennweite der Linse. Bei einer praktischen Messung verzichtet man darauf, g genau gleich b zu machen, der Zeitersparnis wegen.

c) Eine weitere Methode, die den Vorteil hat, daß man die richtigen Brennweiten von Linsen oder Linsensystemen erhält, ohne die Lage der Hauptpunkte zu kennen, ist folgende:

Man stellt die Linse nahe an die mit dem Kreise oder Kreuze versehene Mattglasscheibe. Der Abstand von beiden muß etwas größer sein als die Brennweite der Linse, weil andernfalls keine Abbildung auf dem Schirme möglich ist. Nun verschiebt man den Schirm so lange, bis auf ihm eine vergrößerte Abbildung des Kreises bzw. Kreuzes scharf sichtbar wird. Bezeichnet man den Abstand Linsenmitte-Schirm mit A, den Durchmesser des gezeichneten Kreises (auf der Mattscheibe) mit k und den des auf dem Schirm abgebildeten Kreises mit K, so findet man die Brennweite aus:

$$f = A\,\frac{k}{K + k}.$$

Für solche Brennweitenbestimmungen sind natürlich nur Sammel-, also Konvexlinsen zu verwenden; Konkav- oder Zerstreuungslinsen erzeugen kein reelles Bild auf dem Schirme. Um ihre Brennweiten trotzdem mit diesen Methoden bestimmen zu können, kombiniert man sie mit stärkeren Konvexlinsen, so daß die kombinierte Linse als Konvexlinse angesprochen werden kann und infolgedessen ein Bild auf dem Schirme entwirft. Ist die Brennweite der Konvexlinse allein bekannt

und bestimmt man diejenige der Kombination Konvex- und Konkavlinse, so kann die der Konkavlinse berechnet werden aus:

$$\frac{1}{f} = \frac{1}{f_1} - \frac{1}{f_2},$$

wobei f_1 die Brennweite der Konvexlinse allein, f_2 die der Kombination
Konvex-Konkavlinse bedeutet.

Die Brennweiten werden allgemein in Zentimeter angegeben. Unter
„Stärke" einer Linse versteht man den reziproken Wert der Brenn-
weite $\left(\frac{1}{f}\right)$, wobei die Brennweite in Metern (um für die Stärke ganze
Zahlen zu erhalten) eingesetzt wird. Sie wird mit Dioptrie bezeichnet.
Eine Linse von der Stärke einer Dioptrie hat also eine Brennweite von
$\frac{1}{1} = 1$ m, eine von 10 Dioptrien eine solche von $\frac{1}{10} = 0,1$ m oder 10 cm.
Konvexlinsen werden im allgemeinen mit $+$ und Konkavlinsen mit $-$
bezeichnet.

Das Einführen dieser Größe ist sehr vorteilhaft, da hiermit einfach
algebraisch addiert oder subtrahiert werden kann. Z. B. $2 + 3 = 5$
Dioptrien, $10 - 5 = 5$ Dioptrien usw.

Eine weitere in der Praxis viel gebrauchte Bezeichnung ist die
„Brillennummer". Unter ihr versteht man die Brennweite eines Brillen-
glases, ausgedrückt in Pariser Zoll ($= 2,707$ cm).

Chromatische und sphärische Aberration. Bei einer einfachen Linse
ist zu beachten, daß die Brennweite abhängt von der Wellenlänge des
Lichtes. Eine Linse läßt sich näherungsweise auffassen als
zusammengesetzt aus einer planparallelen Platte und zwei
Prismen, wie Abb. 4 zeigt.

Infolgedessen wird durch sie — wie aus den Brechungs-
gesetzen bekannt sein dürfte — kurzwelliges (blaues) Licht
stärker gebrochen wie langwelliges (rotes). Auf dem Schirm
(vgl. vorige Meßanordnung zur Brennweitebestimmung) wird
der auf der Mattscheibe beleuchtete Kreis nur annähernd

Abb. 4.

scharf eingestellt werden können. Die abgebildete Kreislinie ist an den
Rändern mit einem ganzen Spektrum versehen, also farbig. Bestimmt man die Brennweite einer Linse für rotes und für blaues
Licht — was am einfachsten durch Betrachten des auf dem Schirm
entworfenen Bildes durch ein rotes bzw. blaues Glas geschieht —, so
wird man nicht unbeträchtliche Unterschiede feststellen können. Die
ganze Erscheinung wird als die „chromatische Aberration" bezeichnet
(Chroma = Farbe).

Bei Linsen enthaltenden Apparaten, wie z. B. Fernrohren und Mikroskopen, muß natürlich die chromatische Aberration nach Möglichkeit
eliminiert werden. Dies gelingt annäherungsweise durch Kombination
einer Konvex- mit einer Konkavlinse, von denen jede aus anderem
Glase (z. B. Flint- und Crownglas) besteht und deren Dicken und Krümmungen je nach den Brechungsindizes der beiden Glassorten so berechnet
werden, daß die durch die eine hervorgerufene Brechung durch die
andere aufgehoben wird. Eine vollständige Beseitigung der chroma-

tischen Aberration ist für alle, auch nur im sichtbaren Spektralgebiete liegenden Wellenlängen kaum zu erreichen.

Eine weitere unerwünschte Erscheinung macht sich bei gewöhnlichen Linsen in dem Auftreten der sogenannten „Sphärischen Aberration" bemerkbar (sphaira = Kugel). Sie rührt davon her, daß bei Linsen, deren Durchmesser gegenüber der Brennweite nicht zu vernachlässigen ist, die Randzonen eine andere (kleinere) Brennweite haben wie der mittlere Teil der Linse. Die „Randstrahlen" haben ihren Brennpunkt also näher bei der Linse wie die „Zentralstrahlen". Dies ist bei allen Linsen der Fall, deren Flächen als Kugelschalen geschliffen sind.

Die sphärische Aberration läßt sich teilweise — d. h. für gewisse Linsenzonen — beseitigen durch Kombination mehrerer Linsen. Wird nur von einem einzigen Punkte des Gegenstandes aberrationsfreie Vereinigung der Lichtstrahlen verlangt, so kann eine bestimmte Linsenform hierfür berechnet werden. Sie liefert aber, wie gesagt, nur für den einzigen Gegenstandspunkt Aberrationsfreiheit, weil die Aberration nicht nur von der Form der Linse, sondern auch von dem Einfallswinkel der Lichtstrahlen zur Linsenachse abhängt.

Um über die Größenordnung der Abweichungen ein praktisches Beispiel zu geben, sind im folgenden an sphärischen Linsen aufgenommene Meßreihen angeführt.

Bestimmung der Linsenbrennweiten und der chromatischen und sphärischen Aberration. Verwendete Linsenformel: $\dfrac{1}{f} = \dfrac{1}{g} + \dfrac{1}{b}$.

$$g = \text{Gegenstandsweite}, \quad b = \text{Bildweite}.$$

g	b
66,2	63,7
66,3	63,3
66,1	63,5
65,5	64,1
66,4	63,2
66,1 cm	63,6 cm

Das Mittel nebenstehender Zahlenwerte in unsere Formel eingesetzt gibt:

$$\frac{1}{f} = \frac{1}{66,1} + \frac{1}{63,6} = 0{,}03085$$

$$f = 32{,}41 \text{ cm.}$$

Die verwendete Linse hat also eine Dioptrie von $\dfrac{1}{0,3241\,\text{m}} \cong 3$ Dioptrien. Wird die Brennweite derselben Linse bestimmt nach der Formel:

$$f = A\,\frac{k}{K+k}, \text{ so erhält man folgende Zahlenwerte:}$$

$A = 64{,}5$ Setzen wir diese Werte in die Formel ein, so erhalten
$k = 2{,}5$ wir als Brennweite 32,25 cm.
$K = 2{,}5$ Mittelwert aus beiden Messungen 32,33 cm.

Bestimmung der chromatischen Aberration. Messung der Brennweite für kurzwellige Strahlen (Bild auf dem Schirm betrachtet durch blaues Glas).

g	b
63,8	64,8
64,7	63,9
65,1	63,5
64,3	64,3
64,0	65,6
64,4 cm	64,4 cm

Das Mittel nebenstehender Zahlenwerte in unsere Formel eingesetzt gibt:

$$\frac{1}{f} = \frac{1}{64,4} + \frac{1}{64,4} = 0{,}03106 \text{ oder } 3{,}10 \text{ Dioptrien,}$$

$$f = 32{,}20 \text{ cm.}$$

Messung der Brennweite für langwellige Strahlen (Bild auf dem Schirm betrachtet durch rotes Glas).

g	b
63,0	66,6
63,3	67,3
62,9	66,7
62,3	67,3
62,2	67,4
62,7 cm	67,1 cm

Das Mittel nebenstehender Zahlenwerte in unsere Formel eingesetzt gibt:

$$\frac{1}{f} = \frac{1}{62,7} + \frac{1}{67,1} = 0,03085 \quad \text{oder} \quad 3,08 \text{ Dioptrien,}$$

$$f = 32,41 \text{ cm.}$$

Bestimmung der sphärischen Aberration. Messung der Brennweite für Zentralstrahlen.

g	b
63,7	66,9
63,8	66,8
63,5	66,5
64,0	65,6
63,6	66,9
63,7 cm	66,5 cm

Das Mittel nebenstehender Zahlenwerte in unsere Formel eingesetzt gibt:

$$\frac{1}{f} = \frac{1}{63,7} + \frac{1}{66,5} = 0,03074 \quad \text{oder} \quad 3,07 \text{ Dioptrien,}$$

$$f = 32,53 \text{ cm.}$$

Messung der Brennweite für Randstrahlen.

g	b
64,8	63,8
64,3	63,3
64,3	64,3
65,0	64,9
65,1	65,0
64,7 cm	64,3 cm

Das Mittel nebenstehender Zahlenwerte in unsere Formel eingesetzt gibt:

$$\frac{1}{f} = \frac{1}{64,7} + \frac{1}{64,3} = 0,03101 \quad \text{oder} \quad 3,10 \text{ Dioptrien,}$$

$$f = 32,24 \text{ cm.}$$

Bestimmung der Brennweite einer Konkavlinse mit Hilfe der Kombination mit einer Konvexlinse. Die Bestimmung der Brennweite der Konvexlinse wurde nach obigem Schema ausgeführt und ergab eine Brennweite von 16,94 cm, also $\frac{1}{f} = 0,05903$ oder 5,9 Dioptrien.

Die Bestimmung der Brennweite der Linsenkombination ergab folgende Werte:

g	b
65,2	64,4
65,0	64,7
64,6	65,6
64,5	64,1
66,7	63,9
65,2 cm	64,5 cm

Das Mittel nebenstehender Zahlenwerte in unsere Formel eingesetzt gibt für die Linsenkombination:

$$\frac{1}{f} = \frac{1}{65,2} + \frac{1}{64,5} = 0,03084 \quad \text{oder} \quad 3,08 \text{ Dioptrien,}$$

$$f = 32,42 \text{ cm.}$$

Setzen wir die Werte für die Konvexlinse und die Konkavlinse in unsere frühere Formel

$$\frac{1}{f} = \frac{1}{f_1} - \frac{1}{f_2}$$

ein, so folgt:

$$\frac{1}{f} = \frac{1}{16,94} - \frac{1}{32,42} = 0,02819 \quad \text{oder} \quad 2,82 \text{ Dioptrien, also: } f = 35,47 \text{ cm.}$$

Die Konkavlinse hat also eine Brennweite von 35,47 cm.

Astigmatismus. Wir haben bisher stillschweigend vorausgesetzt, daß für unsere Betrachtungen nur solche Gegenstände existieren, die im Verhältnis zum Linsendurchmesser relativ klein sind, d. h. daß von ihnen ausgehende Lichtstrahlen annähernd parallel zur Linsenachse auf die Linse gelangen. Läßt man aber Lichtstrahlen unter einem großen Winkel zur Linsenachse auf die Linsen fallen, so tritt neben der chromatischen und sphärischen Aberration noch eine unerwünschte Erscheinung ein. Ein Punkt des leuchtenden Gegenstandes wird auf dem Schirme nicht mehr punktförmig abgebildet, sondern als Fläche. Diesen Abbildungsfehler bezeichnet man mit dem Namen „Astigmatismus schiefer Strahlenbüschel".

Bei guten optischen Linsensystemen müssen natürlich sämtliche bisher besprochenen Unzulänglichkeiten korrigiert werden. Dies läßt sich leider nur bis zu einem gewissen Grade ausführen, da gleichzeitig zwei sich widersprechende Bedingungen erfüllt sein sollten (sog. Sinus- und Tangensbedingung). Immerhin gelingt es durch Kompromisse, den Forderungen soweit gerecht zu werden, daß noch übrigbleibende Abbildungsfehler normalerweise vernachlässigt werden können.

Brillen. Die Anwendung einfacher Linsen, die den Mediziner am meisten interessiert, sind unzweifelhaft die Brillen.

Die Brillen haben die Aufgabe, nicht normalsichtige Augen so zu korrigieren, daß ihre deutliche Sehweite (vgl. unter „Lupen") dieselbe wird wie die eines unbewaffneten normalsichtigen Auges. Sie müssen also die Brennweiten anormaler Augen auf die richtige Größe zurückführen.

Die Brennweiten der Augenbestandteile und des Augenvollsystemes wurden von GULLSTRAND gemessen. Es gelten für das normale Auge folgende Werte:

Brennweiten und Brechkräfte für das schematische Auge nach A. GULLSTRAND.

	Akkommoda-tionsruhe		Maximale Akkommodation
Brennweiten in Millimeter:			
Hornhautsystem			
Vordere Brennweite		— 23,277	
Hintere Brennweite		31,031	
Linsensystem	69,908		40,416
Vollsystem			
Vordere Brennweite	— 17,055		— 14,169
Hintere Brennweite	22,785		18,930
Brechkraft in Dioptrien:			
Hornhautsystem		43,05	
Linsensystem	19,11		33,06
Vollsystem	58,64		70,57

Als Brillengläser braucht man konvexe Linsen für weitsichtige und konkave für kurzsichtige Augen. Da anormale Augen oft noch astigmatisch sind, müssen gute Brillen auch diesen Fehler gleichzeitig korrigieren. Verwendet man sphärisch geschliffene Gläser, so tritt bei Betrachtung größerer Objekte wegen des schiefen Einfalles der Strahlen der oben erwähnte Astigmatismus schiefer Büschel auf. Kurz- oder Weitsichtige, die solche Brillen tragen, können deshalb nur kleine Objekte scharf sehen, oder sie müssen bei Betrachtung größerer den Kopf stets so drehen, daß die von dem Objekte ausgehenden Strahlen möglichst parallel der Linsenachse einfallen. Erst in neuester Zeit ist es wegen des schwierigen Schleifverfahrens der Firma Zeiß in Jena gelungen, Brillengläser herzustellen, bei welchen der Astigmatismus schiefer Büschel nicht mehr auftritt. Die Gläser sind „asphärisch" geschliffen und bekannt unter dem Namen Punktalgläser.

Lupen. Eine bekannte Anwendung der Konvexlinsen ist die Lupe. Sie hat den Zweck, dem Auge einen betrachteten Gegenstand vergrößert erscheinen zu lassen. Unter Vergrößerungszahl versteht man dabei den Quotienten des Winkels, unter dem ein Gegenstand unter der Lupe und bei unbewaffnetem Auge in der normalen deutlichen Sehweite erscheint.

Die normale deutliche Sehweite beträgt ca. 26 cm, nimmt aber bei jedem Menschen mit zunehmendem Alter zu. Ihre Bestimmung läßt sich leicht auf folgende Art ausführen. Man hält in Richtung der Augenachse einen dünnen Draht oder die Kante eines gut geschnittenen Papieres. Das vom Auge weit entfernte Ende des Drahtes oder der Papierkante wird scharf gesehen, das ihm nahe unscharf. Der Abstand des dem Auge am nächsten gelegenen noch scharf von ihm gesehenen Punktes ist die kleinste deutliche Sehweite. Bei Weitsichtigen ist sie groß und bei Kurzsichtigen klein.

Die Vergrößerungszahl einer Lupe läßt sich sehr leicht aus ihrer Brennweite und der kleinsten deutlichen Sehweite des mit ihr arbeitenden Auges berechnen. Es gilt:

$$V = 1 + \frac{s}{f},$$

wo V die Vergrößerungszahl, s die kleinste deutliche Sehweite und f die Brennweite bedeuten. Wie hieraus ersichtlich ist, hängt die Vergrößerung wesentlich ab von der deutlichen Sehweite. Eine bestimmte Lupe gibt für ein weitsichtiges Auge eine höhere Vergrößerungszahl als für ein kurzsichtiges.

Die Formel zeigt auch, daß mit zunehmender Vergrößerung die Brennweiten der Lupen abnehmen müssen. Dies zieht wegen der damit verbundenen stärkeren Linsenwölbung eine Verkleinerung des Linsendurchmessers nach sich und dadurch auch eine Verkleinerung des Gesichtsfeldes. Bei stark vergrößernden Lupen ist aus diesem Grunde zu fordern, daß das Bild bis an den Linsenrand verzerrungsfrei erscheint. Dies kann aber, wie wir gesehen haben, nur durch Kombination mehrerer Linsen erreicht werden. Tatsächlich werden auch Lupen aus bis zu vier Einzellinsen bestehend hergestellt (sog. Weitwinkellupen).

Für gewöhnliche Zwecke (Karten-Übersichtslupen) werden auch nur aus einer Linse bestehende Lupen fabriziert. Sie müssen aber, wenn deutliche und verzerrungsfreie Abbildung bis zum Linsenrande (Rande des Sehfeldes) erhalten werden soll, speziell geschliffen werden (eine Fläche asphärisch).

Mikroskope.

Kann bei den Lupen eine beschränkte Abbildungsverzerrung noch hingenommen werden, so muß bei Mikroskopen eine einwandfreie Abbildung, also vollendete Linsenkombination, unbedingt gefordert werden. Bei den heute erreichten starken Vergrößerungen würde sich jeder Mangel sehr bemerkbar und das Mikroskop zu Meßzwecken untauglich machen.

Ein Mikroskop besteht bekanntlich aus einem Objektiv und einem Okular. Objektiv sowohl als auch Okular sind zusammengesetzte Linsensysteme, die so berechnet sind, daß möglichst alle Abbildungsfehler korrigiert werden. Das Objektiv entwirft von dem betrachteten Gegenstand ein vergrößertes reelles Bild, das durch das nochmals vergrößernde Okular betrachtet wird. Es ergibt sich als Gesamtvergrößerung des Mikroskopes das Produkt aus der Objektivvergrößerung und der Okularvergrößerung. Die Gesamtvergrößerung ist abhängig von der Distanz des Okulares vom Objektiv, also vom Tubusauszug. Bei vergleichenden Größen- oder Längenmessungen ist hierauf zu achten und der Auszug jeweils gleich einzustellen.

Will man bei einem bestimmten Objektiv eine starke Vergrößerung erzielen, so muß also ein stark vergrößerndes Okular benützt werden. Ein solches stellt aber an die Güte der Objektive sehr hohe Anforderungen. Infolge der früher erwähnten, bei Linsen auftretenden Abbildungsfehlern und der Schwierigkeit, diese bei starken Objektiven restlos zu beseitigen, kann man nicht über eine bestimmte Okularvergrößerung gehen. Die Grenzen sind je nach der Güte der Objektive verschieden.

Auch der Vergrößerung der Objektive ist eine Grenze gesetzt. Je höher ihre Vergrößerungszahl gemacht wird, desto kleiner wird ihre Brennweite. Zwangsläufig damit ist eine Verkleinerung des Linsendurchmessers verbunden, ebenso eine Herabsetzung der Helligkeit des Gesichtsfeldes. Der Gegenstand, in den meisten Fällen ein unter einem Deckglas sich befindendes Präparat, muß immer näher an das Objektiv herangebracht werden; der Winkel, unter welchem Strahlen eines in der Linsenachse liegenden Gegenstandspunktes in die unterste Objektivlinse fallen, wird immer größer, bis er schließlich einen derartigen Wert erhält, daß die meisten vom Präparat ausgehenden Lichtstrahlen am Deckgläschen total reflektiert werden, also nicht mehr ins Mikroskop gelangen. Den Winkel, der zwischen den beiden äußersten Strahlen eines deutlich sichtbaren, in der Linsenachse liegenden Gegenstandspunktes gebildet wird, bezeichnet man als *Öffnungswinkel*. Aus dem Öffnungswinkel und dem Brechungsindex des Mediums, in welchem die Strahlen verlaufen, läßt sich der für Mikroskope äußerst wichtige Begriff der „Apertur" ableiten. Man versteht unter „Numerischer Apertur" a die Größe

$$a = n \cdot \sin / o,$$

wo n den Brechungsindex des Mediums bedeutet, in welchem die Strahlen vor ihrem Eintritt in das Objektiv verlaufen und o die Hälfte des Winkels, unter welchem die von einem scharf gesehenen, in der Linsenachse liegenden Gegenstandspunkte ausgehenden äußersten Strahlen in das Mikroskop gelangen.

Für Luft, also bei sogenannten *Trockensystemen* beträgt $n = 1$, a erreicht im Maximum den Wert 1. Bei den *Immersionssystemen* wird zur Verminderung der Lichtreflexion bzw. Vergrößerung des Winkels der totalen Reflexion der Lichtstrahlen an den Deckgläsern zwischen unterster Objektivlinse und Deckglas ein Flüssigkeitstropfen eingefügt von einer Flüssigkeit, deren Brechungsindex möglichst groß ist. Hierzu kann destilliertes Wasser ($n_D = 1{,}333$) oder noch besser Zedernöl ($n_D = 1{,}515$) verwendet werden. Infolge Benützung dieser „Immersionsflüssigkeiten" kann die numerische Apertur größer als 1 gemacht werden. Ihr größter zur Zeit erreichbarer Wert beträgt 1,6. Er hängt, infolge des Zusammenhanges mit dem Brechungsexponenten der Immersionsflüssigkeiten, welcher mit abnehmender Wellenlänge zunimmt, von der Wellenlänge (Farbe) des bei der Beobachtung verwendeten Lichtes ab.

Die Apertur kann direkt als Maß für die sogenannte „Auflösungskraft" des Mikroskopes benützt werden. Hierunter versteht man die Unterscheidungsmöglichkeit bzw. Trennungsmöglichkeit zweier nahe beieinander gelegener Gegenstandspunkte. Je kleiner bei einem Mikroskope der Abstand zweier Punkte, die im Gesichtsfelde eben noch getrennt gesehen werden können, ist, desto größer ist die Auflösungskraft. Durch die Auflösungskraft ist auch die Vergrößerungszahl eines Mikroskopes bestimmt. Multipliziert man nämlich die numerische Apertur eines Systems mit 500 bis 1000, so hat man die Vergrößerungszahl vor sich. Sie beträgt heute ca. $1{,}6 \cdot 1000 = 1600$ im Maximum. Eine weitere „Vergrößerung" nützt wegen der begrenzten Auflösungskraft des Mikroskopes nichts mehr, d. h. zwei einander nahe liegende Gegenstandspunkte, die bei der 1600fachen Vergrößerung nicht mehr getrennt gesehen werden können, werden dies auch nicht bei einer 3000fachen Vergrößerung.

Binokulare Mikroskope und Ultramikroskope. Der kleinste noch meßbare bzw. wahrnehmbare Abstand zweier Gegenstandspunkte liegt bei rund $0{,}0001$ mm $= 0{,}1\,\mu$. So kleine Teilchen können noch gemessen werden.

Begnügt man sich damit, nur die Existenz kleiner Partikel zu konstatieren, ohne ihre Größe messen zu wollen, so kann das von SIEDENTOPF und SZIGMONDI angegebene Verfahren benützt werden. Es beruht darauf, die unter dem Mikroskop befindliche Substanz, z. B. eine kolloidale Flüssigkeit, mit intensivem Lichte seitlich zu beleuchten. Trifft das Licht solche Partikel, so wird es an ihnen gebeugt und die Teilchen werden als leuchtende Flecke auf dunklem Untergrunde bemerkbar. Bei Verwendung von weißem Lichte erscheinen die Partikel farbig, weil die Beugung des Lichtes von der Wellenlänge abhängt. Auf Grund dieses Prinzips kann die Existenz ca. 40 mal kleinerer als der kleinsten noch meßbaren Teilchen nachgewiesen werden. Mikroskope, die für solche Beobachtungen gebaut sind, nennt man Ultra-Mikroskope. Sie sind mit besonderen Kondensoren (Lichtsammlern) zur intensiven Beleuchtung der sonst kaum sichtbaren Partikel ausgerüstet. Die einen benützen das Bild eines horizontalen Spaltes, das mittels Linsen verkleinert seitlich auf die zu untersuchende Lösung projiziert wird. Dadurch erhält man einen dünnen, horizontalen und stark beleuchteten „Schnitt", der bezweckt, tiefer oder höher liegende Partikel, die bei der Bestrahlung die Beobachtung des Präparates in einer Ebene stören, der Beobachtung zu entziehen. Deshalb wird auch der Spalt möglichst eng gemacht.

Bei anderen Mikroskopen wird ein sog. *Paraboloid-* oder ein *Kardioid-Kondensor* unter dem Objekttische befestigt. Das von der Sonne oder einer Bogenlampe kommende Licht fällt auf den unter dem Kardioid-Kondensor befindlichen Spiegel und wird durch ihn als paralleles Bündel in den Kondensor geworfen. Im Kondensor selbst verläuft der Strahlengang so, daß zwei sich in einem Punkte schneidende Lichtkegel entstehen (vgl. Abb. 5). Auf diesen Schnittpunkt wird das Mikroskop

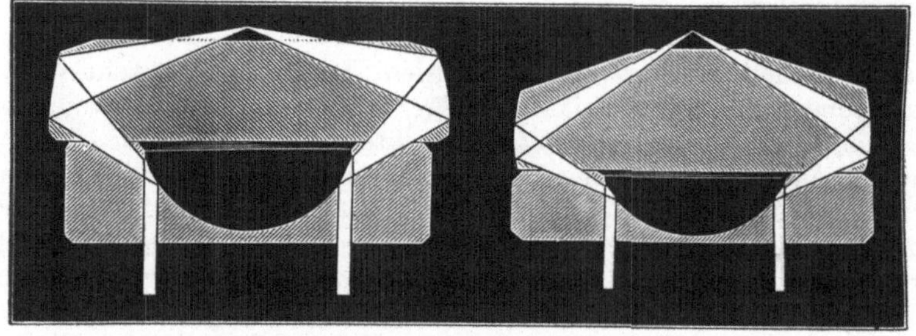

Abb. 5. Strahlengang im Kardioidkondensor (Bild rechts).

eingestellt. Der Kardioid-Kondensor darf als der vollkommendste Kondensor für die Ultra-Mikroskopie angesprochen werden; denn das von ihm beleuchtete Feld ist sehr scharf begrenzt, was beim ähnlich gebauten Paraboloid-Kondensor weniger der Fall ist.

Da die beobachteten Partikel sich leuchtend vom dunkeln Untergrunde des Gesichtsfeldes abheben, bezeichnet man die beim Ultra-Mikroskop angewendete Beleuchtung als „Dunkelfeldbeleuchtung", im Gegensatz zur sonst üblichen „Hellfeldbeleuchtung", bei welcher der Untergrund hell und der beobachtete Gegenstand relativ dunkel erscheint.

Bei der Ausführung häufiger Messungen oder großer Beobachtungsreihen mit dem Mikroskop ist es für einen Beobachter unangenehm, nur mit einem Auge — Monokular — arbeiten zu müssen. Er ermüdet dabei zu leicht. Um diesen Übelstand zu vermindern, haben seit einiger Zeit verschiedene Firmen Mikroskope für binokulare Beobachtungen herausgebracht. Ein Teil dieser Mikroskope ist nur binokular, ein anderer sowohl monokular als auch binokular verwendbar. Auf einfachste Weise wird bei letzteren das gewöhnliche Okular durch ein doppeltes ersetzt.

Werden aber einmal beide Augen zum Beobachten herangezogen, so erwacht alsbald der Wunsch stereoskopisch sehen zu können. Dies wird durch das bloße Einführen des doppelten Okulars nicht erreicht; denn die für das plastische Sehen notwendige Augendistanz ist gleich Null, beide Augen beobachten vom selben Punkte aus. Blendet man aber bei jedem Okular die eine Linsenhälfte, und zwar die einander benachbarten ab, so kann der stereoskopische Effekt eintreten. Er läßt sich bei hohen Vergrößerungen noch dadurch steigern, daß unter den Kondensor in den Diaphragmenträger eine Blende mit zwei Löchern geschoben wird. Dadurch erhält man zwei gegen die Linsenachse geneigte Strahlenkegel, von denen jeder einem bestimmten Okular zugeordnet ist. Blendet man bei den Okularlinsen die zueinander entgegengesetzt liegenden Hälften ab, so tritt das sogenannte „pseudostereoskopische" Sehen auf, d. h. man sieht Vertiefungen erhaben und umgekehrt.

Vergrößerung eines Mikroskopes und deren praktische Messung. Unter der Vergrößerung eines Mikroskopes versteht man den Quotienten aus dem Winkel, unter welchem ein Gegenstand durch das Mikroskop gesehen wird, und dem Winkel, unter dem er dem unbewaffneten Auge in der deutlichen Sehweite erscheint.

Aus dieser Definition ergibt sich die Methode zur Bestimmung der Vergrößerungszahl eines Mikroskopes. Unter das Objektiv wird ein Maßstab, z. B. eine Mikrometerteilung gelegt, neben das Mikroskop in ca. 26 cm Entfernung vom Okular ein in mm geteilter Maßstab. Mit dem einen Auge sieht man durch das Mikroskop die Mikrometerteilung, mit dem andern den neben dem Mikroskop liegenden Millimetermaßstab an. Zwei Teilstriche (also ein Skalenteil) des unter dem Mikroskop liegenden Maßstabes haben, wenn man die beiden Maßstäbe zur Deckung bringt, einen so großen Abstand voneinander wie x Teilstriche des mit bloßem Auge beobachteten Maßstabes. Die Zahl x gibt direkt die Vergrößerung an, wenn beide Teilungen in gleichen Größenordnungen, z. B. in Millimetern gerechnet werden.

Bequemer ist es für die Messung, wenn über der Okularlinse eine unter 45° zur Linsenachse geneigte Glasplatte angebracht und der zu vergleichende Maßstab aufrecht in deutlicher Sehweite derart neben das Mikroskop gestellt wird, daß man mit demselben Auge durch die Glasplatte die Mikrometerteilung und gleichzeitig — infolge der an der Glasplatte auftretenden Reflexion — den neben dem Mikroskop stehenden Maßstab beobachten kann.

Diese beiden Messungsmethoden geben die sogenannte „absolute" Vergrößerung des Mikroskopes an.

Enthält das Mikroskop ein Okularmikrometer, d. h. einen im Okularlinsensystem an derselben Stelle, an der das reelle Bild des beobachteten Gegenstandes erscheint, befindlichen auf Glas geritzten Maßstab, so kann man natürlich die Vergrößerung des Mikroskopes in Bezug auf diesen angeben. Dieser Wert bezeichnet aber nicht die absolute Vergrößerung, da ja der Okularmaßstab mit einer Lupe (der obersten Okularlinse) betrachtet wird; er stellt nun die „relative Vergrößerung" dar.

Im Folgenden ist eine absolute und eine relative Vergrößerungsbestimmung in praxi durchgeführt.

Bestimmung der relativen und absoluten Vergrößerung eines Mikroskopes.
Instrument: Zeißmikroskop Nr. 20811.

Zahl der verwendeten Okulare: 3, Nr. 2, 3 und 4, Okular Nr. 3 ist versehen mit Mikrometerteilung (50 · 0,1 mm).

Zahl der Objekte 4, A, C, $E_{0,15-0,17}$ und Immersionsobjektiv (Wasserimmersion, Apertur 1,30).

Die angegebenen Zahlen sind Mittelwerte aus drei Einzelbestimmungen.

1. Eingesteckter Tubus (Messung mit Okular Nr. 3).

Objektiv	Vergrößerung		Lupen-vergrößerung
	relativ	absolut	
A	6,3	80	12,7
C	16	200	12,5
E	41	500	12,2
Immersion	56	690	12,3

Die Lupenvergrößerung wurde erhalten durch Division der absoluten Vergrößerung durch die relative.

2. Ausgezogener Tubus (Messung mit Okular Nr. 3).

Objektiv	Vergrößerung		Lupen-vergrößerung
	relativ	absolut	
A	9	110	12,2
C	22	270	12,3
E	56	690	12,3
Immersion	78	960	12,3

Dividiert man die relative Vergrößerung des Mikroskopes bei ausgezogenem Tubus durch diejenige bei eingestecktem Tubus, so erhält man den Vergrößerungsfaktor, der durch das Ausziehen des Tubus gegenüber dem eingesteckten Tubus die Mehrvergrößerung angibt; er beträgt im vorliegenden Falle im Mittel 1,39.

3. Absolutvergrößerung des Mikroskopes bei Verwendung des Okulares Nr. 2.

Objektiv	Absolute Vergrößerung V		$\dfrac{V_{\text{Tubus ausgez.}}}{V_{\text{Tubus eingest.}}}$
	Tubus eingesteckt	Tubus ausgezogen	
A	50	75	1,5
C	140	210	1,5
E	340	480	1,4
Immersion	470	660	1,4

4. Absolutvergrößerung des Mikroskopes bei Verwendung des Okulares Nr. 4.

Objektiv	Absolute Vergrößerung V		$\dfrac{V_{\text{Tubus ausgez.}}}{V_{\text{Tubus eingest.}}}$
	Tubus eingesteckt	Tubus ausgezogen	
A	95	130	1,4
C	230	320	1,4
E	600	830	1,4
Immersion	820	1140	1,4

Der Tubus konnte im Maximum um 64 mm ausgezogen werden.

Drehung der Polarisationsebene.

Viel gebraucht werden von den Medizinern die sogenannten Polarisationsapparate. Sie dienen hauptsächlich zur quantitativen Feststellung von Zucker im Harn von Diabetikern. Die Messung ist denkbar einfach und beruht auf der Eigenschaft des Traubenzuckers die Polarisationsebene des Lichtes zu drehen.

Licht besteht nach der elektromagnetischen Theorie aus Ätherschwingungen. Die Schwingungen sind transversal, im Gegensatz zu den longitudinalen akustischen an Materie gebundenen Schwingungen. Man unterscheidet bei einer elektromagnetischen Schwingung einen elektrischen und senkrecht auf ihm stehend einen magnetischen Vektor. Beide Vektoren nehmen, da sie zwangsweise miteinander verbunden sind, dem Sinus- bzw. Kosinusgesetz entsprechend zu und ab. Die Größe der Vektoren gibt die Intensität der Lichtschwingung, ihre Änderungsgeschwindigkeit die Frequenz bzw. Wellenlänge des Lichtes an. Licht, das von einer natürlichen Lichtquelle ausgeht, ist unpolarisiert, d. h. der elektrische und damit auch der magnetische Vektor haben keine bevorzugte Richtung. Demnach liegen die Vektoren der von einem leuchtenden Punkt einer Lichtquelle ausgehenden elektromagnetischen Schwingungen in allen möglichen Richtungen, wie Abb. 6 angibt.

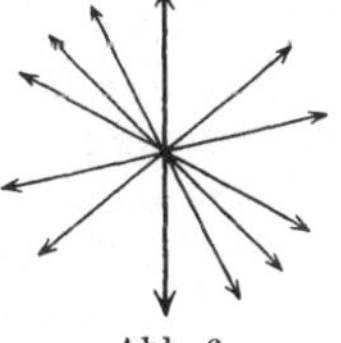
Abb. 6.

Man kann nun mit bestimmten Vorrichtungen aus den von der Lichtquelle ausgehenden Schwingungen eine bevorzugte Schwingungsrichtung (z. B. die stark gezeichnete) aussondern. In diesem Falle hat man linearpolarisiertes Licht vor sich; die Lichtschwingungen verlaufen nur in einer Ebene. Diese Ebene liegt in der Fortpflanzungsrichtung des Lichtes. Mit solchem linearpolarisierten Lichte wird bei den modernen Polarisationsapparaten gearbeitet. Ältere Apparate, die noch keine gute Polarisationseinrichtung hatten, lieferten oft fehlerhafte Messungsresultate, weil nicht linear, sondern elliptisch polarisiertes Licht vorhanden war. Bei elliptisch polarisiertem Lichte sind die elektrischen und magnetischen Vektoren nicht durch Gerade, sondern durch Ellipsen charakterisiert.

Läßt man linear polarisiertes Licht von bestimmter Wellenlänge (Farbe, z. B. von einer Natriumflamme herrührend) durch Wasser hindurchgehen und bestimmt vor und nach seinem Durchgang mit geeigneten Mitteln seine Schwingungsrichtung, so findet man keine Änderung derselben. Ersetzt man aber das Wasser durch eine Zuckerlösung und wiederholt das vorige Experiment, so bemerkt man eine Änderung der Schwingungsrichtung. Die Ebene des linear polarisierten Lichtes hat sich um einen bestimmten Winkel α gedreht.

Schickt man das polarisierte Licht durch verschieden dicke Schichten ein- und derselben Zuckerlösung, so konstatiert man eine Abhängigkeit des Drehungswinkels α von der Schichtdicke. Der Drehungswinkel ist der Schichtdicke direkt proportional; er wird doppelt so groß, wenn die Schichtdicke verdoppelt wird. Läßt man andererseits die Schichtdicke

d konstant und ändert die Konzentration c der Lösung (Anzahl der Gramme Zucker in Kubikzentimeter Lösung), so beobachtet man auch hier direkte Proportionalität der Drehung mit der Konzentration. Aber, wenn bei Verdoppelung der Schichtdicke bei gleichbleibender Konzentration der Lösung die Drehung genau auf den doppelten Wert steigt, so ist dies bei gleichbleibender Schichtdicke und Verdoppelung der Konzentration nicht mehr exakt der Fall.

Die Abhängigkeit der Drehung von Schichtdicke und Konzentration läßt sich mathematisch sehr einfach ausdrücken durch die Formel:

$$\alpha = [\alpha] \cdot l \cdot c = [\alpha] \cdot l \cdot p \cdot d \quad \text{oder} \quad [\alpha] = \frac{\alpha}{l \cdot c} = \frac{\alpha}{l \cdot p \cdot d},$$

d. h. der abgelesene bzw. bestimmte Drehungswinkel, um welchen die Polarisationsebene des Lichtes infolge Durchgang durch die Substanz gedreht wurde, ist dem Produkte aus der Schichtdicke l (in Dezimetern gemessen), der Konzentration c und einer Größe $[\alpha]$ proportional. Gibt man nicht die Konzentration c, d. h. die Anzahl Gramm der gelösten Substanz in Kubikzentimeter der Lösung an, so muß der Prozentgehalt p, d. h. die Anzahl Gramm der gelösten Substanz in der Grammzahl der Lösung, noch mit der Dichte d der Lösung multipliziert werden.

$[\alpha]$ bezeichnet man als die spezifische Drehung. Sie repräsentiert den Wert der Drehung für die Schichtdicke 1 und die Konzentration 1 und ist, wie wir oben gesehen haben, abhängig von der Konzentration c.

Für Zuckerlösungen nimmt ihr Wert mit steigender Konzentration der Lösungen ab. Die Abnahme beträgt rund 1% zwischen den Konzentrationen 10% und 50%, im Mittel ist $[\alpha]$ gleich $66{,}3°$ für die Wellenlänge der D-linien (5893 AE. im Mittel) und die Temperatur von $20°$ C.

In die Formel werden Wellenlänge des verwendeten polarisierten Lichtes und Temperatur der Lösung einfach durch Anfügen an die Klammer eingeführt. Man schreibt:

$$[\alpha]_{\mathrm{D}}^{20{,}0°} = 66{,}3°$$

und sagt, die spezifische Drehung beträgt für die Wellenlänge der D-linien und bei einer Substanztemperatur von $20°$ C $66{,}3°$.

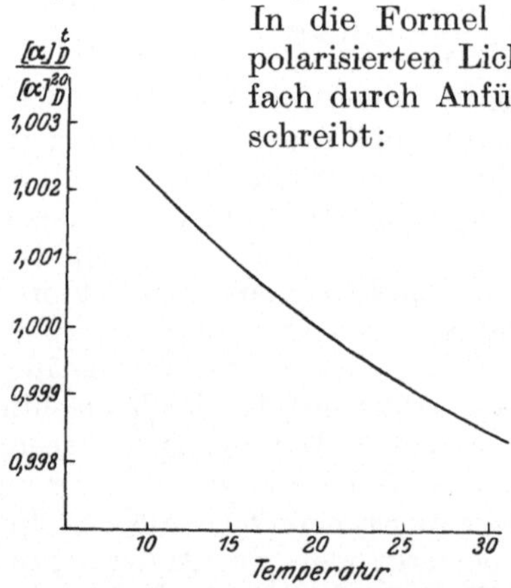

Die Angabe der Temperatur zeigt, daß die spezifische Drehung auch von dieser abhängt. Im allgemeinen ist ihr Einfluß relativ klein; bei Zuckerlösungen nimmt die spezifische Drehung mit steigender Temperatur pro $1°$ um je $0{,}014°$ für Na-licht ab (vgl. Abb. 7).

Abb. 7. Abhängigkeit der spezifischen Drehung einer Zuckerlösung von der Temperatur.

Daß die spezifische Drehung von der Wellenlänge des verwendeten Lichtes abhängt, ist eine altbekannte Tatsache. Die Drehung nimmt zu mit abnehmender Wellenlänge, zeigt also ein analoges Verhalten dem Lichte gegenüber wie die gewöhnliche Refraktion. Deswegen hat man auch dieser Erscheinung den Namen „Drehungs- bzw. Rotations-dispersion" gegeben. Bei Drehungsmessungen muß infolge der starken Abhängigkeit der Drehung von der Wellenlänge des Lichtes unbedingt bei jeder Messung auch letztere bekannt sein.

Optisch aktive Substanzen. Wir haben bisher die Frage nach den Substanzen offen gelassen, welche die Polarisationsebene drehen, welche, wie der Fachausdruck lautet, optisch aktiv sind und was bei ihnen die Ursache hierfür ist.

Die Versuche haben ergeben, daß neben verschiedenen Kristallen hauptsächlich organische Körper die Polarisationsebene des Lichtes drehen. Die optisch aktiven Kristalle haben alle gewendete Formen, d. h. ihr Spiegelbild kann mit dem Originale nicht zur Deckung gebracht werden. Die meisten Kristalle drehen nur im festen Zustande, verlieren aber diese Eigenschaft, wenn sie in irgendeinem Lösungsmittel gelöst werden.

Die weitaus größte Zahl aktiver Substanzen dreht die Polarisations-ebene nur im amorphen, flüssigen oder gelösten Zustande. Hierzu ge-hören fast ausschließlich organische Körper, welche ein asymmetrisches Kohlenstoffatom besitzen. Diese Grundbedingung zur Aktivität einer Substanz haben erstmals Van't Hoff und Le Bel im Jahre 1874 durch Strukturuntersuchungen nachgewiesen.

Zu den hier interessierenden aktiven Substanzgruppen gehören: die verschiedenen Zucker, Terpene, Kampfer nebst Derivate und fast alle Alkaloide. Die Zahl der bisher bekannten optisch aktiven Körper dürfte weit über 1000 betragen. Sie können rechts- oder linksdrehend sein, wobei man unter rechtsdrehend die Drehung der Polarisationsebene des auf den Beobachter zukommenden und durch die aktive Substanz ge-henden Lichtes im Sinne des Uhrzeigers und unter Linksdrehen die Drehung im umgekehrten Sinne versteht. Die Untersuchung dieser aktiven Substanzen erfolgt in einem Lösungsmittel, z. B. Wasser, Alkohol, Benzol, Azeton, Toluol u. a. Im allgemeinen hängt die spezi-fische Drehung vom Lösungsmittel ab.

Kennt man den Verlauf der spezifischen Drehung in Abhängigkeit von der Konzentration, so läßt sich aus einer Drehungsbestimmung rückwärts auf den Prozentgehalt einer Lösung an aktiver Substanz schließen. Dies hat für den Mediziner den größten praktischen Wert. Er braucht z. B. bei einem auf Zuckergehalt verdächtigen Harne nur den eventuellen Drehungswinkel zu messen (Vorsicht wegen des entgegen-gesetzt drehenden Eiweißes) und kann auf Grund des Resultates direkt den Prozentgehalt an Zucker angeben. Speziell hierfür konstruierte Apparate, die Saccharimeter, erlauben statt des Drehungswinkels direkt den Prozentgehalt an Zucker abzulesen.

Wir wollen nun im folgenden Abschnitte besprechen, wie die Pola-risationsapparate funktionieren und wie sie in praxi ausgeführt sind. Der Einfachheit halber beschränken wir uns auf das heute als bestes bekannte Prinzip.

Polarisationsapparate nach F. Lippich. Jeder Polarisationsapparat zerfällt in der Hauptsache in den Polarisator und den Analysator. Das von einer Lichtquelle kommende möglichst monochromatische Licht tritt durch den Polarisator, wird durch ihn linear polarisiert, durchläuft die zu untersuchende Substanz und geht schließlich durch den Analysator, mit dessen Hilfe die Richtung der Polarisationsebene in Bezug auf den Polarisator bestimmt wird.

Bei den von F. LIPPICH angegebenen sogenannten Halbschattenapparaten werden als Polarisatoren und Analysatoren Nicolsche Prismen, bestehend aus Kalkspat, verwendet. Kalkspat ist bekanntlich doppelbrechend, d. h. auf ihn in bestimmter Richtung auffallendes, einer natürlichen Lichtquelle entstammendes monochromatisches Licht wird in zwei verschiedenen Richtungen (d. h. verschieden stark) abgelenkt, wobei gleichzeitig beide verschieden stark gebrochenen Strahlen senkrecht zueinander linear polarisiert werden. Die beiden Lichtstrahlen werden als ordentlicher und außerordentlicher von einander unterschieden. Durch Zerschneiden eines rhomboedrischen Kalkspatkristalles unter einem bestimmten Winkel zur Hauptachse, Polieren der Schnittfläche und Wiederzusammenkitten mit Kanadabalsam wird erreicht,

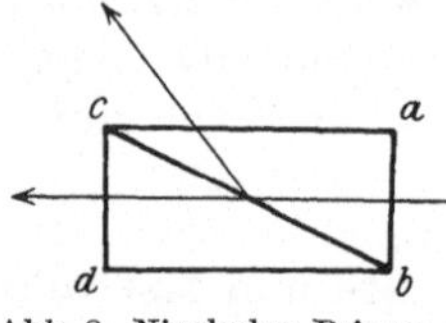

Abb. 8. Nicolsches Prisma.

daß der eine (der ordentliche) Strahl an der Kittfläche reflektiert wird und das Prisma nicht in Richtung der optischen Achse verlassen kann. Durch das Prisma hindurch geht nur der andere (außerordentliche) Lichtstrahl (vgl. Abb. 8).

(Die Schnitte durch den Kalkspatkristall können verschieden ausgeführt werden. Man bezeichnet die Prismen je nach der Herstellungsart als Nicolsche, Hartnacksche oder Glan-Thomsonsche Prismen.)

Betrachtet man das durch ein Nicol-Prisma hindurchgegangene polarisierte Licht durch einen zweiten Nicol, so bemerkt man, daß durch letzteren nur dann ein Maximum von Licht hindurchgeht, wenn seine Polarisationsrichtung mit der des ersten gleichgerichtet ist, d. h. wenn beide Nicols parallel zueinander stehen. Bei einer Drehung von 90° (Kreuzung des Nicols) wird kein Licht hindurchgelassen, das Gesichtsfeld erscheint dunkel. Man erhält beim Drehen des zweiten Nicols ein Gesichtsfeld, dessen Helligkeit gleichmäßig zu- oder abnimmt und dessen Helligkeitswerte zwischen den beiden Extremen bei parallelen und gekreuzten Nicols liegen.

Bringt man nun bei gekreuzten Nicols zwischen beide eine optisch aktive Substanz, so hellt sich das Gesichtsfeld entsprechend der Größe des Drehungswinkels der Substanz mehr oder weniger auf. Soll wieder Dunkelheit erzielt werden, so muß der zweite Nicol um einen Winkel gedreht werden, welcher der durch die aktive Substanz hervorgerufenen Drehung der Polarisationsebene entspricht. (Man wählt für die Einstellung immer größte Dunkelheit und nicht größte Helligkeit des Gesichtsfeldes, weil das Auge auf geringe Lichtintensitätsänderungen bei schwacher Lichtintensität bedeutend empfindlicher ist als bei starker.)

Die Meßgenauigkeit, die mit der eben besprochenen Vorrichtung erzielt wird, ist ziemlich bescheiden; denn es ist schwer, auf Bruchteile von Graden, ja auf Grade selbst anzugeben, wann das Gesichtsfeld vollständig dunkel ist. F. Lippich hat deshalb eine Verbesserung eingeführt, die im wesentlichen darauf beruht, daß die Helligkeit (bzw. Dunkelheit) *zweier* Gesichtsfeldhälften miteinander verglichen wird.

Ein zweiteiliges Gesichtsfeld erzielt man auf folgende Art. Vor die eine Hälfte eines großen Polarisator-Nicols wird ein kleines Nicol gestellt, dessen Polarisationsrichtung gegenüber der des großen um einen kleinen Winkel ε gedreht ist. (Vgl. Abb. 9.)

Hierdurch wird erreicht, daß das Licht der linken Gesichtsfeldhälfte linear polarisiert wird in der durch das große Nicol bestimmten und das

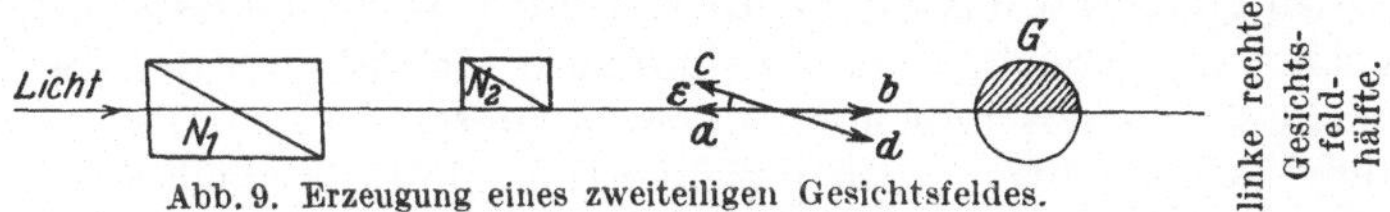

Abb. 9. Erzeugung eines zweiteiligen Gesichtsfeldes.

der rechten Hälfte in der durch das kleine Nicol bestimmten Richtung. (Die das Gesichtsfeld in zwei Hälften teilende Linie wird gebildet durch eine Kante des kleinen Nicolprismas. Diese Kante muß sehr scharf geschliffen sein, damit im Gesichtsfeld kein breiter trennender und die Meßgenauigkeit beeinträchtigender Strich auftritt.) Wir wollen annehmen, links sei das Licht polarisiert in Richtung $a\,b$ und rechts, gegen $a\,b$ um den Winkel ε gedreht, in Richtung $c\,d$. Stellt man den Analysator senkrecht auf $a\,b$, so wird die linke Hälfte des Gesichtsfeldes dunkel erscheinen, währenddem die rechte noch eine gewisse Helligkeit aufweist. Stellt man den Analysator senkrecht zu $c\,d$, so ist die rechte Hälfte dunkel und die linke schwach aufgehellt. Um die eine und dann die andere Hälfte des Gesichtsfeldes dunkel zu erhalten, muß man also den Analysator um den Winkel ε drehen. ε wird als Halbschattenwinkel bezeichnet und Apparate, die auf dem besprochenen Prinzip beruhen, heißen Halbschattenapparate.

Die Einstellung des Analysators wird bei einer Drehungsmessung so ausgeführt, daß beide Gesichtsfeldhälften dem Auge gleich dunkel erscheinen. (Vgl. Abb. 10 Mitte.) Die Polarisationsrichtung des Analy-

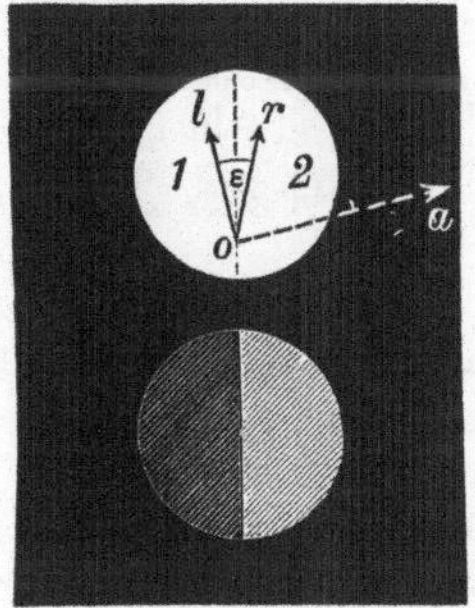

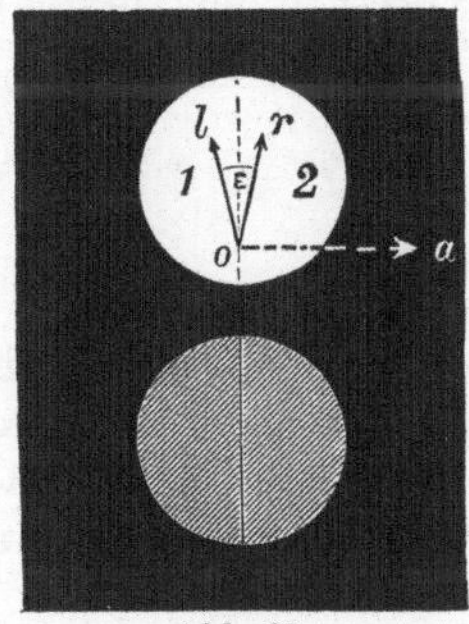

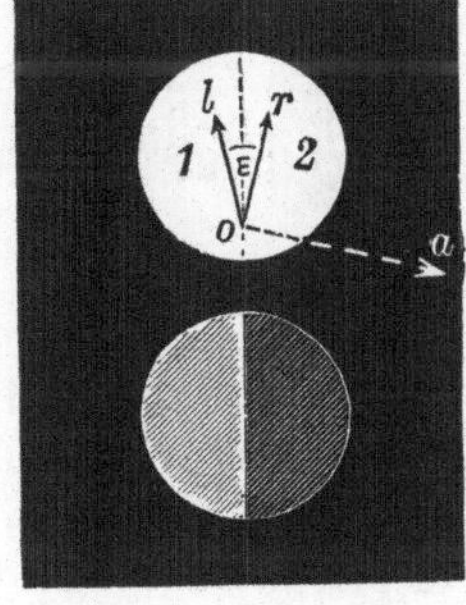

Abb. 10.

sators steht dann senkrecht zur Winkelhalbierenden von $a\,b$ und $c\,d$ (gleiche Lichtintensität von $a\,b$ und $c\,d$ vorausgesetzt). Wird der Halbschattenwinkel ε verändert, so ändert sich auch die Nullstellung des Analysators. Die Verschiebung beträgt die Hälfte der Änderung von ε.

Durch die eben besprochene Einstellungsart erreicht man gegenüber der früheren zwei wesentliche Vorteile:

1. Maximale Augenempfindlichkeit infolge des schwachen Lichtreizes und

2. Gute Einstellungsgenauigkeit infolge Vergleichsmöglichkeit der Helligkeit zweier nebeneinander liegender Gesichtsfeldhälften.

Zur weiteren Erhöhung der Meßgenauigkeit hat man noch ein drittes Nicol-Prisma am Polarisator angebracht. Die Anordnung ist dann derart, daß zwei gleiche kleine Nicols so vor das große gestellt werden, daß sie das linke und das rechte Drittel des Gesichtsfeldes einnehmen. Dadurch wird erreicht, daß das mittlere Drittel mit den beiden immer gleiche Helligkeit habenden äußeren (deren Prismen in bezug auf die Polarisationsrichtung also gleichgestellt sind) verglichen werden kann. Man bezeichnet diese Polarisationsapparate als Apparate mit dreiteiligem Gesichtsfelde und die vorher besprochenen als Apparate mit zweiteiligem Gesichtsfelde.

Wie bei einem Apparate mit zweiteiligem Gesichtsfelde die optische Einrichtung aussieht, zeigt Abb. 11.

A, B, C und D sind Blenden zur Begrenzung des Gesichtsfeldes. N_1 (großes Nicol) und N_2 (kleines Nicol) stellen die Polarisatorvorrichtung

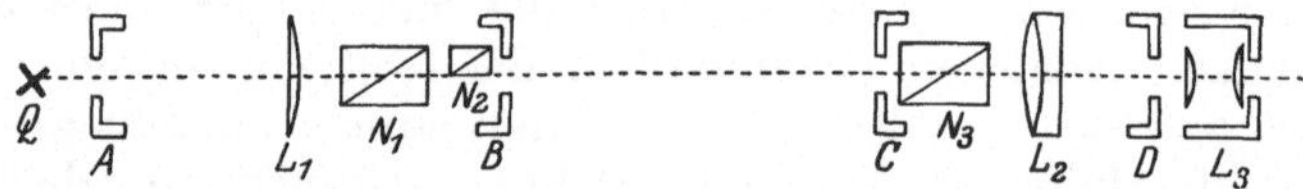

Abb. 11. Schema eines Lippichschen Polarisationsapparates mit zweiteiligem Gesichtsfelde.

und N_3 den Analysator dar. Die Linse L_1 entwirft von der Lichtquelle Q ein Bild auf das Analysator-Diaphragma C, auf welches das Fernrohr mit der Objektivlinse L_2 und der Okularlinse L_3 scharf eingestellt wird. Zwischen B und C kommt die zu untersuchende aktive Substanz, gewöhnlich als Lösung eingefüllt in die sogenannten Polarisationsrohre. Diese Rohre (vgl. Abb. 12) bestehen in der Regel aus Glas und

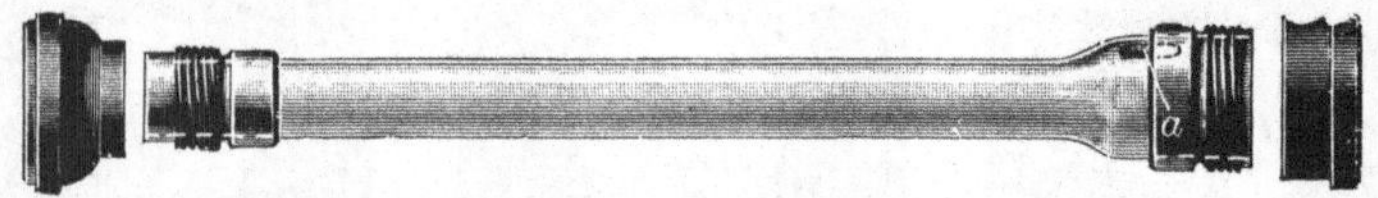

Abb. 12. Polarisationsrohr.

sind an beiden Enden mit einem Messinggewinde versehen, auf welches die Verschlußkappen mit den Glasplatten aufgeschraubt werden können. Die Rohre sind meistens an einem Ende trichterförmig erweitert zur Aufnahme der beim Einfüllen der Lösung unvermeidlichen Luftblase. Ohne diese Erweiterung würde sich die Luftblase störend im Gesichtsfelde bemerkbar machen. Zur Ausführung exakter Messungen sind die Röhren mit einem Kühlmantel versehen, durch welchen Wasser bestimmter Temperatur hindurchgeschickt werden kann.

Lichtquellen. Für den Mediziner kommen bei Drehungsmessungen in der Praxis als Lichtquellen wohl nur Tageslicht, also die Sonne, oder die Natriumflamme in Betracht. Wie schon erwähnt, hängt die Drehung stark ab von der Wellenlänge des Lichtes. Natriumlicht ist ziemlich monochromatisch, Tageslicht muß zuerst noch durch Filter „präpariert" werden. Zur Erzeugung des Natriumlichtes benützt man einfach ein Magnesiastäbchen oder einen Platindraht, an welche nach Eintauchen in ein Natriumsalz (z. B. Kochsalz oder besser kalzinierte Soda) eine Perle angeschmolzen wird. Bequem sind auch Glasstäbe, die in die Bunsenflamme gehalten werden. Die Flamme wird dadurch intensiv gelb gefärbt und emittiert in der Hauptsache die beiden Natriumlinien mit den Wellenlängen 5890 und 5896 AE. Als Mittelwert kann für die Messung 5893 AE. angenommen werden. Licht anderer Wellenlänge wird ferngehalten durch Vorsetzen eines gelben Filters vor die Blende A.

Bei Beleuchtung durch Tageslicht ist man auf die Verwendung von Filtern angewiesen. Da Filter nie monochromatisch, sondern nur für mehr oder weniger breite Spektralgebiete durchlässig sind, so ist es auch unmöglich, Licht einer bestimmten Wellenlänge durch sie aus einem kontinuierlichen Spektrum, wie es das Sonnenlicht (abgesehen von den Absorptionslinien) uns liefert, auszusondern. Durch geschickte Filterwahl läßt es sich jedoch erreichen, daß das durch das Filter hindurchgelassene Licht (der sogenannte optische Schwerpunkt des durchgelassenen Spektralbereiches) den gleichen Drehungswinkel ergibt

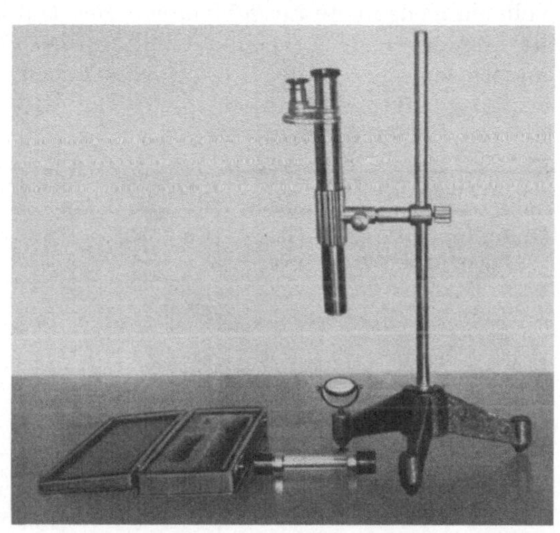

Abb. 13. Taschenpolarisationsapparat.

wie Natriumlicht. Solche nur mit einem Filter ausgerüstete Apparate werden hauptsächlich als Taschenapparate ausgeführt. Sie sind leicht zerlegbar und können bequem in einem kleinen Etui versorgt und in der Tasche mitgenommen werden (vgl. Abb. 13).

Am einwandfreiesten für Drehungsmessungen ist das von einem Spektralapparat zerlegte Licht. Durch ihn kann jede beliebige Wellenlänge aus einem kontinuierlichen Spektrum ausgeblendet oder bei Verwendung lichtstarker Spektrallinien, wie sie z. B. die Quecksilberlampe oder zwischen Metallelektroden, z. B. Messing (Cu und Zn), brennende Lichtbogen liefern, jedes störende falsche Licht ferngehalten werden. Spektralapparate, die zu diesem Zwecke für Drehungsmessungen gebaut werden, nennt man Monochromatoren.

Drehungsmessung an einer Zuckerlösung. Untersucht wurde Handelszucker in wässrigen Lösungen und in vier verschiedenen Konzentrationen.

1. 1,250 g Zucker in 50 ccm Lösung
2. 2,500 ,,   ,,   ,, 50   ,,   ,,
3. 5,000 ,,   ,,   ,, 50   ,,   ,,
4. 10,000 ,,   ,,   ,, 50   ,,   ,,

Die Gewichte (Gramm Zucker) wurden mit Präzisionsgewichten und die Volumina der Lösungen mit einem geeichten Meßkölbchen bestimmt. Die Temperatur der Lösungen betrug während der Herstellung und der Messung 18° C. Zur Drehungsmessung wurden Polarisationsrohre von 10 cm Länge und ein Lippichscher Halbschattenapparat mit dreiteiligem Gesichtsfelde verwendet. Als Lichtquelle diente eine Spezial-Wolframdrahtlampe, deren Licht durch einen Monochromator spektral zerlegt wurde. Aus dem (kontinuierlichen) Spektrum wurden schmale Spektralbereiche von 10 AE. Breite für die zur Untersuchung verwendeten Wellenlängengebiete ausgeblendet. Der Halbschattenwinkel betrug für alle Messungen 10°. Die Nullstellung des Polarisationsapparates (mit eingelegtem aber ohne Lösung versehenen Polarisationsrohre) wurde sorgfältig eingestellt und zu $+ 0,01°$ im Mittel bestimmt. Die Messungen lieferten folgende Resultate:

Wellenlänge in AE.	6562 (C)	5893 (D)	4861 (F)	4326 (G')
Lösung I	1,32	1,68	2,52	3,25
1,250 g in 50 ccm Lösung	1,34	1,67	2,53	3,08
	1,33	1,64	2,55	3,13
	1,29	1,68	2,53	3,15
	1,30	1,69	2,54	3,16
	1,34	1,71	2,52	3,07
Mittelwert:	1,32	1,68	2,53	3,14
Lösung II	2,61	3,32	5,03	6,16
2,500 g in 50 ccm Lösung	2,65	3,34	5,04	6,29
	2,60	3,32	5,02	6,29
	2,67	3,33	5,07	6,20
	2,63	3,32	5,00	6,09
	2,67	3,32	5,05	6,12
Mittelwert:	2,64	3,33	5,04	6,19
Lösung III	5,29	6,73	10,01	12,44
5,00 g in 50 ccm Lösung	5,29	6,69	10,04	12,46
	5,20	6,67	10,04	12,41
	5,27	6,66	10,05	12,54
	5,20	6,67	10,02	12,60
	5,30	6,68	10,02	12,50
Mittelwert:	5,26	6,68	10,03	12,49
Lösung IV	10,56	13,31	20,06	25,14
10,000 g in 50 ccm Lösung	10,56	13,29	20,10	25,28
	10,61	13,28	20,14	25,14
	10,58	13,32	20,10	24,96
	10,60	13,32	20,11	25,24
	10,55	13,32	20,13	25,28
Mittelwert:	10,58	13,31	20,11	25,17

Hieraus ergeben sich unter Berücksichtigung der Nullstellung
(+ 0,01°, ist von den Mittelwerten zu subtrahieren) folgende spezifische
Drehungen:

Wellenlänge in AE.	6562 (C)	5893 (D)	4861 (F)	4326 (G′)
Lösung I [α] =	52,40	66,80	100,80	125,20
Lösung II [α] =	52,60	66,40	100,60	123,60
Lösung III [α] =	52,50	66,70	100,20	124,80
Lösung IV [α] =	52,85	66,50	100,50	125,80

Eine Abhängigkeit der spezifischen Drehung von der Konzentration
ist bei dieser Meßgenauigkeit nicht zu konstatieren.

Literatur.

KRETHLOW, A.: Optische und magnetische Rotationsdispersion, Dispersion,
Dichte und Absorptionsspektra chemisch homologer Körper. Z. Photogr. **23,**
233—282 (1925).

LANDOLT, H.: Das optische Drehungsvermögen organischer Substanzen. Braunschweig: F. Vieweg, 1898.

Spektralanalyse.

Apparaturen. Bekanntlich läßt sich „weißes" Licht mit Hilfe eines
Prismas oder eines Gitters in Farben, d. h. in ein Spektrum zerlegen.
Sind die für eine spektrale Zerlegung nötigen optischen Bestandteile,
wie Spalt, Linsen und Prisma oder Gitter zusammengebaut, so bezeichnet
man das System als Prismen- oder Gitterspektralapparat. Man unterscheidet Spektroskope und Spektrographen, je nachdem die Apparate
für visuelle Beobachtung oder für photographische Aufnahmen konstruiert sind. Die Optik (Linsen und Prismen) besteht im Falle visueller
Beobachtung oder Photographie im sichtbaren Spektralgebiet aus Glas.
Soll im Ultravioletten photographiert werden, so verwendet man Quarz
oder Flußspat-Optik, da Glas im ultravioletten Spektralgebiete (von
ca. 3100 AE. an abwärts) vollständig absorbiert.

Prismenapparate. Den schematischen Aufbau eines Prismenapparates
zeigt Abb. 14. In ihr bedeuten: Q die Lichtquelle, Sp den Spalt, L_1

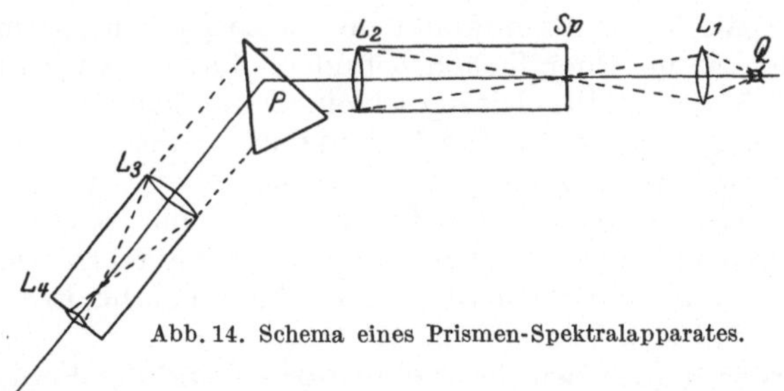

Abb. 14. Schema eines Prismen-Spektralapparates.

bis L_4 Linsen und P das Prisma. Sp und L_2 bilden das sogenannte
Spaltrohr (Kollimatorrohr) und L_3 und L_4 das Fernrohr. An Stelle von
L_4 kommt bei den Spektrographen eine photographische Kamera.

Der Strahlengang im Spektrographen verläuft folgendermaßen. Das Bild der Lichtquelle Q wird durch die Linse L_1 auf den Spalt Sp projiziert. Hierauf werden die vom Spalte kommenden Lichtstrahlen durch die Linse L_2 parallel gemacht (der Spalt steht also im Brennpunkt der Linse L_2), durchlaufen das Prisma P und werden von ihm entsprechend ihrer Wellenlänge mehr oder weniger gebrochen, große Wellenlängen (rote Lichtstrahlen) am schwächsten und kleine Wellenlängen (violette Lichtstrahlen) am stärksten. Die Linse L_3 endlich entwirft scharfe Spaltbilder, welche mit dem Okulare L_4 beobachtet werden können.

Der Spalt ist bei spektroskopischen Untersuchungen möglichst schmal zu machen. Ist er breit, so überdecken sich die durch die Linse L_3 entworfenen Spaltbilder gegenseitig und das beobachtete Spektrum wird „unrein". Diese Unreinheit äußert sich darin, daß bei einem Linienspektrum nahe beieinander liegende Linien nicht mehr als getrennt wahrgenommen werden können.

Ein Begriff, der für die Trennungsmöglichkeit zweier Spektrallinien bei unendlich engem Spalte maßgebend ist, ist das sogenannte „Auflösungsvermögen". Es gibt an, um welchen Bruchteil der Wellenlänge eine Spektrallinie von einer andern verschieden sein muß, damit die Linien völlig getrennt gesehen werden können. Es ist definiert durch

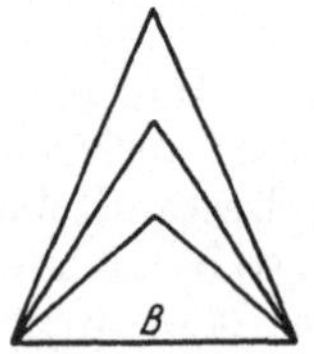

$$R = \frac{\lambda}{\varDelta \lambda}, \quad \text{und wird für Prismenapparate} \quad R = B \cdot \frac{\varDelta n}{\varDelta \lambda},$$

wo B die Basis des Prismas und $\dfrac{\varDelta n}{\varDelta \lambda}$ die Dispersion der Prismensubstanz bedeuten ($n =$ Brechungsindex).

Abb. 15.

Das Auflösungsvermögen ist, wie hieraus hervorgeht, vollständig unabhängig vom Prismenwinkel. Alle in Abb. 15 gezeichneten Prismen, deren Basis B gleich ist, haben also dasselbe Auflösungsvermögen.

Der Prismenwinkel ist nur maßgebend für die Dispersion, d. h. die Breite des entworfenen Spektrums.

Justierung von Prismenapparaten. Wichtig ist bei spektroskopischen Arbeiten vor allem das Justieren des Apparates. Man geht dabei am besten in folgender Reihenfolge vor:

Da der Spalt Sp im Brennpunkt der Linse L_2 steht, so muß er sich für das Fernrohr im Unendlichen befinden. Letzteres wird also zuerst auf Unendlich eingestellt. Dies geschieht am einfachsten — nach Einstellen der Fernrohrlupe auf das Fadenkreuz — durch Anvisieren und Scharfeinstellen eines weit entfernten Gegenstandes. Ist dies geschehen, so wird — nach Entfernung des Prismas P — mit dem Fernrohr der durch eine Natriumflamme beleuchtete Spalt Sp anvisiert. Die Natriumflamme wird direkt vor den Spalt gestellt, aber immerhin in einer solchen Entfernung, daß sich letzterer nicht erwärmt.

Nun werden die Achsen des Kollimator — und des Fernrohres aufeinander eingestellt. Die richtige Justierung wird daran erkannt, daß im Fernrohr der Spalt in seiner ganzen Länge sichtbar ist und sein unteres und oberes Ende symmetrisch zur Achsenmitte liegen. Hierauf verschiebt man den Spalt so lange in Richtung der Linsenachse, bis er im Fernrohre scharf sichtbar ist. Ist dies der Fall, so dürfen sich Fadenkreuz und Spaltbild beim Hin- und Herbewegen des visierenden Auges nicht gegenseitig verschieben, es darf — anders ausgedrückt — keine „Parallaxe" auftreten.

Ist auch dies in Ordnung, so wird das Prisma P eingesetzt und vorerst ungefähr so eingestellt, wie Abb. 14 zeigt. Mit dem Fernrohr sucht man, bei Beleuchtung des Spaltes mit der Natriumflamme, die Natriumlinien auf. Hat man sie gefunden, so wird das Prisma so lange gedreht, bis es im Minimum der Ablenkung steht, d. h. bis der Winkel, welchen das Fernrohr mit der Achsenrichtung des Spaltrohres bildet, ein Minimum geworden ist. Es ist zu beachten, daß die Minimumstellung des Prismas von der Wellenlänge des Lichtes abhängt. Sie muß für jede Messung einer anderen Spektrallinie neu gesucht werden. Dieses fortwährende Neueinstellen ist deswegen notwendig, weil die Linien andernfalls unscharf werden und eine zur Scharfeinstellung notwendige Okularverschiebung beim Fernrohr Resultatfehler mit sich bringen würde.

Bei photographischen Aufnahmen von Spektren ist eine genaue Minimumstellung des Prismas für jede Wellenlänge natürlich nicht zu erreichen. Man erhält trotzdem scharfe Aufnahmen, wenn man den Film mit einer bestimmten (nicht um den Prismenmittelpunkt kreisförmigen) Krümmung in die Kassette einlegt.

Mißt man für ein Linienspektrum (Spalt eng machen!), beispielsweise erhalten durch Verwendung von Messingelektroden (Kupfer und Zink) im Lichtbogen, die Drehungswinkel α des Fernrohres von der Nullstellung aus als Funktion der Wellenlänge λ und trägt die Resultate in einem Koordinatensystem auf, so erhält man die Dispersionskurve. Sie stellt, wie Abb. 16 zeigt, eine Kurve dar, welche mathematisch durch eine Gleichung höheren Grades ausdrückbar ist.

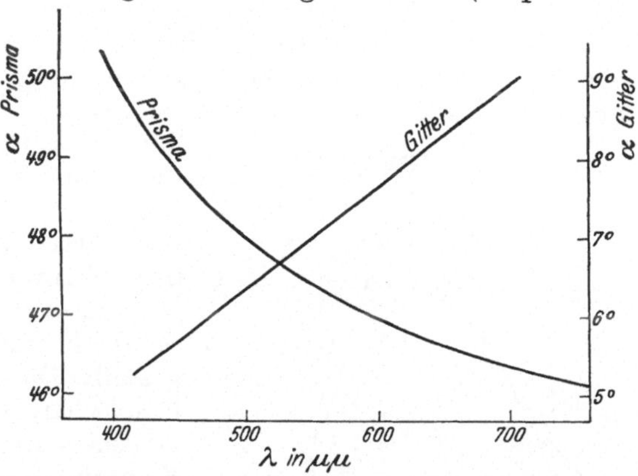

Abb. 16. Dispersionskurven von Prismen- u. Gitterspektralapparat.

Bei modernen Apparaten wird die Drehung des Fernrohres durch eine Trommel bewirkt, welche direkt in Wellenlängen geeicht ist. An ihr kann die Wellenlänge einer mit dem Okularfadenkreuz zur Koinzidenz gebrachten Spektrallinie direkt abgelesen werden.

Gitterapparate. Die spektrale Zerlegung weißen Lichtes durch das Gitter hat ihre Ursache in der Beugung. Das Gitter besteht entweder aus Glas oder aus speziellem Spiegelmetall. Die Glasgitter werden für durchgehendes — und die Metallgitter für reflektiertes Licht benützt.

Bei ihrer Herstellung werden auf die sauber polierte Glas- oder Metalloberfläche mit einer Teilmaschine parallel nebeneinander liegende Kritze, die sogenannten Gitterfurchen gezogen. Ihr gegenseitiger Abstand wird möglichst klein, d. h. ihre Zahl pro Millimeter Gitterbreite möglichst hoch gemacht. Die Furchen müssen exakt gezogen sein und äquidistant nebeneinander liegen; andernfalls treten in den von ihnen erzeugten Spektren die sogenannten Gitterfehler („Geister" bei den Spektrallinien) auf. Für Aufnahmen im ultravioletten Spektralgebiete werden die Konkavgitter gewählt, da bei ihrer Verwendung lichtschwächende Linsen (außer für die Projektion der Lichtquelle auf den Spalt) überflüssig werden.

Aufstellung und Justierung von Gittern. Die schematische Aufstellung eines Gitterapparates zeigen die Abb. 17 und 18. Abb. 17 gilt für durch-

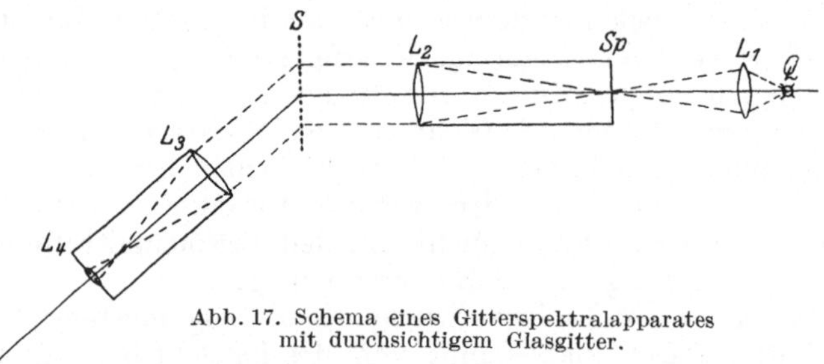

Abb. 17. Schema eines Gitterspektralapparates mit durchsichtigem Glasgitter.

sichtige Glasgitter und Abb. 18 für konkave Metallgitter. In Abb. 17 bedeuten Sp den Spalt, L_1 bis L_4 Linsen und S das Gitter. Die Anordnung ist dieselbe wie beim Prismenapparat, nur wird hier das Prisma durch ein Gitter ersetzt. Auch die Justierung von Fernrohr und Spaltrohr ist dieselbe wie oben beschrieben. Das Gitter S wird mit seiner dem Fernrohr zugekehrten gefurchten Glasseite (nicht berühren!) genau senkrecht zur Achse des Spaltrohres gestellt. Dies geschieht mit Hilfe des Gaußschen Okulares. Bei ihm ist zwischen Lupe und Fadenkreuz im Fernrohr eine unter 45° zu den Linsenachsen geneigte Glasplatte angeordnet. Diese kann von der Seite beleuchtet werden und entwirft auf dem vor dem Objektiv des Fernrohres stehenden Gitter ein Bild des Fadenkreuzes, welches infolge Reflexion am

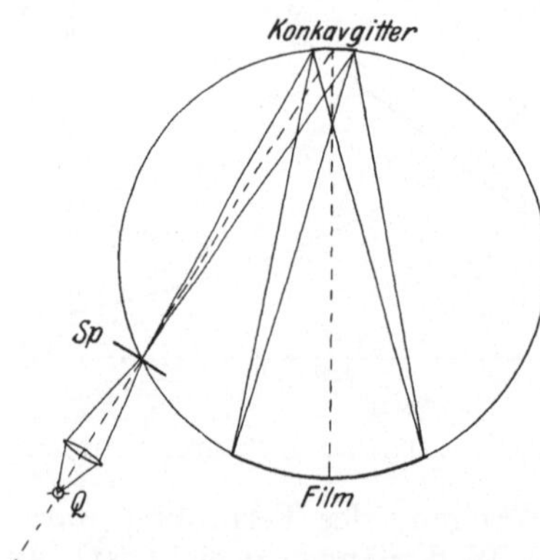

Abb. 18. Schema eines Gitterspektralapparates mit reflektierendem Metall-(Konkav)-Gitter.

Gitter mit dem Fernrohr beobachtet werden kann. Stellt man das Fernrohr in Richtung des Kollimatorrohres und bringt nun das Gitter zwischen beide, so wird seine richtige Stellung daran erkannt, daß das an ihm reflektierte Bild des Fadenkreuzes mit dem Original-Fadenkreuz zusammenfällt.

Fällt das vom Spalte kommende und durch die Linse L_2 parallel gemachte Licht auf das Gitter auf, so wird es durch letzteres mehr oder weniger stark gebeugt (die Gitterfurchen lassen sich als Spalte auffassen), entsprechend der Formel $\sin \alpha = \dfrac{n \cdot \lambda}{d}$, wo α den Beugungswinkel, λ die Wellenlänge des Lichtes, d den gegenseitigen Abstand zweier Gitterfurchen und n die sogenannte Ordnungszahl bedeuten. Betrachtet man die durch ein Gitter hervorgerufene Beugung für monochromatisches Licht, so erhält man, wie Abb. 19 zeigt:

$$\sin \alpha_1 = \frac{\lambda}{d}, \quad \sin \alpha_2 = \frac{2\lambda}{d}, \quad \sin \alpha_3 = \frac{3\lambda}{d}$$

oder:

$$\lambda = \sin \alpha_1 \cdot d = \frac{1}{2} \cdot \sin \alpha_2 \cdot d = \frac{1}{3} \cdot \sin \alpha_3 \cdot d \quad \text{usw.,}$$

d. h. eine bestimmte Wellenlänge des Lichtes wird unter verschiedenen Winkeln sowohl nach rechts als auch nach links gebeugt. Die Beugung

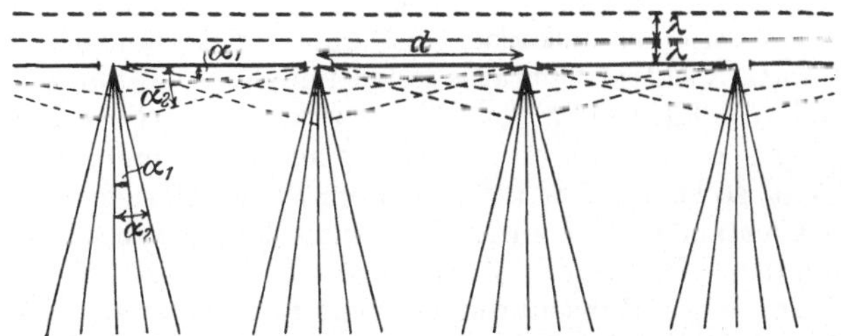

Abb. 19. Beugung des Lichtes an den Gitterfurchen.

ist der Wellenlänge proportional, d. h. rotes Licht erfährt eine stärkere, blaues eine schwächere Beugung. Bei Anwendung weißen Lichtes erhält man verschiedene mehr oder weniger stark gebeugte Spektren. Das am wenigsten gebeugte nennt man das Beugungsspektrum erster Ordnung, das nächst mehr gebeugte von zweiter Ordnung usw. Spektren höherer Ordnung überlagern sich gegenseitig.

Was die Auflösung $r = \dfrac{\lambda}{\varDelta \lambda}$ beim Gitter anbelangt, so ist sie proportional der Ordnungszahl m und der gesamten auf dem Gitter befindlichen Furchenzahl n. Es ist also

$$r = m \cdot n,$$

d. h. je größer die Gesamtzahl der auf einem Gitter vorhandenen Furchen und je höher die Ordnung ist, in welcher man beobachtet, desto größer ist die auflösende Kraft des Gitters. Sie übertrifft bei den heutigen Konstruktionen diejenige der Prismenapparate bei weitem.

Beleuchtet man den Spalt des Gitterspektrographen, so erhält man beim Drehen des Fernrohres von der Nullage aus nacheinander die Beugungsspektren erster, zweiter, dritter usw. Ordnung. Die Lichtintensität der Spektren nimmt mit wachsender Ordnungszahl ab. Mißt man, wie beim Prismenapparat, die Drehungswinkel des Fernrohres aus der Nullage als Funktion der entsprechenden Lichtwellenlängen und trägt das Resultat in einem Koordinatensystem auf, so erhält man die Dispersionskurve für das Gitter (vgl. Abb. 16). Die Kurve ist eine Gerade, läßt sich also durch eine Gleichung ersten Grades darstellen. Sie ist aus diesem Grunde besser für Interpolationen geeignet als die Dispersionskurve eines Prismas.

Auch bei Gitterapparaten hat man in neuester Zeit zur Drehung des Fernrohres Trommeln mit direkter Eichung in Wellenlängen angebracht.

Für rein spektroskopische Zwecke werden Konkavgitter (Reflexionsgitter) mit mehreren Metern Brennweite verwendet (vgl. Abb. 18). Die Aufstellung und Justierung solcher Einrichtungen erfordern viel Zeit und Arbeit. Da sie für den Mediziner wohl kaum in Betracht kommen, können wir uns mit dieser Ausführung begnügen und zur Anwendung der Spektralapparate übergehen.

Emissionsspektren.

Läßt man von einer elektrischen Glühlampe kommendes Licht auf den Spalt eines Spektralapparates fallen und photographiert das Spektrum, so zeigt die Platte bzw. der Film eine kontinuierliche Schwärzung. Photographiert man das von einer Bogenlampe kommende spektral zerlegte Licht, so lassen sich auf dem Film Spektrallinien erkennen, die sich unter Umständen auf einem kontinuierlich geschwärzten Untergrunde befinden. Das durch Metallsalze ($SrCl_2$, $MnCl_2$, $PbCl_2$, $CuBr_2$) gefärbte Licht eines Bunsenbrenners liefert unter speziellen Verhältnissen neben Linien verschieden breite und dunkle Gruppen auf dem Film.

Dies sind im Prinzip die hauptsächlichsten Spektren. Das erste bezeichnet man als kontinuierliches, das zweite als Linien- und das dritte als Bandenspektrum. Kontinuierliche Spektren werden geliefert von glühenden festen Körpern und Linienspektren von glühenden Gasen oder Dämpfen. Die Bandenspektren rühren her von Molekülschwingungen.

Die wichtigsten Spektren sind die Linien- und die Bandenspektren. Sie geben Aufschluß über die Vorgänge im Innern des Atomes bzw. des Moleküls. Heute ist bekannt, daß die Lichtemission ihren Ursprung hat in den Schwingungen, welche herrühren von den elektrischen Gleichgewichtsstörungen im äußeren Elektronensystem der Atome.

Da jedes Atom eine bestimmte, ihm eigentümliche innere Konstitution hat, ist auch die von seinem glühenden Dampfe emittierte Strahlung charakteristisch, mit andern Worten das Linienspektrum gibt Aufschluß über das strahlende Atom, das Bandenspektrum über das strahlende Molekül. Aus dem kontinuierlichen Spektrum, herrührend von einem glühenden festen Körper, läßt sich nichts Derartiges schließen, da es für alle glühenden Substanzen dasselbe Aussehen hat.

Die Möglichkeit, aus dem Linien- oder Bandenspektrum das strahlende Atom bzw. Molekül erkennen zu können, wird ausgenützt in der Spektralanalyse. Diese hat vor chemischen Methoden den Vorzug, daß geringste Substanzmengen von Elementen zur Untersuchung genügen, deren Nachweis chemisch gar nicht oder nur sehr schwer gelingt. So läßt sich z. B. noch ein Millionstel Gramm Natrium spektroskopisch ohne Schwierigkeit nachweisen.

Metalle werden zur Untersuchung als Elektroden in einer Bogenlampe oder bei kleinen vorliegenden Quantitäten in einer Funkenstrecke verwendet. Salze füllt man vorteilhaft in eine kleine Ausbohrung der Kohleelektroden eines Lichtbogens, oder erhitzt sie in der Bunsenflamme an einem Platindraht oder einem Magnesiastift. Gase werden im Geißlerrohr untersucht. Das Bogen- oder Funkenlicht wird mittels Linse auf den Spalt des Spektralapparates projiziert derart, daß die Lichtquelle scharf auf ihm abgebildet wird (vergrößertes Bild). Die Bunsenflamme oder das Geißlerrohr werden nahe am Spalt (Vorsicht wegen Spalterwärmung) aufgestellt. Das Spektrum wird photographiert und kann beim Vorhandensein einer mitphotographierten Wellenlängenskala oder eines „Normalspektrums" ausgemessen werden, d. h. die Wellenlänge jeder von der Lichtquelle emittierten Spektrallinie kann bestimmt werden. Als Normalspektrum benützt man das zu diesem Zwecke genau ausgemessene Eisenspektrum, welches den Vorteil hat, daß in ihm sehr viele und scharfe Linien auftreten und daß Eisen überall erhältlich und leicht im elektrischen Lichtbogen verwendbar ist. Beide Spektren, das unbekannte und das Normal-(Eisen-)Spektrum werden derart auf dem Film oder der photographischen Platte entworfen, daß sie sich berühren oder ineinander übergreifen. Natürlich darf der Film in der zwischen den beiden Aufnahmen liegenden Zeit nicht bewegt werden, damit keine Verschiebungen der Spektren gegeneinander auftreten. Um dies auszuschließen, wird das eine Mal der obere und das andere Mal der untere Teil des Spaltes abgeblendet. Die Aufnahme wird entwickelt, fixiert und ausgewässert und nach vollständiger Trocknung ausgemessen (vgl. hierzu prinzipiell Abb. 21 und 28).

Zum Ausmessen wird der Film auf dem meßbar verschiebbaren Tisch eines Mikroskopes mit Okularfadenkreuz befestigt und das Mikroskop so eingestellt, daß ohne Akkommodation des Auges Fadenkreuz und auf dem Film befindliche Spektrallinien gleichzeitig scharf sichtbar werden. Nacheinander wird nun jede Spektrallinie mit dem Fadenkreuz zur Koinzidenz gebracht und die jeweilige Stellung der den Mikroskoptisch verschiebenden Schraube an einer Trommel abgelesen. Jeder Spektrallinie (Wellenlänge) des auszumessenden Spektrums entspricht eine Zahl auf der Trommel. Hat man sich vorher aus einem Spektralatlas (vgl. Literatur) vom Normalspektrum einige Wellenlängen auf dem Film notiert, so trägt man vorerst für die bekannten Linien in einem Koordinaten-Systeme die Trommelstellungen als Funktion der Wellenlängen auf. In diese, im groben vorliegende Dispersionskurve lassen sich nun alle weiteren Spektrallinien einzeichnen und ihre Wellenlänge je nach dem gewählten Maßstabe auf Abszisse bzw. Ordinate mehr oder weniger genau bestimmen. Soll eine Spektralanalyse erfolgreich sein, so muß die Ablesegenauigkeit mindestens 0,1 AE. betragen. Wesentlich erleichtert wird die Aufgabe durch eine schätzungsweise Angabe der Intensität der unbekannten Spektrallinien, wobei die stärkste auf dem Film vorhandene Linie mit der Intensität 10 und die schwächste mit der Intensität 1 bezeichnet wird. Hat man aus der Dispersionskurve die zu jeder Linie gehörende Wellenlänge entnommen und alle tabellarisch zusammengestellt, so führt ein Vergleich mit Tabellen (vgl. Literatur unter H. KAYSER) zur Feststellung des gesuchten Elementes. Bei einiger Übung und Kenntnis der Spektren läßt sich ohne Ausmessen des Filmes das fragliche Element direkt angeben. Besonders typisch und leicht kenntlich sind u. a. die Spektren von Kupfer, Aluminium, Zink, Quecksilber.

Quantitative Spektralanalyse. Die elegante spektroskopische Methode der Untersuchung unbekannter Elemente wäre vollkommen, wenn es gelänge, Analysen nicht nur qualitativ, sondern auch quantitativ vornehmen zu können. Die moderne Forschung ist auf dem besten Wege, dies zu verwirklichen. Das Vorgehen beruht darauf, daß von einem Elemente, z. B. einem Metalle, Legierungen mit verschiedenem Prozentgehalt und mit verschiedenen Metallen hergestellt und von diesen jeweils photographische Spektralaufnahmen gemacht werden. Einige wenige Linien ändern ihre Intensität derart, daß auf den Prozentgehalt der untersuchten Legierung am interessierenden Metalle geschlossen werden kann. Daß für diese quantitativen Untersuchungen ein riesiges Tabellen- bzw. Photogramm-Material vorhanden sein muß, liegt auf der Hand. Die dahingehenden Arbeiten befinden sich noch im Anfangsstadium (vgl. Lit. GERLACH und LUNDEGÅRDH).

Absorptionsspektren.

Spektren, die in glühenden Körpern ihren Ursprung haben, bezeichnet man als Emissions-Spektren. Infolge der hohen zur Lichtemission nötigen Temperatur läßt sich aus ihnen nur auf die Natur der Atome ein Schluß ziehen, da Moleküle im allgemeinen zerfallen und dissoziieren. Für manche Zwecke ist aber gerade der Bau des Moleküls einer Substanz wichtig und deren spektroskopische Untersuchung erwünscht. Diesem Wunsche kommt die Analyse des Absorptionsspektrums nach.

Von dem weißen durch eine Substanz hindurchgehenden Licht absorbiert die Substanz einen bestimmten je nach der Wellenlänge verschiedenen und für sie charakteristischen Prozentsatz. Es gibt für jede Substanz gewöhnlich mehrere Spektralgebiete, in welchen ihre Absorption besonders groß ist. Sie „wählt" aus dem „weißen Spektrum" gewisse Gebiete aus, hat — wie man dies bezeichnet — selektive Absorption. Die Breite und Stärke dieser selektiven Absorptionsbanden ist ein Charakteristikum für das absorbierende Molekül. Kaliumpermanganat besitzt ein ganz anderes Absorptionsspektrum wie Chlorophyll oder Kaliumbichromat, Eisenchlorid ein anderes wie Kupfersulfat usw.

Auch die chemische Reinheit oder molekulare Veränderung einer Substanz werden durch die Absorptionsspektren vorzüglich angezeigt. Als Beispiel für das letztere sei das für den Arzt besonders wichtige Absorptionsspektrum des Blutes im sichtbaren Spektralgebiete angeführt.

In Abb. 20a ist das Absorptionsspektrum frischen filtrierten Blutes und das eines an Leuchtgasvergiftung verstorbenen Menschen in verschiedenen Verdünnungen mit Wasser abgebildet.

Leitet man durch eine Blutlösung (Oxyhämoglobin) Leuchtgas, so erhält man das sogenannte Kohlenoxyhämoglobin. Sein Absorptions-

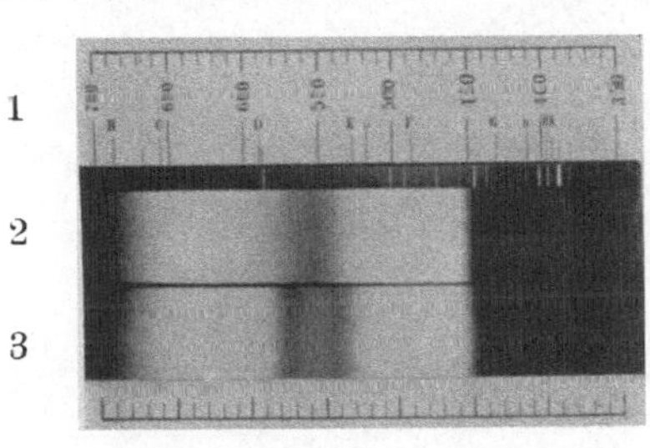

Abb. 20b. Verhalten des Leuchtgasblutes gegenüber einem Reduktionsmittel.

1. Wellenlängenskala.
2. Normales Blut (Lösung 1 : 200) + Schwefelammonium.
3. Leuchtgasblut (Lösung 1 : 200) + Schwefelammonium.

Zu Abb. 20a:

1. Wellenlängenskala.
2. Normales Blut
3. Blut von Leuchtgasvergiftung } Lösung 1 : 100.
4. Normales Blut
5. Blut von Leuchtgasvergiftung } Lösung 1 : 150.
6. Normales Blut
7. Blut von Leuchtgasvergiftung } Lösung 1 : 200.
8. Normales Blut
9. Blut von Leuchtgasvergiftung } Lösung 1 : 300.
10. Normales Blut
11. Blut von Leuchtgasvergiftung } Lösung 1 : 500.

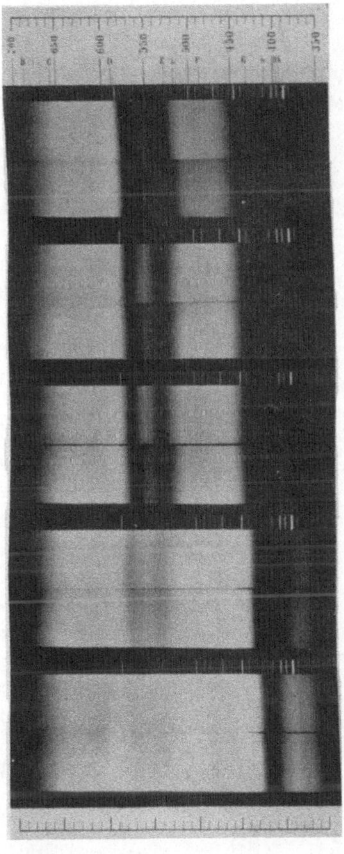

Abb. 20a. Lösungen von Blut aus an Leuchtgasvergiftung verstorbenen Menschen verglichen mit normalem Menschenblut.

Abbildungen entnommen der Arbeit von Rost Franz und Heise (vgl. Lit.).

spektrum hat im sichtbaren Spektralgebiete ungefähr dasselbe Aussehen wie das der reinen Blutlösung. Versetzt man das frische Blut mit Stokesscher Lösung (oder Schwefelammonium), welche besteht aus:

Stokessche Lösung { 12 ccm Weinsäure 5proz. | kurz vor dem
15 ccm Ferrosulfat 1proz. | Gebrauch zusammenzugießen,
2 ccm Ammoniak 20proz. |

so erhält man das reduzierte Oxyhämoglobin, das Hämoglobin, dessen Absorptionsspektrum in Abb. 20b gegeben ist. Versetzt man aber das

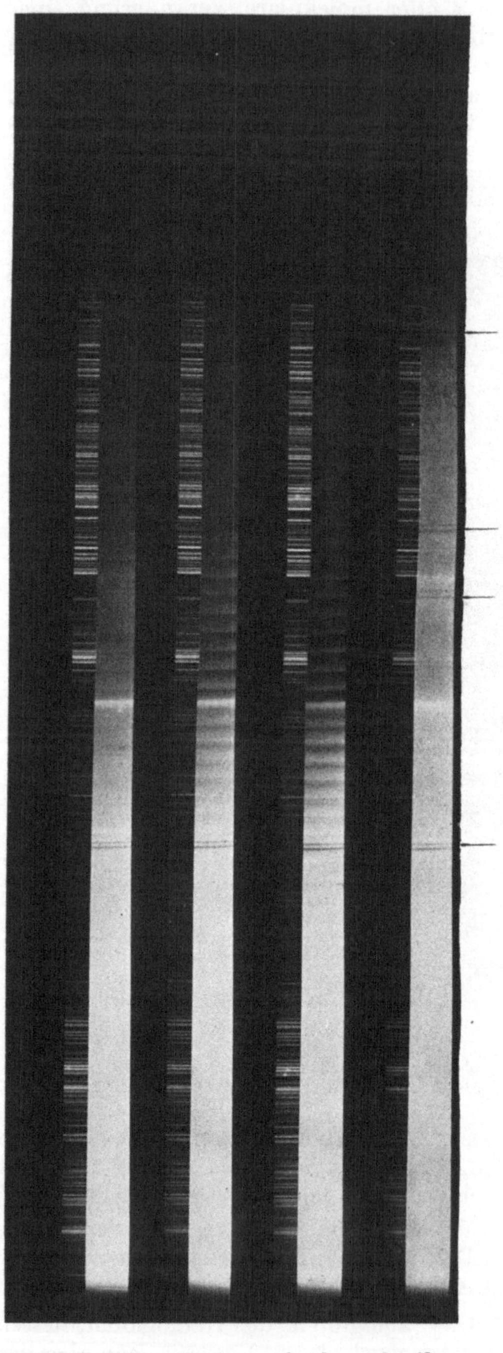

Abb. 21. 1, 3, 5, 7 Vergleichs-Eisenspektrum; 2, 4, 6, 8 Spektrum des Aluminium-Funkens unter Wasser; 2, 4, 6 Absorption durch Schweieldampf; 8 ohne absorbierende Dampfschicht. (Die Aufnahme verdanke ich der Liebenswürdigkeit von Herrn Louis d'Or, der am phys.-chem. Institut in Zürich eine Arbeit über den Schwefelgehalt von Pyriten ausführt.)

Kohlenoxyhämoglobin, also die mit Leuchtgas behandelte Blutlösung, mit Stokesscher Lösung, so tritt keine Reduktion mehr auf, das Spektrum behält seinen ursprünglichen Charakter bei. Es läßt sich somit auf spektroskopischem Wege eine Kohlenoxydgasvergiftung nachweisen.

Viele Untersuchungen, die auf chemischem Wege nicht oder nur unter großem Arbeits- und Zeitaufwand zu einem Resultate führen, werden relativ rasch spektroskopisch zum Abschluß gebracht. Erwähnt sei hier die Entdeckung des antirachitische Wirkungen besitzenden Ergosterins. Sie ist wesentlich auf spektrale Absorptionsmessungen zurückzuführen.

Qualitative und quantitative Absorptionsmessungen. Absorptionsmessungen können entweder qualitativ oder quantitativ ausgeführt werden. Bei qualitativen Messungen beschränkt man sich darauf, die Lage der Absorptionsgrenzen oder die einer selektiven Absorptionsbande im Spektrum festzustellen, bei quantitativen Bestimmungen will man auch die absolute Größe der Lichtschwächung im Spektrum kennenlernen. Ersteres ist relativ leicht, während letzteres sorgfältiges Beachten aller wichtigen Punkte und ziemlich umständliches Zahlenrechnen erfordert.

Lichtquellen und qualitative Messungen. Für die Ausführung einer spektralen Absorptionsmessung braucht man einen Spektralapparat, Absorptionsgefäße und eine Lichtquelle, welche ein aus vielen Linien bestehendes Linienspektrum oder ein kontinuierliches Spektrum emittiert.

Als Lichtquellen eignen sich insbesondere: Der Eisenbogen oder noch besser ein mit imprägnierten Kohleelektroden betriebener Lichtbogen. Zur Imprägnierung werden dochtfreie Kohlen vorsichtig in einem Gebläse auf Rotglut erhitzt und rasch in getrennt zu haltende wässerige Lösungen von Uran-Nitrat und Ammonium-Molybdat eingetaucht. Diese Prozedur wird mehrmals wiederholt. Derart imprägnierte Kohlen (sog. Iones-Elektroden) liefern ein sehr linienreiches Spektrum, das aber nicht gerade leicht ausgewertet werden kann.

Ein sehr gut brauchbares kontinuierliches Spektrum liefert der Aluminiumfunke unter Wasser (vgl. Abb. 21). Die Aluminiumelektroden von ca. 6 mm Durchmessser werden, stark isoliert und mechanisch fest gehalten, in einem Wasserbehälter mit Quarzglasfenster (für Messungen im Ultravioletten) in geringem Abstande (ca. 1 mm) einander gegenüber gestellt. Als Spannungsquelle muß ein kräftiger Induktor oder ein Hochspannungstransformator verwendet werden. Die Aluminiumfunkenstrecke wird in einen Schwingungskreis eingeschaltet, dessen Schaltungsschema aus Abb. 22 ersichtlich ist.

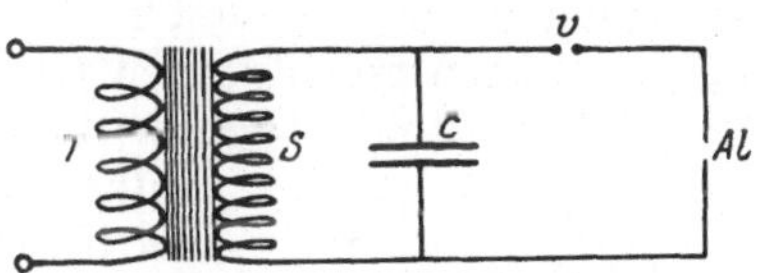

Abb. 22. Schaltungsschema für den „Aluminium-Funken unter Wasser".

Hierin bedeuten: S die Sekundärspule des Induktors bzw. Transformators, C eine Kapazität, bestehend aus starkwandigen (ca. 3 mm starken) Leydenerflaschen von etwa 3—10000 cm Kapazität, V die Vorfunkenstrecke in Luft (Elektrodenabstand von 5 mm) und Al die Aluminiumfunkenstrecke unter Wasser. Die Drahtverbindungen im Schwingungskreise C, V, Al sind aus ca. 2 mm dickem Drahte herzustellen, da durch sie ein starker (je nach Bauart und Energieentnahme aus dem Induktor 10 bis 40 und mehr Amp.) Hochfrequenzstrom hindurchfließt.

Das Bild der Lichtquelle wird mit Hilfe einer Glas- oder Quarzlinse auf den Spalt des Spektralapparates projiziert und die zu untersuchende Substanz zwischen Lichtquelle und Spalt gebracht. Ist die Substanz flüssig, so wird sie in Absorptionströge verschiedener Schichtdicke, deren Wände aus Glas oder bei Messungen im Ultravioletten aus Quarz bestehen, eingefüllt. Ist sie fest, so wird sie, wenn die Möglichkeit einer Untersuchung in diesem Aggregatzustande nicht vorhanden ist, in irgendeinem Lösungsmittel gelöst. Gilt das Gesetz, daß die Absorption der Konzentration und der Schichtdicke der Lösung proportional ist, mit anderen Worten, daß eine Verdoppelung der Schichtdicke als eine Verdoppelung der Konzentration angesehen werden kann (BEER-LAMBERTsches Gesetz), so kommt man mit einem Absorptionsgefäß aus, muß aber jeweils Konzentrationsbestimmungen der Lösungen vornehmen. Bequemer sind zwei keilförmige Glas- oder Quarzgefäße, die genau den gleichen Winkel haben und einander so gegenübergestellt werden, daß immer eine planparallele Schicht absorbierender Substanz resultiert

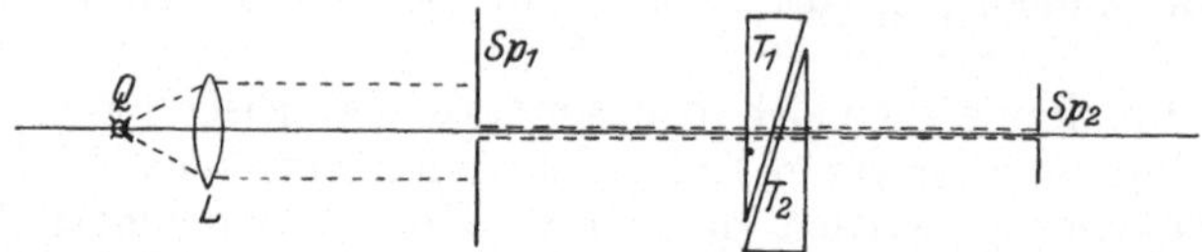

Abb. 23. Anordnung für die Aufnahme eines Absorptionsspektrums mit keilförmigen Absorptionsgefäßen.

(vgl. Abb. 23). Mit ihnen können alle zwischen Null und der maximalen Schichtdicke liegenden Schichtdicken eingestellt werden. Man benötigt für eine Untersuchung nur wenige Lösungen bekannter Konzentration.

Die Gefäße werden auf einem kleinen Tischchen neben einer Skala verschiebbar angeordnet und zwischen ihnen und der Lichtquelle ein Hilfsspalt (aus dünnem Blech oder starkem Papier) angebracht, der einen genauen Strahlengang durch die Absorptionströge einzustellen erlaubt.

Noch bequemer sind die sogenannten Baly-Rohre. Sie bestehen aus zwei ineinander verschiebbaren Glasrohren, die beide auf einer Seite mit einer eben geschliffenen Glas- oder Quarzplatte verschlossen sind. Das äußere Rohr trägt seitlich einen angeschmolzenen Trichter zur

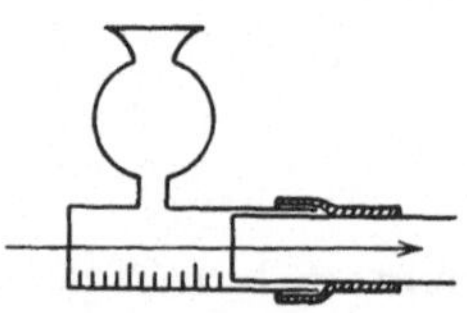

Abb. 24. Baly-Rohr mit Gummidichtung.

Aufnahme überflüssiger Substanz und ist gegen das innere an seinem offenen Ende mit einem Kautschukschlauch abgedichtet. Bessere Baly-Rohre sind ganz aus Quarz hergestellt. Das äußere Rohr trägt an seinem offenen Ende einen Schliff, in welchen das innere (genau rund geschliffene) eingepaßt ist und verschoben werden kann, ohne daß Substanz ausfließt. Eine besondere Dichtung ist also überflüssig (vgl. Abb. 24).

Absorptionsmessungen im sichtbaren Spektralgebiet. Sollen die Messungen nur orientierenden Charakter haben oder nicht allzu hohen Anforderungen genügen müssen, so benützt man als Spektralapparate am einfachsten Handspektroskope, welche mit einer Wellenlängenskala versehen sind. Diese Skala ist gleichzeitig mit dem Absorptionsspektrum zu sehen und ermöglicht eine direkte Ablesung der Absorptionsgrenzen. Als Lichtquelle kann Tageslicht oder eine Halbwattlampe von ca. 60 bis 100 Watt mit mattiertem Glase Verwendung finden. Die zu untersuchende Substanz wird zwischen Lichtquelle und Spalt des Spektroskopes gebracht. Flüssigkeiten werden in kleine Glaströge von bekannter Schichtdicke eingefüllt und Schichtdicke oder Konzentration verändert. Bequem sind die Handspektroskope der Firma Schmidt & Haensch, welche an einem Stativ befestigt werden können. Das Stativ ist mit einem kleinen durchsichtigen Glastischchen versehen und trägt unter ihm einen verstellbaren Spiegel und eine Mattglasscheibe zur Regulierung der Spaltbeleuchtung. Auf den Glastisch kommt das Absorptionsgefäß. Abb. 25 gibt einen Schnitt durch das geradsichtige Spektroskop nach der Konstruktion von Zeiß-Jena. Bei einer Messung ist die Spaltbreite möglichst eng zu machen, damit sich keine schmalen selektiven Absorptionsbanden der Beobachtung entziehen. Es werden notiert: Schichtdicke, Konzentration und Absorptionsgrenzen. Die Resultate werden am besten graphisch aufgetragen. Man wählt die Abszissen- bzw. Ordinaten-Einheiten gemäß den Absorptionsgesetzen, zu welchen folgende Überlegungen führen:

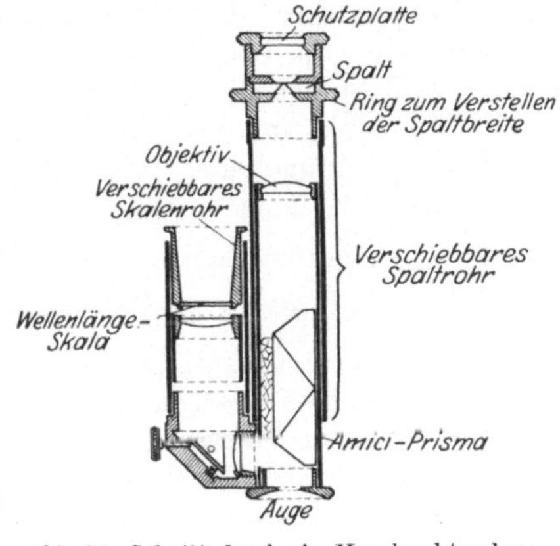

Abb. 25. Schnitt durch ein Handspektroskop.

Durch eine Schichtdicke 1 einer Substanz werde die auffallende monochromatische Strahlungsintensität J_0 um die Hälfte geschwächt. Wird die um die Hälfte geschwächte Strahlung wieder durch eine zweite gleichdicke und aus gleicher Substanz bestehende Schicht hindurchgeschickt, so tritt abermals eine Schwächung um die Hälfte ein. Ebenso wird diese geschwächte Lichtintensität bei einer weiteren Schicht wiederum um die Hälfte geschwächt usf. Es gilt also:

Schichtdicke	Strahlenintensität
0	J_0
1	$\dfrac{J_0}{2}$
2	$\dfrac{J_0}{2} \cdot \dfrac{1}{2}$
3	$\left(\dfrac{J_0}{2} \cdot \dfrac{1}{2}\right) \cdot \dfrac{1}{2}$ usf.

Der mathematische Ausdruck für diese Gesetzmäßigkeit lautet:

$$J = J_0 \left(\frac{1}{2}\right)^d$$

oder allgemeiner

$$J = J_0 \, b^d .$$

Diese Gleichung kann auch geschrieben werden:

$$J = J_0 \, e^{-adc},$$

worin e die Basis der natürlichen Logarithmen, a den Absorptionskoeffizienten der absorbierenden Substanz, c ihre Konzentration und d die Schichtdicke in cm bedeuten. J ist die durchgegangene und J_0 die auffallende Lichtintensität.

Logarithmiert man den letzten Ausdruck, so folgt

$$\ln J = \ln J_0 (- a \cdot d \cdot c) \quad \text{oder} \quad a\,d \cdot c = \ln\left(\frac{J_0}{J}\right) \quad \text{und} \quad a = \frac{1}{d \cdot c} \ln\left(\frac{J_0}{J}\right).$$

Nach einem Vorschlage von HARTLEY trägt man bei graphischen Darstellungen auf als Ordinatenwerte die natürlichen Logarithmen oder einfacher die Briggschen Logarithmen des Produktes aus Konzentration und Schichtdicke. Natürliche Logarithmen lassen sich einfach durch Multiplikation mit einem konstanten Faktor in Briggsche verwandeln und umgekehrt. Es ist:

Log Brigg = 0,4343 · Log nat   oder   Log nat = 2,3026 · Log Brigg.

Auf der Abszissenachse werden die Wellenlängen bzw. der in der Spektroskopie übliche Wert $\frac{1}{\lambda}$ aufgetragen.

Für genauere Messungen kommt die Photographie des Spektrums mit sensibilisierten Platten in Betracht. Die Sensibilisierung ist nötig, weil gewöhnliche Platten nur bis zu ca. 5700 AE. empfindlich sind. Photographiert man mit ihnen ein Spektrum, so bemerkt man oberhalb dieser Wellenlänge keine Plattenschwärzung mehr.

Die Sensibilisierung besteht darin, daß gewöhnliche Platten in einer sehr verdünnten Lösung gewisser Farbstoffe in vollständig verdunkelter Dunkelkammer eine vorgeschriebene Zeit gebadet, rasch getrocknet und nach der Aufnahme in gewöhnlichem Entwickler und Fixierbad fertig behandelt werden. Als Entwickler ist für spektroskopische Aufnahmen der Glyzinentwickler zu empfehlen. Es werden von ihm zwei getrennte Lösungen hergestellt, die vor dem Gebrauch zu gleichen Teilen gemischt werden. Der Entwickler ist in verschlossenen Flaschen ziemlich lange haltbar.

Glyzin-Entwickler:

I. Lösung: Wasser, heiß . . . . 1000 ccm   II. Lösung: Wasser 1000 ccm
      Natriumsulfit, crist. 100 g   Pottasche 100 g
      Pottasche . . . . . . 10 g
      Glyzin Hauff . . . 20 g

Fixierbad:

      Wasser . . . . 1000 ccm
      Fixiernatron . . . . . 250 g
      Natriumbisulfit, crist. 30 g

Als *Sensibilisatoren* lassen sich verwenden:

      Bis zu ca. 6600 AE. Pinaflavol
            7000 AE. Pinachrom
            8000 AE. Pinacyanol
            8300 AE. Dicyanin A.

Die Rezepte sind bei Bezug den Substanzen beigegeben.

Bezugsquelle: Farbwerke Höchst a. M.

Absorptionsmessungen im ultravioletten Spektralgebiet. Sollen im ultravioletten Spektralgebiet bloß orientierende Beobachtungen gemacht werden, so können an Stelle der allgemein üblichen photographischen Methoden fluoreszierende Gläser oder mit fluoreszierenden Substanzen bestrichene Glasplatten gute Dienste leisten. Vortrefflich geeignet als fluoreszierende Substanz ist Uranylfluorid-Fluorammonium. (Herstellung von Fluoreszenzschirmen vgl. S. 179.) Die Schirme werden

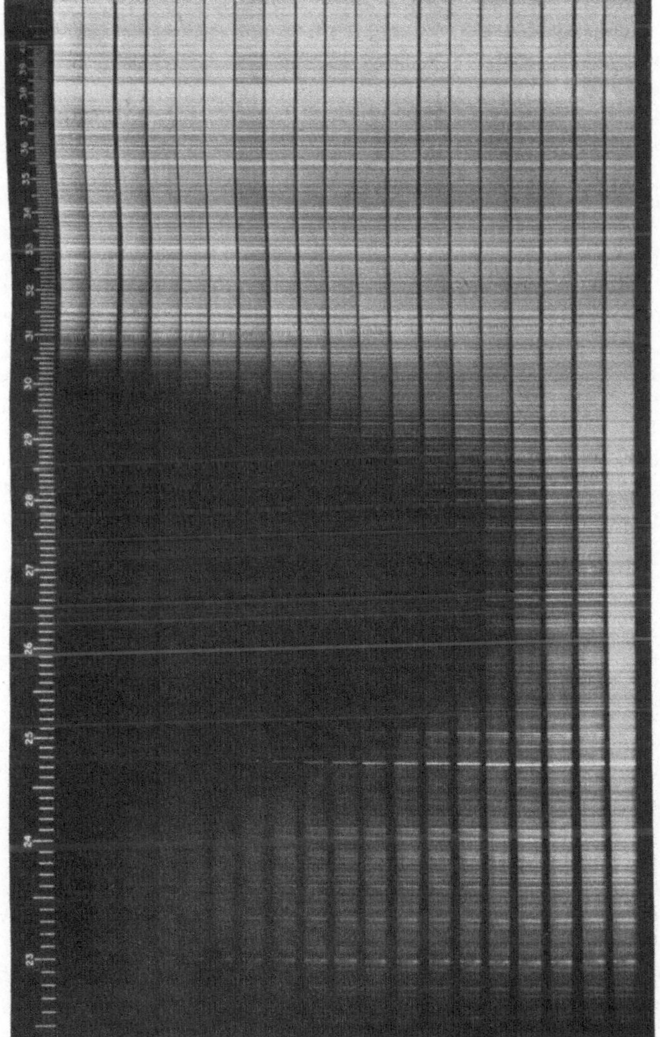

Abb. 26. Absorption einer Lösung von 0.157 g Azeton in 50 ccm Alkohol. Lichtquelle: Funken zwischen Iones-Elektroden. Belichtungszeit je 25 Sekunden. Unterste Aufnahme ohne absorbierende Substanz. Zweitunterste Aufnahme bei 8 mm Schichtdicke der absorbierenden Lösung. Schichtdicke für jede weitere Aufnahme um 4 mm erhöht, oberste bei 76 mm Schichtdicke. Ganz oben: Wellenlängenskala.

in die Spektrographen an Stelle der photographischen Platten eingesetzt und das auf ihnen sichtbare Spektrum mit Hilfe einer Lupe beobachtet.

Für photographische Aufnahmen werden Spektrographen benützt, deren Kassette in vertikaler Richtung meßbar verschoben werden kann. Der Spalt am Kollimatorrohr soll mit einer Abblendevorrichtung versehen sein, die erlaubt seine Länge stufenweise oder kontinuierlich zu verändern. Dadurch wird auch die auf der photographischen Platte oder dem Film entstehende Höhe des Spektrums (Länge der Spektrallinien) regulierbar. Bei entsprechenden Einstellungen können auf einer Platte 20 und mehr vertikal übereinander angeordnete Spektralaufnahmen gemacht werden. Wird jede Aufnahme einer bestimmten Schichtdicke bzw. Konzentration der zu untersuchenden absorbierenden Substanz zugeordnet, so können unter Umständen einer einzigen Platte die ganzen Absorptionsverhältnisse entnommen werden. Notiert werden Schichtdicke, Konzentration und Absorptionsgrenze. Für letztere ist die schwächste im Spektrum gerade noch sichtbare Spektrallinie maßgebend (vgl. Abb. 26).

Viele moderne Spektrographen sind zum leichten Auswerten der Aufnahmen mit einer in Wellenlängen geeichten, mit den Spektren gleichzeitig photographierbaren Skala versehen. Diese leistet ausgezeichnete Dienste bei Verwendung eines kontinuierlichen Spektrums. Ist diese Skala bei einem Apparate nicht vorhanden, so benützt man zur Feststellung der Absorptionsgrenzen als Vergleich ein Eisenspektrum, in welchem man sich nach einiger Übung leicht orientieren kann. Angenehm ist eine Aufnahme des Spektrums ohne vor den Spalt gesetzte absorbierende Substanz der Übersichtlichkeit wegen.

Als Belichtungszeit wählt man bei vor den Spalt gesetzten absorbierenden Substanzen ca. 10 bis 30 Sekunden, um Unregelmäßigkeiten in den Aufnahmen infolge Intensitätswechsel der Lichtquelle nach Möglichkeit zu vermeiden. Funkenentladungen sind konstanter wie ein Lichtbogen. Ohne vor den Spalt gesetzte Substanz beträgt die Belichtungszeit ca. 2 Sekunden.

Als Platten- bzw. Filmmaterial kann HAUFF-Ultrarapid oder PERUTZ, photomechanische Platten, verwendet werden. Letztere haben ein sehr feines Korn.

Sollen die Absorptionsverhältnisse graphisch dargestellt werden, so trägt man wieder als Ordinate den Logarithmus des Produktes von Konzentration und Schichtdicke und als Abszisse die Wellenlängen bzw. deren reziproken Wert auf.

Quantitative Absorptionsmessungen.

Im sichtbaren Spektralgebiet. Die quantitativen Methoden zur Bestimmung der Absorption haben zum Ziele, nicht nur die Lage von Absorptionsbanden, sondern auch deren Größe anzugeben. Ebenso können mit ihnen Lichtschwächungen in solchen Spektralgebieten zahlenmäßig bestimmt werden, in welchen rein qualitativ keine deutlich sichtbare Absorption festzustellen ist.

Ein praktischer und viel gebrauchter Apparat für quantitative Absorptionsmessungen im sichtbaren Spektrum ist das Spektralphotometer von KÖNIG-MARTENS. Sein Prinzip ist im wesentlichen folgendes (vgl. Abb. 27):

Von einer und derselben Lichtquelle (z. B. Quecksilberdampflampe bei Linienspektrum oder starker Glühbirne mit Milch- oder Mattglas bei kontinuierlichem Spektrum) werden durch speziell geschliffene

Linsen zwei Spalte beleuchtet, die einen Abstand von nur wenigen Millimetern (beim kleinen Modell) haben und beide horizontal nebeneinander liegen (bei S). Das sie passierende Licht wird durch ein Prisma geleitet (zwischen S_1 und S_2), in ein Spektrum zerlegt und durch eine Polarisationsvorrichtung linear polarisiert, derart, daß die Polarisationsebene des von Spalt 1 kommenden Lichtes senkrecht steht zu der des von Spalt 2 kommenden. Dann werden beide Lichtstrahlenbündel durch Linsen konvergent gemacht, durch einen Analysator geschickt und hierauf durch einen Spalt, der aus dem Spektrum einen bestimmten schmalen Bereich ausblendet, durch eine Okularlinse in das Auge geleitet. Der Beobachter sieht ein rundes, durch eine scharfe Trennungslinie in zwei Hälften geteiltes Gesichtsfeld. Das Licht der einen Hälfte kommt von Spalt 1, das der anderen von Spalt 2. Die Messung besteht nun darin, den Analysator bei G so zu drehen und einzustellen, daß beide Gesichtsfeldhälften gleich hell bzw. gleich dunkel erscheinen (vgl. das Prinzip der Polarisationsapparate).

Zur Variation der Wellenlänge, für welche die Absorption bestimmt werden soll, dient eine Trommel M, deren Skala in Wellenlängen geeicht wird. Die Eichung kann mit einem bekannten Linienspektrum, z. B. Kupfer und Zink, und für die Feinjustierung mit einem Eisenspektrum vorgenommen werden.

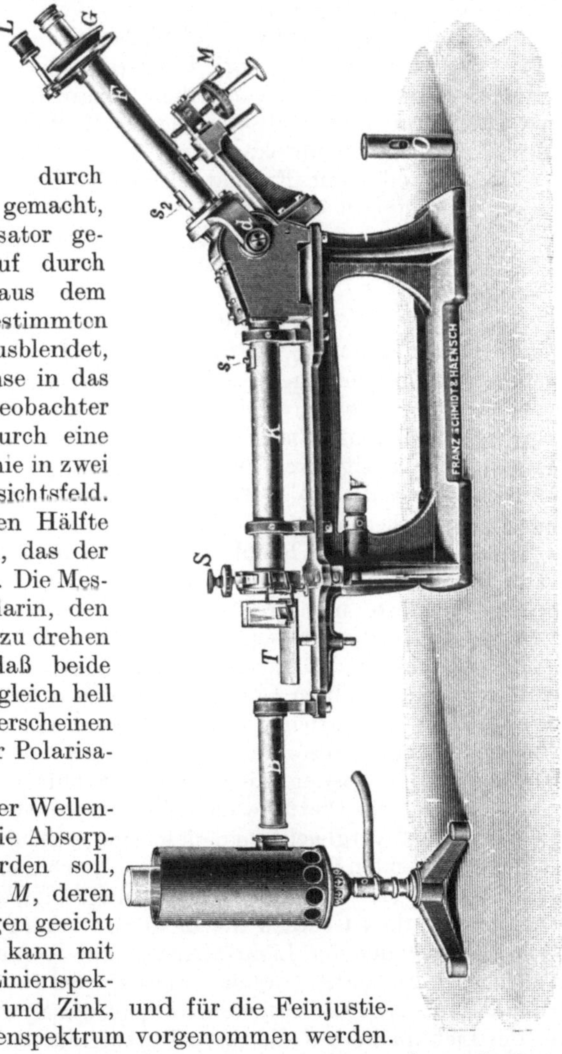

Abb. 27. Spektralphotometer nach König-Martens.

Stellt man zuerst vor den Spalt 1 die reine Substanz bzw. die Lösung und vor den Spalt 2 das Lösungsmittel und darauf vor Spalt 1 das Lösungsmittel und vor Spalt 2 die Lösung, so gibt die Differenz der Drehungswinkel des Analysators von beiden Messungen, bei welchen gleiche Helligkeit bzw. Dunkelheit beider Gesichtsfeldhälften eintritt, ein Maß für die Größe der Absorption. Sollen die Messungen einwandfrei sein, so ist unbedingt nötig, daß die beiden Gefäße, welche Lösung und Lösungsmittel enthalten, gleich gebaut sind und bezüglich Reflexionsverluste gleiche Werte geben. Ist dies nicht der Fall, so erhält man systematische Fehler, die jede noch so genaue Ablesung illusorisch machen. Bei großer Sorgfalt läßt sich mit dem Apparate eine Meßgenauigkeit von einigen Prozenten erreichen.

Betreffend Apparatedetails und Meßanordnung muß auf die Spezialliteratur verwiesen werden (vgl. Literatur).

Bei der graphischen Darstellung quantitativer Absorptionsmessungen wird auf der Abszissenachse die Wellenlänge des verwendeten Lichtes bzw. deren reziproker Wert, auf der Ordinatenachse der Absorptions- (a) oder der Extinktionskoeffizient (ε) aufgetragen. Diese Größen sind definiert durch:

$$\frac{J}{J_0} = e^{-\alpha d}$$

$$\frac{J}{J_0} = 10^{-\varepsilon d}$$

(vgl. H. KAYSER, Handb. d. Spektr. Bd. III, 1905), worin J_0 die auffallende, J die hindurchgelassene Intensität des Lichtes, e die Basis der natürlichen Logarithmen und d die Schichtdicke bedeuten.

Im ultravioletten Spektralgebiet. Im ultravioletten Spektrum kommen für quantitative Absorptionsmessungen hauptsächlich photographische Methoden in Betracht. Exakte Messungen sind hier nur schwer zu erreichen und erfordern eine große experimentelle Erfahrung. Mit Leichtigkeit treten Resultatfehler von 50 und mehr Prozent auf.

Die Methoden beruhen im allgemeinen darauf, daß auf einer photographischen Platte mehrere Spektren einer Lichtquelle (z. B. Eisenbogen, Kohlenbogen, dessen Elektroden mit Uran- und Molybdän-Salzen getränkt sind, Aluminiumfunke unter Wasser, Quecksilberdampflampe unter hohem Dampfdruck), deren Intensität um bestimmte bekannte Beträge variiert wird, aufgenommen werden. Mit diesen Spektren, die ohne absorbierende Substanz oder eventl. mit vor den Spalt gesetztem Lösungsmittel photographiert werden und deren Schwärzung auf der Platte je nach der verwendeten Lichtintensität verschieden groß ist, vergleicht man diejenigen, welche bei einer bestimmten und gleichbleibenden Lichtintensität die absorbierende Substanz passiert haben. Wo für eine bestimmte Wellenlänge gleiche Plattenschwärzung vorhanden ist, dort ist auch die Lichtschwächung dieselbe.

Die Schwächung der Lichtintensität zur Aufnahme der Eich- bzw. Vergleichspektren kann vorgenommen werden durch Vergrößerung des Abstandes zwischen Lichtquelle und Spalt des Spektographen. Entfernt man die Lichtquelle auf die doppelte Distanz, so wird die Lichtintensität am Spalte auf den vierten Teil geschwächt, bei Vergrößerung des Abstandes auf das Dreifache auf den neunten Teil usw. gemäß dem Gesetze, daß die Lichtintensität an einem Punkte umgekehrt proportional dem Quadrate der Entfernung von der Lichtquelle ist.

Statt der Variation des Abstandes können auch nach WINTHER gewöhnliche engmaschige Drahtnetze zwischen Lichtquelle und Spalt geschaltet werden oder auch die von ZEISS hergestellten feinen Silbergitter auf Quarzplatten. Durch sie wird die Lichtintensität gemäß dem Verhältnis von Drahtoberfläche zur Oberfläche der Maschenöffnungen geschwächt (vgl. Härtemesser von CHRISTEN S. 148).

Bequem ist die Verwendung von rotierenden Sektoren, deren Öffnungen entsprechend den gewünschten Lichtschwächungen abgeblendet werden, oder die Variation der Belichtungszeit. Beide Methoden haben aber gegenüber den vorher erwähnten den Nachteil, daß die Lichtquelle eine außerordentliche Konstanz aufweisen muß. Sodann muß bei ihrer Anwendung der sogenannte Plattenfaktor der Filme oder photographischen Platten bekannt sein, der die Abhängigkeit der Plattenschwärzung von der Belichtungszeit angibt. Bei den rotierenden Sektoren tritt weiterhin eine Korrektion wegen der Beleuchtungsintermittenz hinzu. Die Kenntnis des Plattenfaktors ist überall dort unnötig, wo die Belichtungszeit für alle Aufnahmen konstant gehalten wird, also bei der Abstandsvariation oder der Netzmethode.

Statt der Drahtgitter usw. kann auch das bekannte Absorptionsspektrum einer Normalsubstanz photographiert und mit demjenigen der unbekannten Substanz verglichen werden. Als unveränderliche Normallösung haben v. HALBAN und SIEDENTOPF vorgeschlagen:

$$K_2 Cr O_4 \quad \text{in} \quad 0{,}05 \text{ norm. KOH.}$$

Die millimolekularen Extinktionskoeffizienten dieser Lösung betragen:

254	265	280	289	297	303	313	334	366	405	436
2,346	3,003	3,287	2,086	0,927	0,498	0,1935	0,985	4,416	1,328	0,3138.

Hat man auf eine Platte mehrere Aufnahmen für verschieden geschwächtes Licht gemacht, so setzt man bei der ursprünglich verwendeten nun aber konstant gehaltenen Lichtstärke vor den Spektrographenspalt die zu untersuchende Lösung bzw. Substanz und photographiert das Spektrum der Lichtquelle zwischen die Eichaufnahmen mit der gleichen Belichtungszeit wie bei diesen. Auf solche Art werden für verschiedene Schichtdicken bzw. Konzentrationen Aufnahmen gemacht. Mit einer Lupe lassen sich nun leicht die Stellen gleicher Schwärzung der Eich- und der Absorptionsaufnahmen für dieselbe Wellenlänge finden und damit die Absorption der Substanz bzw. Lösung angeben (vgl. Abb. 28).

Bei der graphischen Darstellung der Resultate werden — wie vorher bemerkt — als Ordinaten die Absorptionskoeffizienten und als Abszissen die Wellenlänge bzw. deren reziproker Wert aufgetragen (vgl. Abb. 29).

Eine andere, sehr elegante Meßmethode beruht auf dem photoelektrischen Effekte. Fällt Licht auf ein Metall, so löst es aus ihm Elektronen aus. Die Zahl der ausgelösten Elektronen hängt ab von der Intensität und der Wellenlänge des Lichtes. Sie ist in weiten Grenzen der Intensität direkt proportional. Mißt man die Zahl der Elektronen für eine bestimmte Wellenlänge des ungeschwächten Lichtes und des Lichtes, das die absorbierende Substanz passiert hat, so kann man aus dem Verhältnis der beiden Werte auf die Größe der Absorption schließen.

Für Meßzwecke stellt man sogenannte Photozellen her. Es sind dies Glas- oder Quarzkugeln von einigen Zentimetern Durchmesser, in welche

das Metall eingeschlossen und mit einer nach außen führenden Elektrode
versehen ist. Die Glaszellen werden mit einem Quarzfenster verschlossen.
Über der Metallschicht befindet sich in einigem Abstand und von ihr
elektrisch isoliert, eine weitere Elektrode, welche mit dem Meßinstrumente verbunden wird. Die Zellen sind evakuiert.

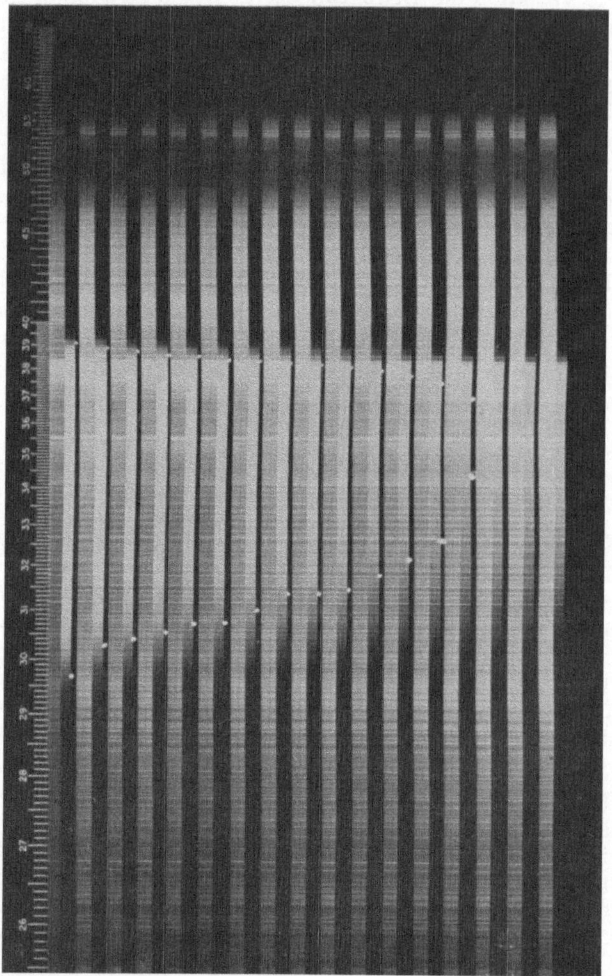

Abb. 28. Quantitative Absorptionsmessung an sog. Schwarzglas (nur durchlässig zwischen 300 und 390 $\mu\mu$) von 0,259 cm Dicke. Oben Wellenlängenskala, Spektrum von Iones-Elektroden. Die Punkte geben die Orte gleicher Plattenschwärzung des Vergleichspektrums und des Spektrums, welches durch das absorbierende Glas hindurchgegangen ist. (Die Aufnahme verdanke ich den Herren Dr. H. HURTER und Dr. V. HARDUNG.)

Die Messung der von der Metalloberfläche bei Bestrahlung emittierten Elektronenzahl wird statisch, mit Hilfe eines an die isolierte
Elektrode angeschlossenen Elektrometers ausgeführt. Man bestimmt
am einfachsten die Zeit, in welcher z. B. ein Einfadenelektrometer
auf einen gewissen Wert aufgeladen wird. Die Methode ist ähnlich
derjenigen, welche zur Jonisationsmessung bei den Röntgenstrahlen

(siehe dort) üblich sind. Eine oft benützte Anordnung für photoelektrische Messungen ist in Abb. 30 gezeichnet.

In ihr bedeuten: Z_1 und Z_2 Photozellen. Z_1 ist die eigentliche Meßzelle, Z_2 dient zur Messung und Elimination von Intensitätsschwankungen der Lichtquelle. I und II sind die Küvetten mit der Lösung bzw. dem Lösungsmittel. Hat man die Messung mit I gemacht, so wird vor die Photozelle Z_1 die Küvette II geschaltet und mit ihr eine Messung ausgeführt. Die zweite Messung ist nötig zur Elimination der Lichtschwächung, welche im Lösungsmittel und in den Quarzplatten der Küvetten (I und II müssen gleichgebaut sein und beide gleich zum Lichtstrahl gestellt werden) und in Reflektionsverlusten ihre Ursache hat.

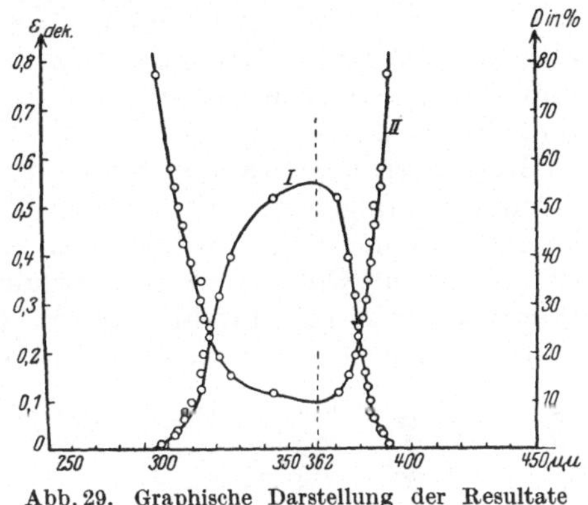

Abb. 29. Graphische Darstellung der Resultate von Abb. 28.

Wichtig bei derartigen Messungen ist, daß die Zellen gegen schädliches Licht geschützt sind, daß der Spektralapparat eine große Dispersion besitzt, und daß er ein reines Spektrum liefert. Am sichersten sind zwei hintereinander geschaltete Spektralapparate wie Abb. 30 zeigt.

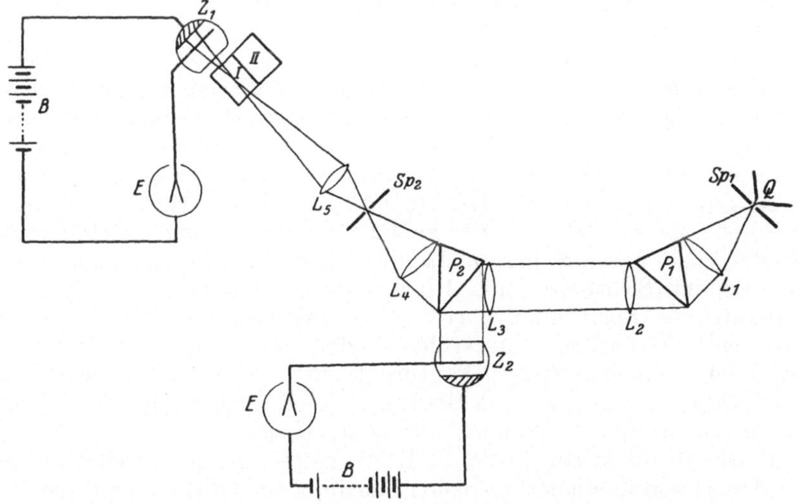

Abb. 30. Schema für photoelektrische Absorptionsmessungen.

Als Zellen für einen großen Spektralbereich wählt man solche, die Alkalimetalle enthalten, wie Natrium, Kalium oder Rubidium (Legierungen manchmal flüssig). Sie lassen sich je nach dem Metall auch für einen mehr oder weniger großen Teil des sichtbaren Spektrums benützen. Gut sind Kalium-Zellen.

Die Lichtquellen sollen nach Möglichkeit ein Linienspektrum liefern wegen der bei photoelektrischen Messungen besonders wichtigen Reinheit und Monochromasie des Lichtes. Die Alkali-Photozellen sind nämlich sehr selektiv, ihre Emission hängt stark von der Wellenlänge des Lichtes ab. Als Lichtquellen kommen in Betracht: Die Quecksilberdampflampe und Funkenstrecken, bestehend aus Magnesium-, Kadmium- oder Zinkelektroden.

Messungen im ultraroten Spektralgebiete. Für Messungen im ultraroten Spektralgebiete, die für den Mediziner u. U. auch in Betracht kommen können (vgl. Abschnitt über die ultrarote Strahlung S. 64), ist eine solche Optik in den Spektralapparaten zu verwenden, die für Wärmestrahlen gut durchlässig ist. Glasoptik ist unbrauchbar. Am besten eignen sich Steinsalz (bis $15\,\mu$), Sylvin (bis ca. $22\,\mu$) und Flußspat (bis ca. $10\,\mu$). Nach Möglichkeit stellt man nur die Prismen aus diesen Materialien her und zieht an Stelle der Linsen hochglanzpolierte Silberspiegel vor. Ein solches System mit Steinsalzprisma und konkaven Silberspiegeln ist in Abb. 31 schematisch gezeichnet.

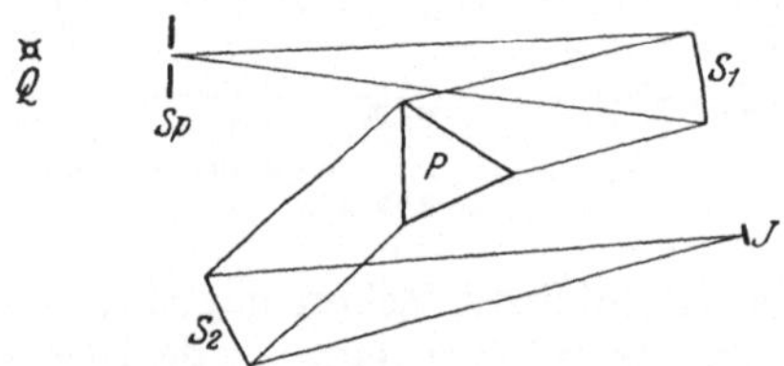

Abb. 31. Schema eines Spektralapparates für Messungen im ultraroten Spektralgebiet.

Hierin bedeuten Q die Lichtquelle, Sp den Spalt, S_1 und S_2 die konkaven Silberspiegel, P das Steinsalzprisma und J den auf Wärmestrahlen ansprechenden Indikator.

Die von Q (z. B. Bogenlampe, Nernstlampe oder andern Wärmequellen ohne Glasumhüllungen!) ausgehenden Wärmestrahlen gelangen auf den Spalt Sp des Kollimatorrohres, eventuell konzentriert durch Flußspatlinse (Steinsalzlinsen sind gegen Feuchtigkeit empfindlich), werden durch den Silberspiegel S_1 parallel gemacht (Sp also im Brennpunkte von S_1) und auf das Steinsalzprisma geworfen. Nach ihrer Brechung konzentriert sie der konkave Spiegel S_2 auf den Indikator. Ist der Spalt in seiner ganzen Länge beleuchtet, so erhält man — wie bei den im Sichtbaren und Ultravioletten gebräuchlichen Spektralapparaten — Spaltbilder bei J. Soll das Wärmespektrum in verschiedenen Bereichen untersucht werden, so wird der Indikator J gleichzeitig mit dem Spiegel S_2 gedreht. Bei den gebräuchlichen Ultrarot Spektrometern (z. B. von HILGER in London) kann die Wellenlänge an der zu drehenden Trommel direkt abgelesen werden.

Besser als die Prismen sind die Konkavgitterapparate, weil bei ihnen die Absorption in einem brechenden Medium fortfällt, die häufigen Reflexionen auf eine einzige reduziert werden und man ein „Normalspektrum" erhält.

Als Indikator J ist die auf Wärmestrahlen nicht ansprechende photographische Platte unverwendbar. Gut sind u. a. Linearbolometer. Ein solches Linearbolometer besteht aus einem dünnen (Bruchteile von μ)

und schmalen Platinblech, welches den Wärmestrahlen ausgesetzt wird. Durch die Erwärmung ändert es seinen Widerstand. Die Widerstandsänderung wird bestimmt und dient als Maß für die Strahlungsintensität (vgl. Widerstandsthermometer S. 93).

Ebenfalls verwendbar sind „lineare Thermosäulen", bei welchen die der Strahlung ausgesetzten Lötstellen der aus ca. 20 hintereinander geschalteten, aus ganz feinen verlöteten Kupfer-Konstantandrähten bestehenden Thermoelemente in einer Linie angeordnet sind. Die in ihnen erzeugte Spannung wird mit einem Spiegelgalvanometer gemessen (vgl. Thermoelemente S. 87).

Bei der Untersuchung der Wärmedurchlässigkeit (Diathermansie) einer Substanz hat man zuerst die Galvanometerausschläge als Funktion der Wellenlänge bzw. der „Indikatorstellung" ohne Substanz aufzunehmen. Hierauf bringt man den zu untersuchenden Körper zwischen Lichtquelle und Spalt und wiederholt die Messung der Galvanometerausschläge. Die Differenzen zwischen beiden Meßreihen für die entsprechenden Wellenlängen sind das Maß für die Absorption. Wird die Substanz in einem aus Flußspat evtl. auch aus Quarz bestehenden Gefäße untergebracht, so sind die Absorption des Gefäßes und die an ihm auftretenden Reflexionsverluste im leeren und gefüllten Zustande zu berücksichtigen.

Bei Messungen im Ultrarot ist wohl zu beachten, daß der in der Luft immer vorhandene Wasserdampf und die Kohlensäure mehrere selektive Absorptionsbanden haben. Die hauptsächlichsten seien hier angeführt.

Stoff	Bandenmaximum	Bandenstärke
Kohlensäure...	$2,71\,\mu$	schwach
,,	$4,27\,\mu$	stark
,,	$14,7\,\mu$	stark
Wasserdampf ..	$1,46\,\mu$	schwach
,,	$1,92\,\mu$	schwach
,,	$2,66\,\mu$	mittel
,,	$5,25;\ 5,90;\ 6,07$	stark
,,	$6,53\,\mu$	stark

Ihr störender Einfluß wird für die Messungen eliminiert, wenn die ganze Apparatur in einen sorgfältig abgedichteten Kasten eingebaut wird und in diesen hinein offene Schalen mit Ätzkali und Phosphorpentoxyd gestellt werden.

Literatur zur Optik.

Ultra-Mikroskop.

SIEDENTOPF, H., u. R. SZIGMONDY: Ann. Physik **10**, 1 (1903).
SIEDENTOPF, H.: Z. Mikrosk. **29**, 1 und Ann. Physik **39**, 1175 (1912).
SZIGMONDY, R.: Über ein neues Ultra-Mikroskop. Physik. Z. **14**, 975 (1913).
SZIGMONDY, R., u. W. BACHMANN: Kolloid-Z. **14**, 281 (1914).

Spektroskopie.

BALY, E.: Spektroskopie, Deutsche Übersetzung v. WACHSMUTH Berlin: Julius Springer 1918.
BUISSON, H., u. CH. FABRY: Spectre du fer, Marseille.
EDER, J., u. E. VALENTA: Atlas typischer Spektren. Wien: Hölder 1911.

Gerlach, W.: Z. anorg. u. allg. Chem. **142**, 383 (1925).

Hagenbach, A., u. H. Konen: Atlas der Emissionsspektren der meisten Elemente. Jena: G. Fischer, 1905.

Kayser, H.: Handbuch der Spektroskopie, Bd V. Leipzig: Hirzel 1910.

—, Handbuch der Spektroskopie, Bd VI. Leipzig: Hirzel 1912.

Kayser, H., u. H. Konen: Handbuch der Spektroskopie, Bd VII. Leipzig: Hirzel 1924.

Lundegårdh, H.: Die quantitative Spektralanalyse der Elemente. Jena: G. Fischer 1929.

Uhler & Wood: Atlas for Absorption spectra. Washington: Carnegie Institution of Washington. 1907,

Absorption.

v. Halban u. K. Siedentopf: Z. physik. Chem. **100**, 208 (1922).

Rost, E., F. Franz und R. Heige: Beiträge zur Photogr. der Blutspektra. Arb. Kaiserl. Gesdh.amt, **XXXII**, 223.

Weigert, F.: Optische Methoden der Chemie. Leipzig: Akadem. Verlagsgesellschaft 1927.

Winther, Chr.: Z. Photogr. **22**, 125 (1923).

Spektralphotometer von König-Martens.

Martens, F. F.: Verh. dtsch. physik. Ges. (2) **1**, 280 (1899).

Martens, F. F., u. F. Grünbaum: Ann. Physik **12**, 984 (1903).

Grünbaum, F.: Ann. Physik **12**, 1004 (1903).

Aluminiumfunke unter Wasser.

v. Angerer, E., u. Joos: Ann. Physik **74**, 743 (1924).

Schaum, K.: Z. Photogr. **24**, 86 (1926).

Stücklen, H.: Z. Physik **30**, 24 (1924).

Quarzlampen- und Höhensonnenbestrahlungen.

Die Absorption des Lichtes hat für den Mediziner nicht nur Interesse für die Untersuchung von Substanzen, sie spielt auch eine Rolle bei den Lichtheilmethoden. Dasjenige Licht, das vom menschlichen Körper absorbiert wird, ist biologisch wirksam. Seine Wirksamkeit hängt stark von der Wellenlänge ab und ist besonders intensiv im Spektralgebiete von ca. 2800—3100 AE. (vgl. Abb. 32).

Dieser Teil des Spektrums ist bei Sonnenlicht nur zum Teil und nur in relativ großen Höhen über Meer vorhanden, weil die die Erde umgebende Atmosphäre stark absorbierend darauf wirkt und ein Durchdringen durch größere Atmosphärenschichten verhindert. Bei geringen Höhen über Meer (bis einige hundert Meter) geht das Sonnenspektrum im allgemeinen nur bis ca. 3100—3000 AE. (vgl. Literatur: Dorno).

Um künstlich das Gebiet der „aktiven" Strahlen (die u. a. auch zur Entkeimung von Trinkwasser verwendet werden) zu erhalten, hat man sogenannte „Höhensonnen" konstruiert. Es sind dies gewöhnliche Bogen- oder Quecksilberdampflampen, welche in bequem verstellbaren Gehäusen untergebracht sind. Die von der Bogenlampe ausgesandte Strahlung ist im Gebiete unter 3000 AE. relativ schwach und läßt sich nur mit Hilfe sehr hoher Stromstärken (über 20 Amp.) auf eine in der Praxis bequem verwendbare Größe bringen. Unangenehm macht sich auch in manchen Fällen die große Wärmeemission, also die ultrarote Strahlung bemerkbar.

Die Ursache der relativ schwachen Strahlung ist begründet in dem „PLANCKschen Strahlungsgesetze" — experimentell bestätigt von LUMMER, PRINGSHEIM u. a. —, welches die spektrale Energieverteilung

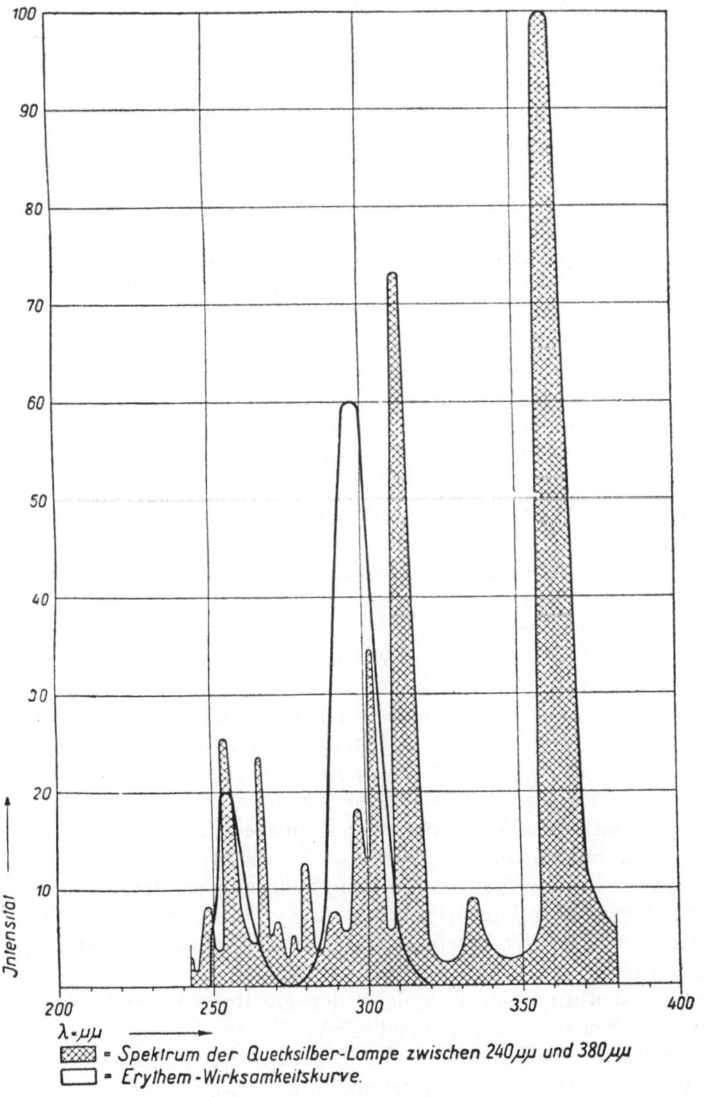

Abb. 32.

der von glühenden festen Körpern bzw. dem absolut schwarzen Körper, ausgehenden Lichtemission definiert (vgl. S. 67). Es hat auch angenähert Gültigkeit für den Kohlebogen, wenn er nicht mit Metallsalzen imprägniert ist, insofern die Lichtemission hauptsächlich von den glühenden festen, z. T. flüssigen Elektroden und den im Bogen befindlichen Kohlepartikelchen ausgeht.

Vorteilhafter als der Kohlebogen ist die Quecksilberdampflampe. Sie braucht nur geringe Stromstärken (je nach Größe bis zu ca. 8 Amp.) und liefert eine große Strahlungsintensität bis weit ins ultraviolette Spektralgebiet (bis ca. 2000 AE.) hinein. Dies beruht — im Gegensatze zum Kohlebogen — darauf, daß im Quecksilberspektrum einige besonders starke Spektrallinien im violetten und ultravioletten Gebiete liegen, die Energieverteilung also anders ist wie beim glühenden festen Körper.

Der Intensitätsvergleich zwischen der von der Quecksilberdampflampe und der von der Sonne gelieferten Ultraviolett-Strahlung fällt zuungunsten der letzteren aus wegen der schon erwähnten atmosphärischen Absorption. Dies ist insofern günstig, als bei geringerer Bestrahlungszeit mit der Quecksilberdampflampe dasselbe erreicht werden kann wie bei sehr langer mit der Sonne.

Zur Schwächung der von der Quecksilberdampflampe gelieferten Strahlung oder zum Aussieben bestimmter Spektralgebiete dienen Spezialglasfilter. Beliebt sind solche aus Uviolglas. Über die Absorptionsverhältnisse verschiedener Ultraviolettfilter und über die Emission einiger Lichtquellen gibt Abb. 33 Aufschluß.

Wie man daraus ersieht, absorbiert gewöhnliches Fensterglas schon in dünner Schicht bis zu 3100 AE., d. h. alle erythembildenden und einen Teil der physiologischen Strahlen. In neuester Zeit werden an seiner Stelle zur Ausnützung des physiologischen Sonnenlichtes in Spitälern, Sanatorien, sogar in zoologischen Gärten (London) die „Vita- oder die Ultravit-Gläser‘‘ benützt, welche eine bedeutend größere Durchlässigkeit für ultraviolette Strahlen (bis ca 2600 AE.) besitzen.

Vor der Strahlung der Höhensonnen hat man die Augen auf das peinlichste zu schützen. Dazu genügen schon gewöhnliche oder besser speziell gefärbte Brillengläser, die einen seitlichen Abschluß erhalten. Glas absorbiert die gefährlich werdenden Strahlen bis auf einen sehr geringen Prozentsatz. Wird kein Schutzmittel angewendet, so treten bei einer auch nur Minuten dauernden Bestrahlung Augenbindehautentzündungen auf, die sich einige Stunden nach erfolgter Bestrahlung in starken stechenden Schmerzen der Augen bemerkbar machen. Der „Gletscherbrand‘‘ bei Hochgebirgswanderungen ist auf dieselbe Ursache zurückzuführen.

Auch die Strahlungsdosis, welche der Haut verabreicht wird, darf eine gewisse Grenze nicht überschreiten, wenn Verbrennungserscheinungen vermieden werden sollen. Die Bestrahlung ist um so vorsichtiger auszuführen, als die sicht- und spürbare Hautwirkung in der vollen Größe erst nach ca. 24 Stunden auftritt. Vorsicht ist auch insofern geboten, als nicht alle Individuen — im Gegensatz zur Röntgenbestrahlung — gleiche Empfindlichkeit auf die Ultraviolettbestrahlung besitzen.

Um allgemein mit einer bestimmten „Lichtdosis‘‘ rechnen zu können, hat man Dosiseinheiten eingeführt. Sie werden gemessen mit den Ultraviolett-Dosismessern.

Zu einwandfreier medizinischer Dosisbestimmung muß vom Dosimeter verlangt werden, daß es dieselbe Wellenlängenabhängigkeit besitzt wie die menschliche oder tierische Haut. Ist dies nicht der Fall, so muß neben der Dosismessung eine Bestimmung des zur Bestrahlung benützten Wellenlängengebietes vorgenommen werden. Kennt man den

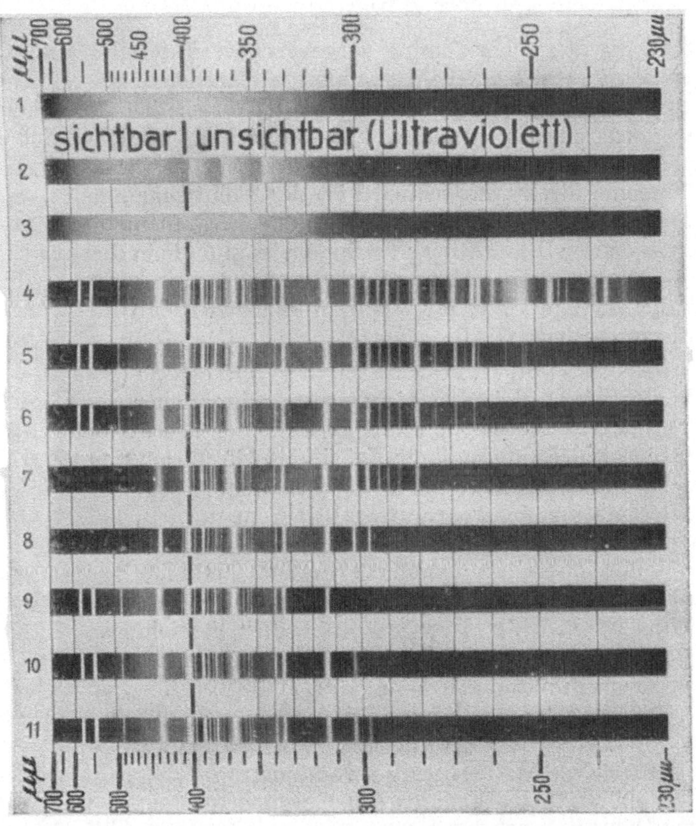

Abb. 33. Spektra verschiedener Lichtquellen.

1. Sonne im Flachland.
2. Lichtbogen mit Kohleelektroden.
3. Wolframdrahtlampe (Solluxlampe).
4. Quarzlampe ohne Filter.
5.   „   durch 1,3 mm Klar-Uviolglas.
6.   „   „   2,6 mm Klar-Uviolglas.

7. Quarzlampe durch 1,3 mm Uviolglas-Blaufilter (Normal).
8.   „   „   2,6 mm   „   „
9.   „   „   1 mm Fensterglas.
10.   „   „   0,25 mm Zelluloid-Filter.
11.   „   „   0,05 mm Glimmerplatte.

Einfluß eines bestimmten Spektralgebietes auf die menschliche Haut, so hat man auch im zweiten Falle alle nötigen Daten für eine einwandfreie Bestrahlung in Händen.

Für die Praxis am einfachsten ist ein Dosimeter, dessen Wellenlängenabhängigkeit gleich derjenigen der Haut ist, weil bei seiner Verwendung eine Wellenlängenbestimmung dahin fällt. Annähernd richtige Resultate gibt das auf photochemischer Grundlage beruhende, von BEHRING und H. MEYER in die Praxis eingeführte, und von KELLER modifizierte

Dosimeter. Seine Anwendung besteht darin, daß eine Lösung zusammengesetzt aus:

25 ccm 1 proz. Jodkaliumlösung in Wasser,

25 ccm 5,3 proz. Schwefelsäure in Wasser,

ca. 6 Tropfen 1 proz. Stärkelösung in Wasser,

1 ccm $\frac{1}{400}$ normal Natriumthiosulfatlösung

der Strahlung der Quarzlampe ausgesetzt wird (Gefäß aus Quarz! Glas ist für die stark aktiven Strahlen undurchlässig!). Nach einiger Zeit färbt sich die Lösung blau infolge des durch die photochemische Reaktion ausgeschiedenen Jodes. Die Blaufärbung verschwindet wieder bei weiterem Natriumthiosulfatzusatz zur Lösung. Da die ausgeschiedene Jodmenge direkt proportional ist der Lichtmenge, also der Dosis, so kann aus der Zeit, die vom Momente des Bestrahlens der Lösung bis zum Einsetzen der Blaufärbung verflossen ist und die in der Lösung vorhandenen Menge von Natriumthiosulfat, auf die Dosis geschlossen werden, die an dem Orte, an welchem sich das Gefäß mit der Lösung befindet, verabreicht wird.

Nach BEHRING und H. MEYER ist die *Normaldosis* (Höhen-Sonnen-Einheit oder HSE.) diejenige Lichtmenge, mit welcher die Lösung bestrahlt werden muß, bis zu ihrer Entfärbung 10 ccm der erwähnten Natriumthiosulfatlösung notwendig sind. Die Lösung muß während ihrer Bestrahlung dauernd umgerührt werden.

Die Methode ist nicht gerade praktisch zu nennen, liefert aber gut brauchbare Resultate.

Eine praktischere aber weniger genaue Methode basiert auf der Schwärzung von Chlorsilberpapier bei Belichtung. Das damit arbeitende Meßinstrument wird als „Erythemdosimeter" bezeichnet.

Wie vorhin angeführt, ist das Spektralgebiet zwischen 2800 und 3100 AE. für Erythembildungen besonders maßgebend. Das Chlorsilberpapier (photographisches Papier) wird aber auch durch langwelligere Strahlen geschwärzt, ist also nicht ohne weiteres zur Dosismessung geeignet. Der Trick, der zu seiner Verwendungsmöglichkeit führt, besteht darin, daß ein Teil des Papieres der Gesamtstrahlung der Lichtquelle (z. B. Hg-Dampflampe) ausgesetzt wird, ein anderer Teil aber durch ein Filter, welches die erythembildenden Strahlen absorbiert, bestrahlt wird. Die Differenz der beiden Papierschwärzungen, welche mit und ohne Filter erhalten werden, ist ein Maß für die Erythemdosis. Mit dieser Methode lassen sich leicht Lichtquellen auf die von ihnen gelieferte Menge an „aktiver Strahlung" untersuchen. Läßt man die Schwärzung des der Gesamtstrahlung ausgesetzten Papierstreifens immer gleich intensiv werden, so emittiert diejenige Lichtquelle im Verhältnis zur Gesamtstrahlung am meisten erythemerzeugende Strahlen, bei welcher das unter dem Filter liegende Chlorsilberpapier am wenigsten geschwärzt ist.

Eine andere Methode, die dem Praktiker wohl am meisten zusagt, beruht auf einer „Meßprobe" an dem zu bestrahlenden Individuum selbst. Sie wird mit dem „Dosierungsgerät" vorgenommen und ist denkbar einfach. Das Dosierungsgerät besteht aus einem Metallstreifen, der mit zehn verschließbaren Löchern versehen ist. Man befestigt es auf einer geeigneten Hautstelle, z. B. dem Unterarm, schützt die nicht bedeckte Haut durch Tücher oder ähnliches vor ungewollter Bestrahlung und läßt das Licht durch die acht Öffnungen auf die Haut einwirken. In bestimmten Zeitabständen deckt man eine nach der andern der acht Öffnungen durch Klappen zu und erhält so verschieden lang belichtete kleine Hautstellen. Aus dem Grade ihrer Rötung kann man die vorzunehmende Bestrahlungszeit und jeden gewünschten Grad des hervorzurufenden Erythems bestimmen (vgl. Abb. 34).

Mit diesem Dosierungsgerät wird keine absolute Bestimmung der Dosis vorgenommen, sondern nur die individuelle Dosis festgelegt. Für Bestrahlungen ist sie aber gerade deswegen sehr angenehm, da kaum Fehler in dem auf Grund ihrer Angaben einem Patienten verabreichten Strahlungsquantum vorkommen können.

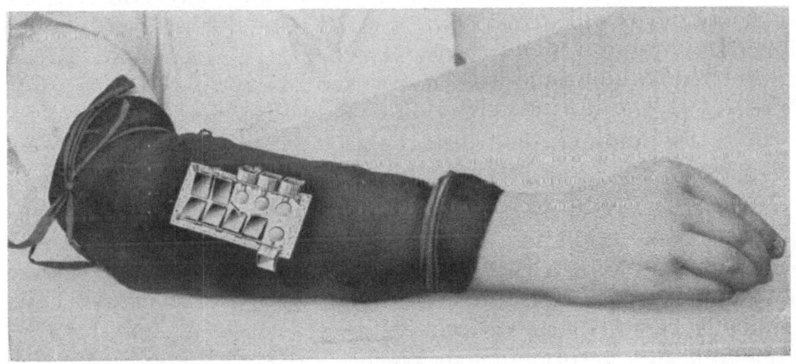

Abb. 34. Erythem-Dosimeter

Die Quecksilberdampflampe. Die Lichterregung in der Quecksilberdampflampe beruht auf der Erhitzung des Quecksilberdampfes durch den elektrischen Strom.

Als Lampenkörper dient ein evakuiertes Quarzrohr, welches an seinen beiden Enden mit erweiterten Ansätzen, den Polen, versehen ist. Die Pole sind zur Abführung der im Betriebe erzeugten Wärme umgeben mit Kühlrippen aus geschwärzten Kupferblechstreifen. Zwischen diesen Kühlrippen liegen die Stromzuführungen und die zum Aufhängen der Lampe nötigen Tragösen. Die Quantität des in den Lampenkörper eingefüllten Quecksilbers ist so bemessen, daß nur die beiden Pole zu ca. $^2/_3$ gefüllt sind; das Quarzrohr selbst ist also leer.

Quarz wird deshalb als Lampenmaterial verwendet, weil es sehr hohe Temperaturen erträgt (Schmelzpunkt ca. 1600°, Glas würde schmelzen) und für ultraviolettes Licht durchlässig ist.

Soll die Quecksilberdampflampe in Betrieb gesetzt werden, so verbindet man die beiden Stromzuführungen unter Vorschaltung eines geeigneten Widerstandes mit einer Gleichstromquelle von mindestens 60 Volt (je nach Leuchtrohrlänge). Da sich in dem zwischen den beiden

Quarzrohransätzen liegenden Rohrstücke kein Quecksilber befindet, eine metallische Verbindung zwischen den Polen also nicht existiert und damit auch ein Stromdurchgang nicht möglich ist, so muß die leitende Verbindung erst hergestellt werden. Dies geschieht durch Neigen der Lampe derart, daß aus dem einen Quarzrohransatz das Quecksilber durch das Quarzrohr zum andern Ansatze fließt. Vom Momente der metallischen Verbindung an geht der Strom durch das Quecksilber. Reißt der die vorübergehende Verbindung herstellende Quecksilberfaden wieder ab, so findet an der Abreißstelle eine sehr starke Erhitzung des Quecksilbers statt; es verdampft zum Teil und der heiße ionisierteDampf übernimmt die Stromleitung. Die Röhre leuchtet in bläulichem Lichte auf und kann nun wieder durch die Kippvorrichtung in ihre ursprüngliche Lage zurückgebracht werden, ohne daß die Lampe erlischt.

Im Zündmomente, in welchem die Stromleitung in der Röhre durch das metallische Quecksilber übernommen wird — der Widerstand der Lampe also fast gleich Null ist — tritt ein starker Stromstoß auf, dessen Höhe durch die Batterie- bzw. Netzspannung und die Größe des Vorschaltwiderstandes bestimmt ist. Brennt die Lampe, so geht die Stromstärke auf den normalen Betriebsstrom (vgl. Tab. S. 63) zurück. Der Anlaufstrom beträgt bei den im Handel befindlichen Lampentypen das ca. zwei- bis dreifache des Betriebstromes.

Infolge des Verdampfens von Quecksilber steigt im Innern des Quarzbehälters der Druck. Er kann mehrere Atmosphären erreichen. Gleichzeitig mit dem Druck steigt auch die Lichtemission. Andererseits nimmt letztere mit der Betriebsdauer wegen Trübung des Quarzes ab, anfangs rasch, später langsamer. Die Leuchtkraft kann bis auf den achten Teil des ursprünglichen Wertes sinken. Hierauf ist bei Verwendung der Quecksilberdampflampe zu Bestrahlungszwecken besonders zu achten.

Zerlegt man das von einer Qecksilberdampflampe kommende Licht spektral, so erhält man der Natur der Lichtquelle gemäß (glühender Dampf) ein Linienspektrum, welches die gute Verwendbarkeit der Quarzlampe für Ultraviolett-Bestrahlungen dokumentiert (vgl. Abb. 33). Für viele, insbesonders wissenschaftliche und technische Zwecke wird das Quecksilber der Lampenfüllung mit Zusätzen anderer leichtschmelzender Metalle versehen. Beliebt sind Beimengungen von Blei, Zinn, Wismut, Kadmium u. a. Eine übliche Mischung besteht beispielsweise aus: 59% Hg, 20% Pb, 20% Bi, 0,5% Zn und 0,5% Cd. Diese Metalle nehmen bei der Erhitzung des Quecksilbers auch an der Lichtemission teil und emittieren das für sie charakteristische Linienspektrum. Durch die Wahl der Beimengungen hat man es in der Hand, das von der Lampe ausgesandte Linienspektrum mehr oder weniger „dicht" zu machen und für spezielle Zwecke die geeigneten Spektralbereiche besonders hervorzuheben.

Für die praktische Verwendung der Quecksilberdampflampe ist die niedrige Betriebsspannung unangenehm, da bei den üblichen Netzspannungen von 110 und 220 Volt zuviel elektrische Energie in den Vorschaltwiderständen vernichtet wird. Dem kann abgeholfen werden durch Vergrößerung der Lichtbogenlänge in der Lampe. Je größer sie ist, desto höher muß die Betriebsspannung gewählt werden. Heute übliche Leuchtrohrlängen sind:

für 110 Volt Spannung ca. 6 cm Länge,
für 220 Volt Spannung ca. 12 cm Länge.

Die Lampen selbst werden in verschiedenen Typen ausgeführt, und zwar für Laboratoriums- (als Punktlampe), für industrielle und für medizinische Zwecke. Die letzteren sind bekannt als JESIONEK-Lampen (für Licht Vollbäder), Bach-Lampen (für allgemeine Anwendungen) und als KROMAYER-Lampen (Hautbehandlung). Für Sterilisierung usw. von Flüssigkeiten werden spezielle Mantelrohrbrenner hergestellt.

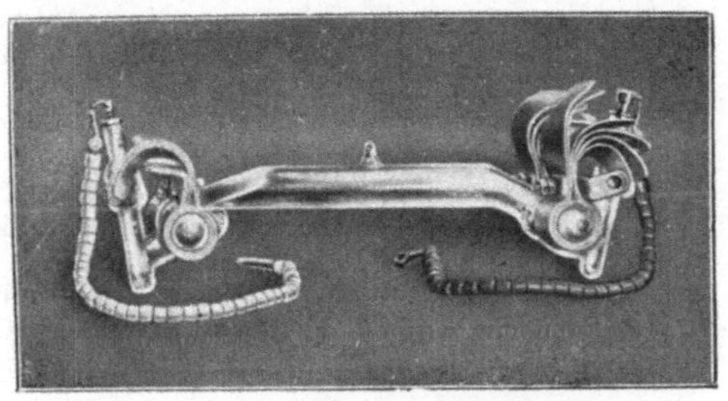

Abb. 35. Quarzbrenner für Gleichstrom.

Sie werden in die Flüssigkeit eingetaucht.

Die Brenner wurden früher nur für Gleichstrombetrieb hergestellt. Später gelang es auch sie für Wechselstrombetrieb zu fabrizieren. Ein Wechselstrombrenner hat drei Pole (2 Plus- und einen Minuspol) und wird an einen Spezialtransformator angeschlossen. Die Lichtstärke der Lampen beträgt durchschnittlich 1200 bis 3000 Kerzen bei 0,45 bis 0,9 Kilowatt Energieverbrauch. Spezialtypen liefern bis 6000 Kerzen.

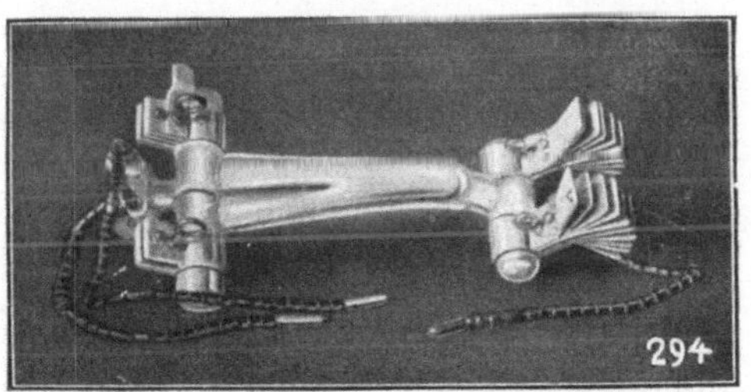

Abb. 36. Quarzbrenner für Wechselstrom.

Über die praktische Ausführung der Brennertypen geben untenstehende Tabelle und Abb. 35 und 36 Aufschluß.

Netzspannung		Betriebs-strom	Anlauf-strom	Spannung über dem Brenner	Licht-bogen-länge	Licht-stärke	Ver-brauch
		in Ampere	in Ampere	in Volt	in m/m	in H.-Kerzen	in KW
Gleichstrom							
Bachlampe	110	4	11	70— 80	60	1200	0,44
	220	2,5	8	150—160	120	2000	0,55
Jesionek-lampe	110	6	16	70—80	60	2000	0,66
	220	3,5—4	11	150—160	120	3000	0,90
Wechselstrom							
Bach- u. Je-sioneklampe	110	7,5	11	175—185	120	2500	0,6—0,7
	220	3,7	9				

Literatur zu Quarzlampen- und Höhensonnen-
bestrahlungen.

BACH, H.: Anleitung und Indikationen für Bestrahlungen mit der Quarzlampe „Künstliche Höhensonne". Leipzig: C. Kabitzsch 1929.

BERING, FR., u. H. MEYER: Methoden zur Messung der Wirksamkeit violetter und ultravioletter Strahlenquellen. Dtsch. med. Wschr. **1922**, 11. Strahlentherapie. Bd. I, Berlin: Urban & Schwarzenberg, 1925.

DORNO, C.: Studie über Licht und Luft des Hochgebirges. Braunschweig: Vieweg 1911.

— Ultraviolett durchlässiges Glas. Schweiz. Z. Gesdh.pfl. **VIII,** 1 (1928).

— Physik der Sonnen- und Himmelsstrahlung. Strahlenther. **I,** 29 (1925), **IX** u. **X,** 467 (1919).

GUTHMANN, H.: Physikal. Grundlagen der Lichttherapie. Berlin: Urban & Schwarzenberg 1927.

KÜCH, R., u. T. RETSCHINSKY: Photometrische und spektralphotometrische Messungen am Quecksilberlichtbogen bei hohem Dampfdruck. Ann. Physik **20,** 563 (1906) und **23,** 176 (1907).

THEDERING, F.: Das Quarzlicht. Oldenburg i. O. u. Berlin: G. Stalling, 1925.

Lehrbuch der Strahlentherapie, Bd 1: Die wissenschaftl. Grundlagen der Strahlentherapie. Berlin: Urban u. Schwarzenberg 1925.

Über weitere Spezialliteratur gibt die Quarzlampengesellschaft (Solux-Verlag), Hanau, Auskunft.

Die ultrarote Strahlung und ihre Wirkung auf das Auge.

Im Anschluß an die Höhensonnen- bzw. Ultraviolettbestrahlungen sei hier aufmerksam gemacht auf die interessanten Untersuchungen von A. VOGT und seinen Schülern. Sie behandeln die Einwirkung ultraroter Strahlung auf das Auge.

Man sah früher viele bleibende Augenschädigungen, insbesondere den Gießer- und Glasbläserstar — also Linsentrübungen der in glühende Metall- oder Glasmassen schauenden Arbeiter — als Folge starker Ultraviolettbestrahlungen an und suchte durch spezielle Schutzgläser die Augen davor zu bewahren. Ja man ging sogar soweit, auch das physiologische Ultraviolett vom Auge fern zu halten und stellte Fensterscheiben aus diesem Schutzglase her. Heute hat man großes Interesse daran, insbesondere in Hochgebirgssanatorien dem physiologischen Ultraviolett Eintritt in die Zimmer zu gewähren, was — wie wir im vorigen Abschnitt gesehen haben — durch Verwendung von Ultravit- und ähnlichen Gläsern geschieht.

Den Grund hierzu gaben u. a. die Untersuchungen von A. VOGT. Er bewies, daß auch starke durch die Quecksilberdampflampe bewirkte Ultraviolettbestrahlungen nur vorübergehende, aber — wie auch Verfasser selbst erfahren hat — heftig schmerzende Binde- und Hornhautentzündungen hervorrufen (vgl. Abb. 37).

Das Verdienst von VOGT ist es insbesondere, einwandfrei festgestellt zu haben, daß dauernde Augenschädigungen, speziell der Star, erzeugt werden durch das kurzwellige ultrarote Spektralgebiet, also durch Wärmestrahlung. Hierbei kommt wohl weniger die primäre Wärmewirkung dieser Strahlen, als vielmehr ein Resonanzphänomen in der Substanz der Augenbestandteile in Betracht.

Besonders schwer werden geschädigt: der Augenhintergrund, und zwar die Aderhaut und die Netzhaut, die Linse und die pigmentierten Gewebe, wie Iris und Pigmentepithel. Es ist speziell das Spektralgebiet zwischen ca. 700 und 1300 $\mu\mu$, welches die verheerenden Wirkungen ausübt.

Eine Zusammenstellung der VOGTschen Resultate, wie sie H. HARTINGER gegeben hat, gibt Aufschluß über die Effekte, hervorgerufen durch Augenbestrahlungen mit den verschiedenen Spektralbezirken. Es folgt daraus:

1. Das langwellige Ultrarot mit Wellenlängen über 1300 $\mu\mu$ schädigt die äußeren Teile des Auges nur bei übermäßiger Intensität..

2. Das kurzwellige Ultrarot mit Wellenlängen zwischen 700 und 1300 $\mu\mu$ führt bei großer Intensität zu schweren und dauernden Schädigungen der Iris, der Linse, sowie der Netz- und Aderhaut.

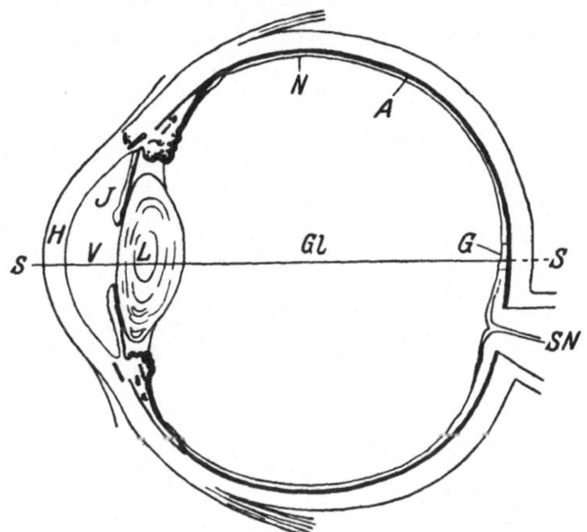

Abb. 37. Schnitt durch das Auge.

H Hornhaut, *V* vordere Augenkammer, *J* Iris, *L* Linse, *Gl* Glaskörper, *N* Netzhaut, *A* Aderhaut, *G* Gelber Fleck, *SN* Sehnerven.

3. Das sichtbare Licht von etwa 400 bis 700 $\mu\mu$ hat bei starker Intensität Blendung des Auges und Rotsehen zur Folge.

4. Das ultraviolette Spektralgebiet mit Wellenlängen zwischen etwa 310 bis 400 $\mu\mu$ ist auch bei hoher Intensität verhältnismäßig harmlos; es führt keine nennenswerten und jedenfalls keine dauernden Schädigungen herbei.

5. Das kurzwellige Ultraviolett mit Wellenlängen unter 300 $\mu\mu$ (vgl. Abb. 32 Erythemkurve) kann starke Binde- und Hornhautentzündungen verursachen, die aber nach einiger Zeit abklingen.

Wie schon auf S. 56 bemerkt ist, kann nur diejenige Strahlung von biologischer Wirkung sein, die vom Körpergewebe absorbiert wird. Demnach muß folgen, daß:

1. Die Hornhaut stark absorbierend wirkt auf das langwellige Spektralgebiet über 1300 $\mu\mu$ Wellenlänge und auf das von 310 $\mu\mu$ und darunter; denn diese Strahlengebiete gelangen nicht in das Auge, sondern rufen nur Horn- und Bindehautentzündungen hervor.

2. Daß das Auge als Ganzes genommen halbdurchlässig sein muß für das Spektralgebiet zwischen 700 und 1300 $\mu\mu$. Dieses Gebiet ruft zerstörende Wirkungen von der Linse bis zum Augenhintergrunde hervor.

3. Daß das Auge vollständig durchlässig sein muß für das sichtbare Spektralgebiet zwischen 400 und 700 $\mu\mu$. Dieses Gebiet ruft keine Schädigungen hervor.

Krethlow, Physik. 5

Vergleichen wir diese Behauptungen mit den von A. Vogt und seinen Schülern gefundenen Resultaten, indem wir letztere graphisch auftragen. (Abb. 38.)

Wir ersehen daraus, daß in der Tat nur die absorbierte Lichtenergie schädigend wirkt, und zwar diejenige, welche vollständig (100%) ab-

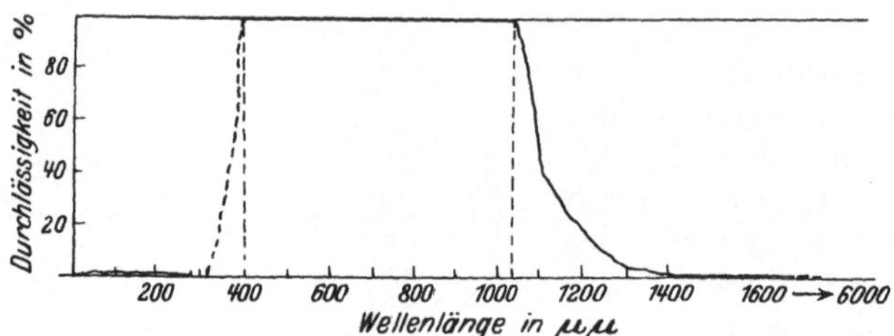

Abb. 38. Strahlenabsorption resp. -Durchlässigkeit beim Auge.

sorbiert wird, nur auf die äußeren Augenteile und diejenige, die weniger absorbiert wird, auf die inneren Teile bis zum Augenhintergrund. Die Effekte auf die einzelnen Augenbestandteile sind um so größer, je stärker deren Absorption und je größer die Menge des einfallenden Lichtes ist.

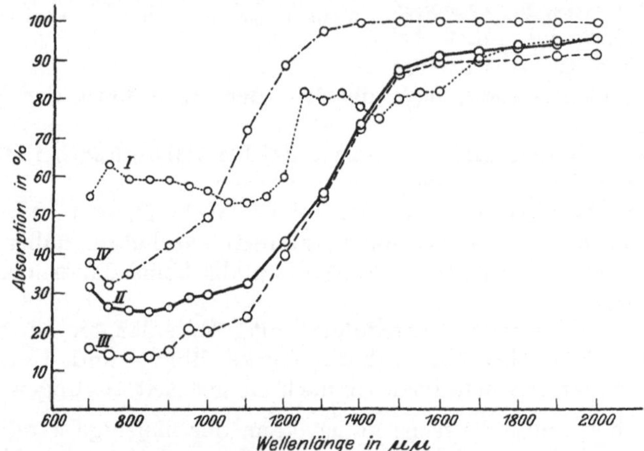

Abb. 39. Absorption der Augenbestandteile.
(Schichtdicken auf das menschliche Auge umgerechnet.)

I. Hornhaut $d = 0,5$ mm. III. Kammerwasser $d = 3,25$ mm.
II. Linse $d = 3,5$ mm. IV. Glaskörper $d = 14,25$ mm.

Wie die Absorptionsverhältnisse bei den einzelnen Augenbestandteilen liegen, zeigt Abb. 39.

Die Kurven sind den Arbeiten von E. v. Mandach und H. Schläpfer entnommen und gelten für die Augen des Rindes, sind aber für die entsprechenden Schichtdichten der einzelnen Medien beim menschlichen Auge umgerechnet. Sie dürften mit minimalen Abweichungen den tatsächlichen beim menschlichen Auge vorliegenden Verhältnissen entsprechen.

Wie man aus den Kurven erkennen kann, absorbiert die Hornhaut
im Gebiete zwischen 700 und 1000 $\mu\mu$ von allen Medien am meisten.
Sie muß deshalb u. a. auch empfindlich auf diesen Spektralbezirk sein.
In der Tat treten, wenn keine besonderen Vorkehrungen getroffen werden
— dauerndes Beträufeln der Hornhaut des bestrahlten Auges mit Koch-
salzlösung, — bei seiner Verwendung Hornhautentzündungen auf.
Weiter folgen in bezug auf Absorptionsfähigkeit der Glaskörper G, die
Linse L und das Kammerwasser K.

Aus den Kurven kann man weiter entnehmen, daß beim Auffallen

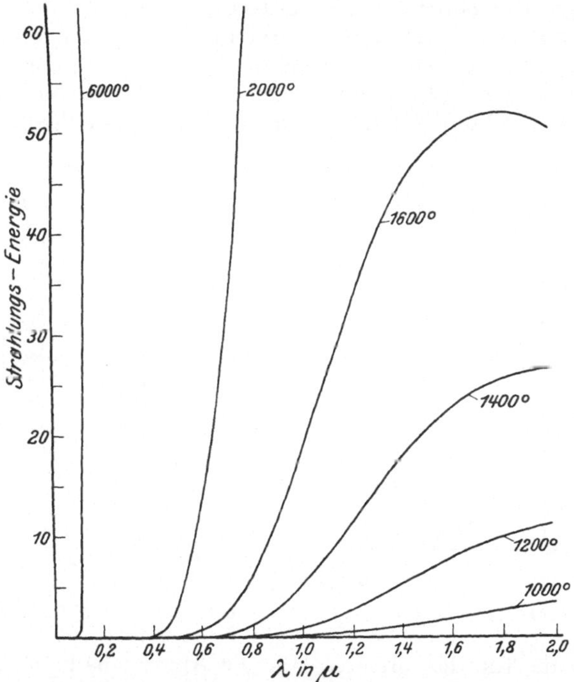

Abb. 40. Die Strahlung des absolut schwarzen Körpers bei verschiedenen absoluten Temperaturen,
berechnet nach dem PLANCKschen Strahlungsgesetze.

einer bestimmten Intensität $J = 100\%$ des Spektralgebietes zwischen
700 und 1000 $\mu\mu$ ca. 58% in der Hornhaut stecken bleiben; von den
restierenden 42% werden ca. 17% vom Kammerwasser aufgenommen,
von den verbleibenden 35% der Gesamtstrahlung ca. 28% von der
Linse und hierauf werden noch ca. 40% vom Glaskörper absorbiert.
Es verbleiben somit von der gesamten einfallenden Strahlung zwischen
700 und 1000 $\mu\mu = 100\%$ noch ca. 15%, welche auf den Augenhintergrund gelangen.

Um einen Vergleich zu ermöglichen zwischen den von glühenden
festen Körpern verschiedenen Temperaturen emittierten Strahlungs-
energieen, seien die Kurven in Abb. 40 gegeben. Sie wurden errechnet
mit Hilfe des PLANCKschen Strahlungsgesetzes, durch welches (vgl. auch

Seite 57) die spektralen Strahlungsenergien des absolut schwarzen Körpers festgelegt sind. Als Ordinaten sind aufgetragen die emittierten Strahlungsenergien, als Abszissen die Wellenlängen und als Parameter die absoluten Temperaturen des strahlenden Körpers, d. h. $T = t + 273°$. Die Kurven zeigen, wie stark die Strahlungsenergien im sichtbaren und ultravioletten Gebiete mit wachsender Temperatur des Strahlers zunehmen. Die Maxima können bei dem gewählten Maßstabe gar nicht alle eingezeichnet werden. Sie haben bekanntlich für jede Temperatur eine andere Lage im Spektrum gemäß dem WIENschen Verschiebungsgesetze $\lambda_{max} \cdot T = \mathrm{const} = 0,288$ cm Grad.

Greifen wir beispielsweise die Kurve für 1600°, welche ungefähr der Temperatur flüssigen Eisens entspricht, heraus und berechnen hierfür das Verhältnis der Strahlungsenergien für das ultraviolette Spektralgebiet zwischen 0,2 und 0,4 μ, in welchem die erythembildenden Strahlen

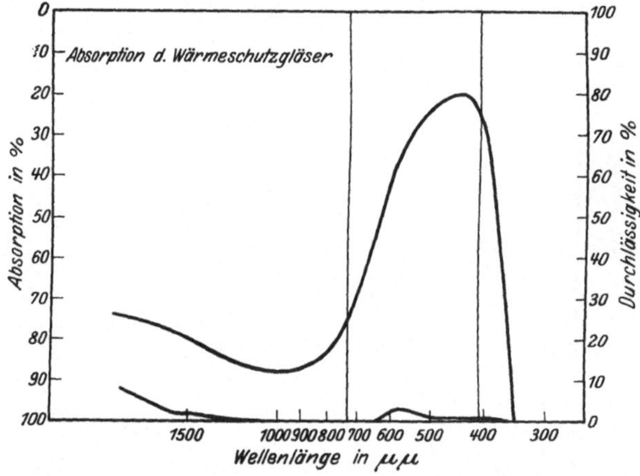

Abb. 41. Absorption zweier Wärmeschutzgläser nach A. VOGT.

liegen, und die für das ultrarote für die Augenschädigungen wohl am meisten in Betracht kommende Gebiet zwischen 1,1 und 1,3 μ, so finden wir einen Quotienten von $\dfrac{1,62 \cdot 10^5}{1,62}$, d.h. die in dem erwähnten Spektralgebiete liegende ultrarote Strahlungsenergie ist $1 \cdot 10^5$ mal größer wie die zwischen 0,2 und 0,4 $\mu\mu$ liegende ultraviolette.

Betrachten wir das der biologischen Wirksamkeit der beiden Strahlungsgruppen eher entsprechende Gebiet von 0,25 bis 0,31 μ (nach Abb. 32 Erythemkurve) und von 0,9 bis 1,5 μ, so wird das Verhältnis sogar $9,7 \cdot 10^7$. Die Strahlungsenergie im Ultraroten von 0,9 bis 1,5 μ ist beim absolut schwarzen Körper von einer Temperatur von 1600°, also $9,7 \cdot 10^7$ mal größer als die ultraviolette Strahlung zwischen 0,25 und 0,31 μ. Die angegebenen Zahlen entsprechen genau der Wirklichkeit, wenn sich das flüssige Eisen in einem allseitig umschlossenen nur mit einer kleinen Öffnung versehenen Schmelzofen befindet. Die im Verhältnis zur ultravioletten ungeheuer viel größere zur Verfügung stehende und absorbierte ultrarote Strahlungsenergie läßt wohl erklärlich erscheinen, weshalb die Augen durch sie geschädigt werden.

Zur Vermeidung der durch ultrarote Strahlen drohenden dauernden Augenschädigungen und der durch ultraviolette Strahlen bewirkten vorübergehenden schmerzhaften Entzündungen müssen Schutzgläser benützt werden, welche diese Spektralgebiete absorbieren. Schon VOGT hat bemerkt, daß Eisenoxydul, Kupfer und Kobalt enthaltende Gläser zur Absorption der Wärmestrahlen gut brauchbar sind. Zeiß in Jena stellt nun auf seine Veranlassung Gläser her, die allen Bedingungen genügen dürften. Als Beispiel seien die Absorptionsverhältnisse eines Schutzglases in Kurvenform angeführt (vgl. Abb. 41).

Literatur.

HARTINGER, H.: Dtsch. opt. Wschr. **1928**, Nr 34.
— H.: Z. ophthalm. Opt. **14**, 148 (mit Literaturangaben).
v. MANDACH, E.: Graefes Arch. **119**, 361.
SCHLÄPFER, H.: Graefes Arch. **119**, H. 1, 22 (mit Literaturangaben).
TRÜMPY, E. Graefes Arch. **115**, 495 (mit Literaturangaben).
VOGT, A.: Schweiz. med. Wschr. **55**, Nr 20 (mit Literaturangaben).
— Schweiz. med. Wschr. **56**, Nr 15.

III. Elektrizität.

Allgemeines und Widerstandsmessungen an festen Körpern.

Widerstandsmessungen sind das ABC der Elektrizitätslehre. Überall, wo ein elektrischer Strom fließt, hat man es mit Widerständen, seien es rein Ohmsche, induktive, kapazitive oder deren Kombinationen zu tun. Bei gegebener elektromotorischer Kraft einer Stromquelle sind sie maßgebend für die Größe des sie durchfließenden Stromes. Ist der Strom ein Gleichstrom und der von ihm durchflossene Leiterkreis induktions- und kapazitätsfrei, so gilt bekanntlich das OHMsche Gesetz, das aussagt:

$$\text{Stromstärke} = \frac{\text{Spannung}}{\text{Widerstand}} \quad \text{oder} \quad \text{Widerstand} = \frac{\text{Spannung}}{\text{Stromstärke}},$$

d. h., kennt man die Stromstärke, die durch ein Leiterstück hindurchfließt und die Spannung an seinen Enden, so läßt sich der Widerstand nach dem OHMschen Gesetze ohne weiteres berechnen. Damit ist eine *erste Methode* zur Widerstandsmessung gegeben. Man braucht dazu nur ein Volt- und ein Amperemeter. Hat man z. B. in einem Leiterkreise, in welchem ein Strom von 1 Amp. fließt, ein Leiterstück, an dessen Enden ein Voltmeter eine Spannungsdifferenz von 2 Volt anzeigt, so ist der Widerstand des Leiterstückes $\frac{2}{1} = 2$ Ohm.

Am günstigsten ist für diese Messungen eine Stromquelle, die einen absolut konstanten Strom liefert, brauchbar ist ein Blei-Akkumulator. Ein solcher hat bekanntlich pro Zelle eine Spannung von 2 Volt. Will man große Widerstände z. B. in der Größenordnung von 10 000 Ohm messen, so zeigt das OHMsche Gesetz, daß man in diesem Falle Stromstärken von $\frac{2}{10\,000}$ Ampere bestimmen können muß. Hierzu sind empfindliche Galvanometer nötig. Ebenso sind für die Spannungsmessung bei extrem kleinen Widerständen, wenn der sie durchfließende Strom nicht allzu groß sein darf, empfindliche Spannungsmesser bzw. Galvanometer nötig.

Eine *zweite Methode* der Widerstandsmessung beruht auf der Anwendung der Wheatstonschen Brücke. Ihre Schaltung ist in Abb. 42 angegeben. Hierin bedeuten: E die Stromquelle, gewöhnlich ein Element von 1—2 Volt Spannung oder ein Akkumulator von 2 Volt Spannung, x den unbekannten zu bestimmenden Widerstand, a, b und c Vergleichswiderstände und G ein Galvanometer. Die Widerstände a, b und c werden so eingestellt, daß durch das Galvanometer G kein Strom hindurchfließt. Ist dies der Fall, so gilt nach den Kirchhoffschen Regeln das Verhältnis:

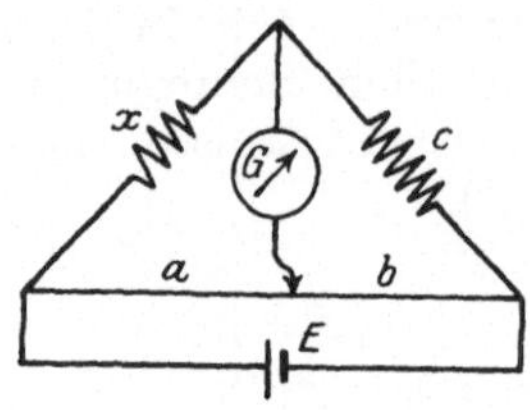

Abb. 42.
Schaltung der Wheatstonschen
Widerstandsmeßbrücke.

$$a : b = x : c \quad \text{oder} \quad x = \frac{a}{b} \cdot c.$$

Wheatstonsche Meßbrücken werden auf zwei Arten ausgeführt. Bei der ersten sind a, b und c Stöpselwiderstände. a und b haben Stufen von je 1, 10, 100 und 1000 Ohm, so daß $\frac{a}{b}$ variiert werden kann von $\frac{1}{1000}$ bis $\frac{1000}{1}$. c ist so unterteilt, daß sein Widerstand von 1 bis 1000 bzw. 10000 Ohm in Stufen von 1 Ohm variiert werden kann. Die Anordnung ist dieselbe wie die der Gewichtsstücke bei den Gewichtssätzen. Mit solchen Brücken lassen sich Widerstände von $\frac{1}{1000} \cdot 1 = 0,001$ bis $\frac{1000}{1} \cdot 1000 = 1\,000\,000$ Ohm messen.

Bei der zweiten Ausführung besteht nur c aus Stöpselwiderständen und zwar aus den Stufen 1, 10, 100, 1000 und 10000 Ohm. Das Verhältnis $\frac{a}{b}$ kann kontinuierlich verändert werden. Diese Änderung wird mit Hilfe eines Gleitkontaktes auf einem Widerstandsdrahte, welcher normalerweise eine Länge von 1 Meter hat, ausgeführt. a verhält sich dann zu b genau wie die entsprechenden Längenverhältnisse des Drahtes, vorausgesetzt, daß der Draht genau zylindrisch ist, d. h. pro Zentimeter Länge immer den gleichen Widerstand hat. Der Draht kann sowohl gerade ausgestreckt als auch auf einer drehbaren Walze (Walzenbrücke von Kohlrausch) aufgewickelt sein (vgl. Abb. 43).

Als Galvanometer G wählt man ein solches, das nicht nur die Größe, sondern auch die Richtung des Stromes anzeigt. (Nadel- oder Drehspulgalvanometer, Nullpunkt in der Mitte der Skala.) Dieses leistet für eine rasche Abgleichung der Brücke sehr gute Dienste, da festgestellt werden kann, in welcher Richtung der Strom in der Brücke fließt. Je nachdem nämlich $\frac{a}{b} \cdot c$ größer oder kleiner ist als x, fließt der Brückenstrom in anderer Richtung.

Bei den Meßbrücken der ersten Ausführungsart geht man am besten beim Messen eines unbekannten Widerstandes so vor, daß man a und b gleichgroß, d. h. ihr Verhältnis gleich 1 macht und nun c von größeren zu kleineren Werten in großen Sprüngen ändert (bei herausgezogenen Stöpseln ist der entsprechende Widerstand eingeschaltet!). Schlägt das Galvanometer bei allen Variationen von c nach der gleichen Seite aus, so ist x entweder größer oder kleiner als der Wert, den die Brücke bei $\frac{a}{b} = 1$ einzustellen gestattet. An der Geschwindigkeit des ausschlagenden Galvanometerzeigers läßt sich ohne weiteres erkennen, welcher Fall vorliegt. Man kommt der Größe von x dann am nächsten, wenn sich der Zeiger am langsamsten bewegt. Ändert sich zwischen zwei Widerstandswerten die Richtung des Ausschlages, so liegt der gesuchte Widerstand zwischen den beiden Werten. Schlägt der Zeiger des Galvanometers bei allen möglichen Brückeneinstellungen immer nach derselben Seite aus, so ist x unendlich groß, d. h. unter Umständen der zu messende Widerstand ist defekt.

Aus diesem Vorgehen bei einer Widerstandsmessung läßt sich auch das für die Brücken der zweiten Ausführung ableiten. Bei ihnen erhält man die genauesten Meßresultate, wenn sich der Gleitkontakt möglichst in der Mitte des Abgleichungsdrahtes befindet, d. h. wenn $\frac{a}{b}$ möglichst gleich 1 ist.

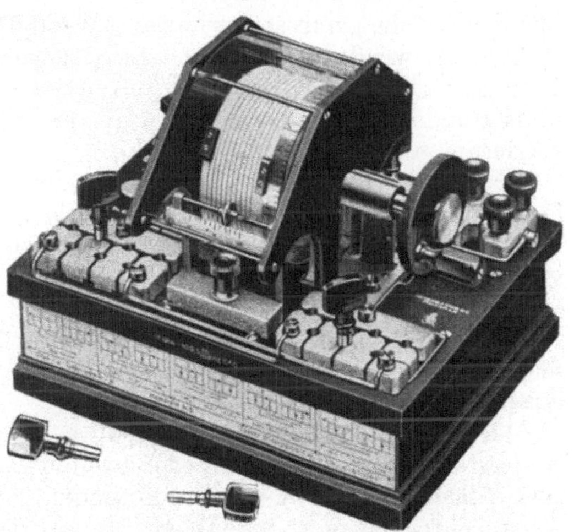

Abb. 43. Walzenbrücke nach Kohlrausch.

Im allgemeinen sind bei Widerstandsmessungen mit der Brücke folgende Punkte zu beachten:

1. der Widerstand der Zuleitungsdrähte von der Brücke zum unbekannten Widerstande x muß gegenüber diesem vernachlässigbar klein sein; denn er wird mitgemessen.

2. Die Empfindlichkeit der Brücke ist dann am größten, wenn in allen Brückenzweigen möglichst die gleiche Stromstärke fließt, d. h. ist $x = 1000$, so sollen a und b nicht je 1 Ohm, sondern auch möglichst je $= 1000$ Ohm sein.

3. Die Kontakte der Stöpsel oder die Gleitkontakte sind stets sauber

zu halten und öfters mit einem mit Petroleum befeuchteten Lappen abzureiben.

4. Die Stöpsel sind nach Gebrauch alle zu lockern. Wird dies unterlassen, so sind sie bisweilen bei späteren Messungen nur schwer herauszuziehen (Temperatureinflüsse).

Es ist klar, daß die beiden angeführten Methoden zur Widerstandsmessung dieselben Resultate liefern müssen. Um dies zu untersuchen, wollen wir folgende zwei Messungen ausführen:

1. Wir nehmen einen Kupferdraht von 0,5 mm Durchmesser und 2,82 m Länge und schicken durch ihn einen Strom von 2 Amp. Mit einem Voltmeter messen wir an den Enden des Drahtes eine Spannung von 0,50 Volt. Der Drahtwiderstand ist also:

$$w = \frac{e}{i} = \frac{0,5}{2} = 0,25 \quad \text{Ohm},$$

mit der Brücke gemessen erhalten wir 0,25 Ohm, also denselben Wert.

Wickeln wir den Draht auf einen Eisenkern von 28,3 cm Länge und 4,0 cm Durchmesser, bestehend aus Einzeldrähten von 0,8 mm Durchmesser und bestimmen wieder auf beide Arten den Widerstand, so folgt wiederum 0,25 Ohm! (vgl. aber S. 78).

2. Wir bestimmen den Widerstand einer Metall- und einer Kohlenfadenlampe von je 50 Kerzen Lichtstärke.

Nach der ersten Methode erhalten wir beim Anlegen einer Spannung von 220 Volt einen Strom von 0,215 Amp. für die Metallfaden- und einen solchen von 0,740 Amp. für die Kohlenfadenlampe. Die entsprechenden Widerstände sind 1023 Ohm und 297 Ohm. Messen wir mit der Brücke, so folgt für die Metallfadenlampe 90,9 Ohm und für die Kohlenfadenlampe 521 Ohm!

Wir erhalten also ganz verschiedene Resultate, je nachdem wir die Widerstände nach der ersten oder zweiten Methode messen. Der Unterschied liegt aber nicht an den Methoden, sondern einzig an den Temperaturunterschieden des Widerstandes bei den beiden Messungen. Bei der Brückenmessung lag an den Lampen ca. 1 Volt, der Metall- bzw. Kohlenfaden blieb auf Zimmertemperatur, beim Anlegen von 220 Volt Spannung glühten beide Lampen; die Temperatur der Fäden betrug mehr wie 2000° C.

Aus den Resultaten folgt, daß beim Metallfaden der Widerstand mit der Erwärmung zunimmt (Temperaturkoeffizient ist positiv) und daß er beim Kohlenfaden abnimmt (Temperaturkoeffizient ist negativ).

Bei Widerstandsmessungen nach der ersten Methode ist also darauf zu achten, daß sich der zu messende Widerstand nicht erwärmt; ausgenommen ist natürlich der Fall, daß er gerade bei einer bestimmten Temperatur festgestellt werden soll.

Bestimmt man die Widerstände verschiedener Metalle und ihre Temperaturkoeffizienten, so findet man, daß beide vom Material abhängen.

Für einen homogenen Draht gilt als Widerstand w:

$$w = \sigma \cdot \frac{l}{q} = \frac{1}{k} \cdot \frac{l}{q},$$

worin bedeuten: l die Länge des Drahtes oder Stabes in Zentimeter,

q seinen Querschnitt, k die spezifische Leitfähigkeit und σ den spezifischen Widerstand des Materiales, aus dem er besteht. Widerstand und Leitfähigkeit sind reziproke Ausdrücke für dieselbe Tatsache.

Für die Abhängigkeit des Widerstandes von der Temperatur findet man:

$$W_t = W_0 (1 + \alpha t),$$

worin W_t den Widerstand bei der Temperatur t, W_0 den Widerstand bei 0° C und α den Temperaturkoeffizienten bedeuten.

In folgender Tabelle sind einige Werte für σ und α zusammengestellt. σ bedeutet hierin den Widerstand eines Zentimeter-Würfels und α die relative Widerstandszunahme von σ auf $+ 1^\circ$ C. Der Widerstand eines Drahtes von 1 mm² Querschnitt und 1 m Länge ist gleich $10^4 \cdot \sigma$.

	$10^4 \cdot \sigma$	$\alpha \cdot 10^3$		$10^4 \cdot \sigma$	$\alpha \cdot 10^3$
Silber	0,016	4,0	Blei	0,22	4,0
Kupfer . . .	0,017	4,0	Quecksilber	0,96	1,0
Gold	0,023	4,0	Nickelin (62 % Cu, 20 % Zn, 18 % Ni)	0,33	0,3
Aluminium	0,032	3,6	Konstantan (60 % Cu, 40 % Ni)	0,49	— 0,03 bis + 0,05
Platin	0,14	2—4	Manganin (84 % Cu, 4 % Ni, 12 % Mn)	041—0,46	— 0,02 bis + 0,02
Eisen	0,10— 0,15	4—6			
Eisen mit 4 % Si . . .	0,50	0,9	Neusilber (60 % Cu, 25 % Zn,14 % Ni)	0,34	0,37

Wie man sieht, haben die letzten vier Metallegierungen einen sehr kleinen Temperaturkoeffizienten und einen hohen spezifischen Widerstand. Sie werden deshalb speziell für Regulierwiderstände und Rheostaten verwendet, bei welchen es auf möglichste Konstanz eines einmal eingestellten Widerstandswertes ankommt.

Spannungsdrosselung. Eine wichtige Anwendung findet das Ohmsche Gesetz in der Spannungsdrosselung. Man versteht hierunter die Möglichkeit, die Spannung, an welche ein Apparat gelegt werden soll, um beliebige Beträge heruntersetzen zu können.

Nehmen wir als Beispiel an, eine Glühlampe, die für eine Netzspannung von 120 Volt gebaut ist und im Betriebe 2 Amp. Strom verbraucht, solle versuchsweise an eine solche von 220 Volt angeschlossen werden. Der Spannungsüberschuß beträgt 100 Volt. Diese Spannung muß „abgedrosselt" werden, damit kein Durchbrennen der Lampe erfolgt. Für die Berechnung des Vorschaltwiderstandes ist folgende Überlegung maßgebend: Die dem Netz entnommene Stromstärke beträgt 2 Amp., der Spannungsüberschuß 100 Volt. Letzterer wird verbraucht, wenn in den Stromkreis ein Widerstand von 100:2 = 50 Ohm geschaltet wird. Schaltet man diesen Widerstand vor die Lampe, so brennt sie genau gleich, wie wenn sie an die ihr zukommende Netzspannung von 120 Volt angeschlossen wäre. Eine Spannungsmessung mit einem Voltmeter an den Zuführungsklemmen zur Lampe bestätigt die Richtigkeit der Rechnung.

Widerstandsmessung bei Elektrolyten.

Wie bekannt sein dürfte, wird in einem Elektrolyten (Leiter zweiter Klasse) die Stromleitung durch die Ionen der dissoziierten Moleküle bewerkstelligt. Man unterscheidet Anionen und Kationen. Die Anionen übernehmen die Stromleitung in Richtung der Anode, sie sind negativ geladen, die Kationen bewegen sich in Richtung der Kathode, sind also positiv geladen. Durch die Zersetzung des Elektrolyten und die Abgabe von Ionen, verbunden mit Konzentrationsänderungen der Lösung, tritt eine sogenannte Polarisation auf, die darin besteht, daß gegen die an die Zersetzungszelle (vgl. Abb. 44) angelegte Spannung eine Gegenspannung auftritt, deren Größe u. a. von der Natur des Elektrolyten abhängt. Bei einer Messung des Zellenwiderstandes mit Gleichstrom täuscht die Gegenspannung einen größeren Widerstand des Elektrolyten vor, als er in Wirklichkeit vorhanden ist. Die Gegenspannung ist cet. par. um so größer, je größer die Stromdichte an den Elektroden ist.

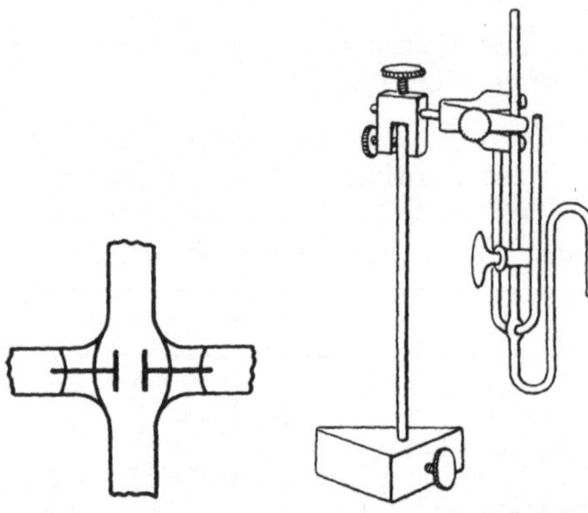

Abb. 44 a. Elektrodenanordnung in der Zersetzungszelle von Fig. 44 b zur Messung der Widerstände von Elektrolyten.

Abb. 44 b. Zersetzungszelle für wenige Kubikzentimeter Flüssigkeit (FRITZ KÖHLER, Leipzig). Die Elektroden befinden sich am Kreuzungspunkte der 4 Glasröhren.

Zur Bestimmung des wahren Zellenwiderstandes muß die Polarisation vermieden werden. Dies geschieht durch Verwendung von Wechselstrom und Benutzung möglichst großer Elektrodenoberflächen. Ein Wechselstrom ändert bekanntlich periodisch seine Richtung und Größe. Legt man eine Wechselspannung an eine Zersetzungszelle, so wird die durch die positive Halbwelle erzeugte Polarisation durch die kurz darauf folgende negative aufgehoben und umgekehrt. Für einwandfreie Messungen muß die Periodenzahl des Wechselstromes möglich hoch gewählt werden. Der Bequemlichkeit und leichten Einstellbarkeit der Brücke wegen wählt man sie am besten im akustisch gut hörbaren Gebiet (500 bis 5000 Schwingungen pro Sekunde). Als Meßinstrument für den Brückenstrom kann ein Drehspul- bzw. Nadelgalvanometer nicht verwendet werden, da es den schnellen Schwingungen des Wechselstromes nicht zu folgen vermag (vgl. Abschnitt Meßinstrumente S. 82). Verwendbar ist ein Elektrodynamometer oder noch besser ein Telephon.

Es gibt auch Fälle, in welchen aus Sicherheitsgründen kein Gleichstrom für eine Widerstandsmessung verwendet werden darf. Ein solcher Fall sei hier kurz angeführt. Man hat vor einiger Zeit mit Erfolg versucht, mit Hilfe von Widerstandsmessungen mit Wechselstrom den Ort von Tumoren im Gehirn festzustellen. Zu diesem Zwecke wurde eine einige Millimeter dicke Sonde in das Gehirn eingeführt. Die Sonde besaß an ihrem vorderen Ende zwei voneinander isolierte Elektroden, von welchen die eine ganz vorne an der Spitze, die andere einige Millimeter weiter hinten montiert war. Zwischen diesen Elektroden wird normalerweise ein Widerstand von einigen Hundert Ohm bestimmt. Kommt man aber in die Nähe eines Tumors, so tritt plötzlich eine Widerstandsänderung von dem ca. 3 fachen Betrag des gewöhnlichen auf. Aus der Richtung der eingeführten Sonde und dem Abstande der Elektroden vom Einführungspunkte läßt sich leicht der Ort des Tumors bestimmen. Bei dieser Messung darf auf keinen Fall Gleichstrom zwischen den Sondenelektroden fließen. Der Tod des Untersuchten ist u. U. die Folge.

Die vorher verlangte möglichst große Elektrodenoberfläche erhält man durch Überziehen blanker Platinelektroden mit sogenanntem Platinschwarz, das ist sehr fein verteiltes Platin. Die Elektroden jeder Meßzelle lassen sich ohne Verwendung einer Hilfselektrode damit überziehen, wenn man nach ihrer Reinigung mit Salpetersäure und einer wässerigen Lösung von gelöschtem Kalk die Meßzelle in eine Lösung von 1 Teil Platinchlorid, 30 Teile Wasser, 0,008 Teile Bleiazetat hineinstellt oder sie damit füllt und an die Elektroden eine Gleichspannung von 4 Volt (2 Akkumulatorenzellen) anlegt. Die Stromdichte an den Elektroden ist mittels Vorschaltwiderstand so einzuregulieren, daß ihr Wert 0,03 Amp. pro cm^2 (einseitig gemessen) nicht übersteigt. Ist eine Elektrode geschwärzt, so wird durch Änderung der Stromrichtung auch die zweite mit Platinschwarz überzogen. Ein Loslösen des Platinüberzuges an der schon geschwarzten (die Anode bildenden) Elektrode tritt nicht auf.

Die zur Widerstandsbestimmung von Elektrolyten nötige Apparatur hat prinzipiell dieselbe Schaltung, wie wir sie bei der Brücke zur Messung von festen Widerständen kennengelernt haben (vgl. Abb. 45). Nur bedeutet x hierin die Meßzelle, t das durch ein Telephon ersetzte Galvanometer und i die Stromquelle in Form der Sekundärspule eines kleinen Induktoriums. Das Induktorium wird mit einer oder mit zwei Akkumulatorenzellen betrieben. Die Zahl der Stromunterbrechungen im Primärkreise also auch die Periodenzahl des sekundär erzeugten Wechselstromes kann in gewissen Grenzen durch die Kontaktschraube am Unterbrecher n reguliert werden. Wie bei der Widerstandsmessung mit Gleichstrom wird auch hier der Gleitkontakt auf a, b solange verschoben, bis im Telephon t kein Strom mehr fließt, d. h. bis in ihm kein Ton mehr gehört wird bzw. bis ein Minimum an Lautstärke eintritt. Dann gilt wieder

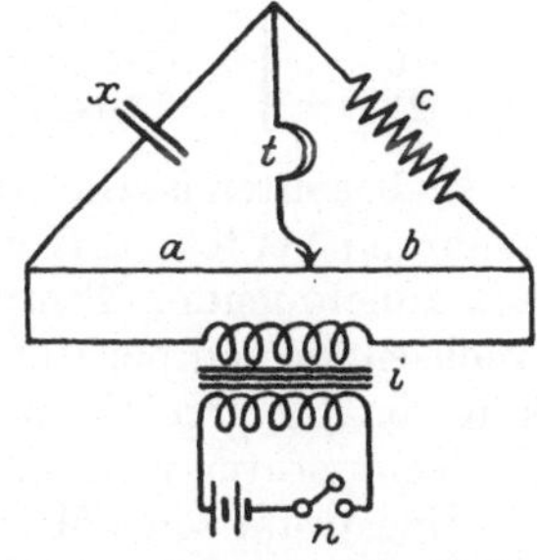

Abb. 45. Schaltung einer Widerstandsbrücke zur Messung der Widerstände von Elektrolyten.

$$a : b = x : c \quad \text{oder} \quad x = \frac{a}{b} \cdot c.$$

Die Größe x, die man mißt, repräsentiert den Widerstand der Flüssigkeitssäule zwischen den beiden Elektroden der Widerstandszelle. Haben die Elektroden eine Oberfläche q (einseitig gemessen und gleich große Elektroden vorausgesetzt) und einen Abstand l voneinander, so ist der Widerstand der Flüssigkeit:

$$ w = k \cdot \frac{l}{q} = \frac{1}{\sigma} \cdot \frac{l}{q}, $$

wo k den spezifischen Widerstand und σ die spezifische Leitfähigkeit des Elektrolyten bedeutet. $\frac{l}{q}$ ist für eine bestimmte Widerstandszelle eine Konstante. Man nennt sie die „Widerstandskapazität“. Sie muß natürlich von der zur Messung gebrauchten Widerstandszelle bekannt sein. Am einfachsten läßt sie sich dadurch bestimmen, daß mit der Zelle der Widerstand eines Elektrolyten von bekanntem Leitvermögen gemessen wird. Dann läßt sich $\frac{l}{q}$ ohne weiteres berechnen aus:

$$ \frac{l}{q} = \frac{w}{k} = w \cdot \sigma. $$

Ein Elektrolyt von genau bekanntem Leitvermögen und von leichter Herstellbarkeit ist eine Chlorkaliumlösung in Wasser. Sie wird am besten in $^1/_{10}$ — Normallösung zur Messung benützt. (Normale KCl-Lösung $= 74{,}60$ g KCl im Liter Lösung.) Das Leitvermögen k für verschiedene Konzentrationen und Temperaturen ist nach genauen Bestimmungen von F. KOHLRAUSCH in folgender Tabelle angeführt.

Leitvermögen von KCl-Lösungen.

Temperatur	Normal	$^1/_{10}$ normal	$^1/_{50}$ normal	$^1/_{100}$ normal
15	0,09254	0,01048	0,002243	0,001147
16	0,09443	0,01072	0,002294	0,001173
17	0,09633	0,01095	0,002345	0,001199
18	0,09824	0,01119	0,002397	0,001225
19	0,10016	0,01143	0,002449	0,001251
20	0,10209	0,01167	0,002501	0,001278
21	0,10402	0,01191	0,002553	0,001305

Zu beachten ist die große Temperaturabhängigkeit des Leitvermögens. Während bei festen Körpern (Metallen) im allgemeinen der Widerstand mit zunehmender Temperatur wächst, nimmt er bei Elektrolyten mit wachsender Temperatur ab. Soll bei einer KCl-Lösung eine Meßgenauigkeit von 1% erreicht werden, so ist, wie aus obiger Tabelle hervorgeht, die Temperatur auf ca. $0{,}4°$ C konstant zu halten.

Eine praktische Messung ist im folgenden ausgeführt.

Bestimmung der Widerstandskapazität eines Widerstandsgefäßes und des Widerstandes verschiedener KCl-Lösungen. Für die Widerstandsmessungen wurden verwendet:

1. Walzenbrücke von KOHLRAUSCH.

2. 4 Volt-Akkumulator als Stromquelle und an Stelle des im Schema auf S. 75 gezeichneten Induktoriums ein kleiner Summer. Ein Summer kann wohl verwendet werden unter der Voraussetzung, daß er nicht

stehen bleibt. Tritt ein Aufhören der Unterbrechungen ein, so fließt durch den Kreis ein Gleichstrom, der eine Polarisation der Meßzelle bewirkt und die Messungen fälscht.

3. Eine Meßzelle (Widerstandsgefäß) von kleinem Volumen (ca. 5 ccm) und kleinen platinierten Pt-Elektroden. Das Widerstandsgefäß wurde in einen Wasserbehälter von ca. 7 Liter Inhalt gestellt zur Konstanthaltung der Temperatur. Letztere betrug für die ganze Meßreihe 16,0° C.

4. Ein Telephon, vor welches zur Erleichterung des Abhörens ein Zweiröhren-Niederfrequenzverstärker geschaltet war.

Zuerst wurde eine Bestimmung der Widerstandskapazität der Meßzelle vorgenommen und zu diesem Zwecke das Widerstandsgefäß mit $^1/_{50}$ normal KCl-Lösung gefüllt und deren Widerstand bestimmt. (Eine Normallösung enthält das Molekulargewicht des zu lösenden Stoffes [KCl 74,60] in Grammen im Liter Lösung.) Die Messung ergab einen Widerstand von 735,8 Ohm. Hieraus folgt, da nach der Tabelle auf S. 76 das Leitvermögen für die $^1/_{50}$-normal-KCl-Lösung bei 16,0° C 0,002294 beträgt, eine Widerstandskapazität C von:

$$\frac{l}{q} = \underline{C = w \cdot x = 735,8 \cdot 0,002294 = 1,688.}$$

Hierauf wurden fünf weitere Lösungen hergestellt und deren Widerstände bei derselben Temperatur bestimmt. Es ergaben sich folgende Resultate:

Lösung	Gramm KCl im Liter Lösung	Widerstand in Ohm
$^1/_{10}$ normal	7,460	162,8
$^1/_{20}$ „	3,730	294,0
$^1/_{30}$ „	2,487	423,1
$^1/_{40}$ „	1,865	580,9
$^1/_{50}$ „	1,492	735,8
$^1/_{100}$ „	0,746	1365

Gleich- und Wechselstrom.

Unter reinem Gleichstrom versteht man einen elektrischen Strom, der bei konstant bleibendem Widerstand des Leiterkreises dauernd gleiche Größe und Richtung besitzt. Er wird u. a. erzeugt durch galvanische Elemente, Akkumulatoren, Thermoelemente und Influenzmaschinen. Mit pulsierendem Gleichstrom bezeichnet man einen Strom, der wohl gleiche Richtung, aber nicht zeitlich konstante Größe hat. Diese Stromart wird von Gleichstromdynamomaschinen und Wechselstromgleichrichtern, wie sie z. B. in der Röntgentechnik gebraucht werden, geliefert. Wechselstrom heißt derjenige Strom, der periodisch Größe und Richtung ändert. Sein einfachster Fall ist der sinusoidale Wechselstrom, so genannt, weil die zeitliche Stromänderung in Form einer Sinuskurve vor sich geht. In Abb. 46a bis c sind die eben besprochenen Stromarten eingezeichnet. Auf kompliziertere Fälle kommen wir später noch zu sprechen.

Um einen der wesentlichsten Unterschiede zwischen Gleich- und Wechselstrom kennenzulernen, wollen wir die früheren mit Gleichstrom ausgeführten Widerstandsmessungen mit Wechselstrom wiederholen.

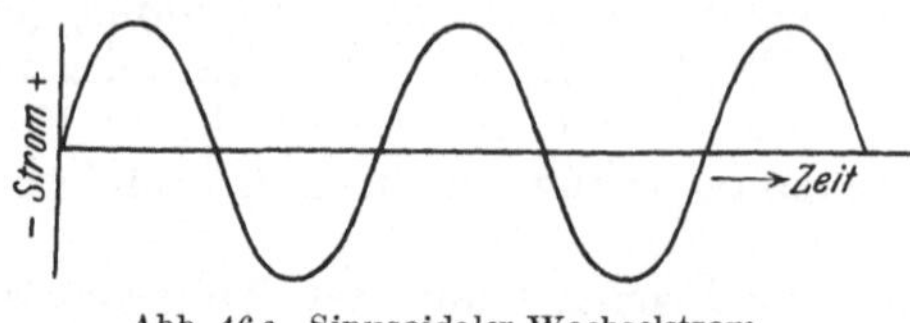

Abb. 46a. Sinusoidaler Wechselstrom.

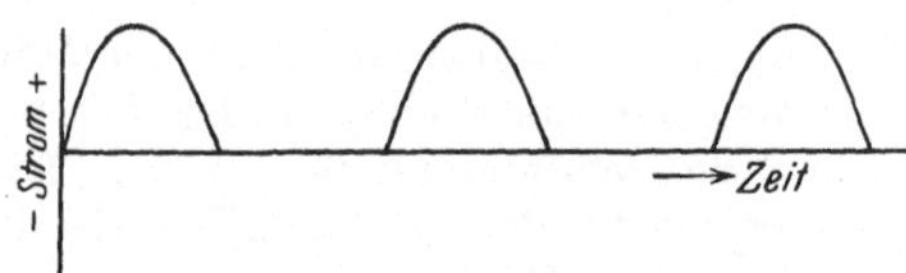

Abb. 46b. Gleichgerichteter sinusoidaler Wechselstrom.
(Nur eine Halbwelle gleichgerichtet.)

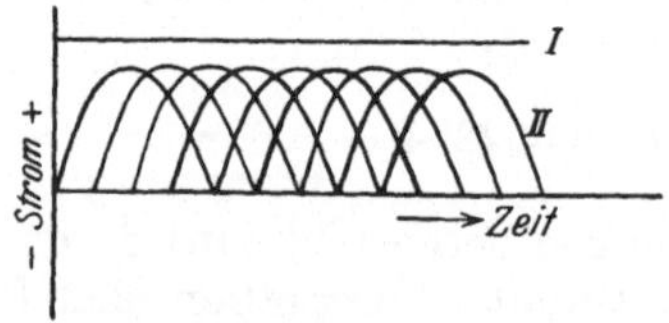

Abb. 46c. Gleichstrom geliefert von Akkumulatoren (I)
und Dynamomaschine (II).

Wir schließen zuerst unseren Kupferdraht von 0,5 mm Durchmesser und 2,82 m Länge durch Vorschalten eines Regulierwiderstandes an eine Wechselstromleitung an und stellen den Widerstand so ein, daß durch den Kupferdraht ein Strom von 2 Amp. hindurchfließt. Die Spannung, die wir nun an den Enden des Drahtes messen, beträgt 0,5 Volt, ist also ebenso groß wie bei der Gleichstrommessung. Wickeln wir den Draht aber auf den früher verwendeten Eisenkern (vgl. S. 72), so erhalten wir 0,646 Volt, also einen höheren Betrag wie früher. Führen wir die Messung mit der Kohlen- und Metallfadenlampe aus, so resultiert genau derselbe Wert wie bei der Gleichstrommessung. Woher kommt der Unterschied zwischen der Gleich- und der Wechselstrommessung bei dem auf einen Eisenkern aufgewickelten Kupferdraht? Diese Frage führt uns auf eines der wichtigsten Gebiete der Elektrizitätslehre und der Elektrotechnik. Sie soll im folgenden Abschnitte besprochen werden.

Induktion und Selbstinduktion. Schickt man durch einen Draht einen elektrischen Strom, so entstehen, wie bekannt sein dürfte, magnetische Feldlinien, die zyklisch um die Drahtachse verlaufen. Ihre Richtung ist bestimmt durch die AMPEREsche Schwimmer- oder die Korkzieherregel. Überall, wo ein elektrischer Strom fließt oder eine elektrische Ladung bewegt wird, ist auch ein Magnetfeld vorhanden; es ist an den elektrischen Strom gebunden. Wickelt man den Draht zu einer Spule auf, so summiert sich die Zahl der Feldlinien und man erhält eine besonders kräftige magnetische Wirkung an den Stirnflächen — den sogenannten Polen — der Drahtspule. Aus der Korkzieherregel ergibt sich ohne weiteres die Lage des Nord- und des Südpoles. Die Magnetfeldlinien gehen alle durch das Innere der Spule. Man denkt sie sich vom Nordpole ausgehend und zum Südpole zurückkehrend. Sie sind immer geschlossene Linien. Die Polarität der Spule bleibt andauernd dieselbe, wenn man Gleichstrom durch sie hindurchschickt; legt man aber an die Enden der Spule eine Wechselstromquelle, so ändert sich mit der Stromrichtung auch die Polarität. Hat der Wechselstrom 50 Perioden pro

Sekunde, so entsteht an der einen Spulenseite 50 mal ein Nord- und 50 mal ein Südpol, d. h. der Wechselstrom hat 100 Polwechsel pro Sekunde.

Wir wollen einmal des leichteren Verständnisses wegen folgende grundlegenden Experimente ausführen. Dazu brauchen wir zwei Drahtspulen, von denen jede ca. 200 Windungen Draht bei einem mittleren Durchmesser von ca. 5 cm besitzt. Die beiden Drahtenden der einen Spule (II) verbinden wir direkt mit einem Telephon, die andere (I) legen wir unter Vorschaltung eines Regulierwiderstandes an eine Gleichstromquelle. Nun stellen wir beide Spulen einander so gegenüber, daß sie sich mit je einer Stirnseite berühren. Schalten wir jetzt den Gleichstrom ein, so hören wir im Telephon ein Knacken, ebenso wenn wir ausschalten. Das Telephon gibt aber keinen Laut von sich, solange der Strom durch die Spule I hindurchfließt, genau so wenig wie wenn er abgeschaltet ist. Bewegen wir die Spule II aber, wenn durch I ein Strom hindurchfließt, sehr rasch von I fort oder zu I hin, so hören wir wieder Geräusche im Telephon; das gleiche ist der Fall, wenn wir den Regulierwiderstand stufenweise verändern. Das Knacken im Telephon deutet darauf hin, daß die Telephonmembran bewegt wird, was nur möglich ist, wenn ein Strom die Telephonspulen (in der Telephonkapsel) durchfließt. Dies tritt, wie unser Experiment zeigt, nur dann auf, wenn wir den Strom in Spule I ein- oder ausschalten, schwächen oder verstärken, oder die Spule II gegen I rasch bewegen.

In Spule II wird also dann ein Strom „induziert", wenn der Strom in I geändert wird. Dies ist identisch mit einer Variation der Stärke des Magnetfeldes. Dasselbe ist der Fall bei Änderung der Zahl der Feldlinien, die von I aus durch II hindurchgehen (durch Bewegung von II gegen I). Bleibt das Magnetfeld in seiner Größe konstant, dann tritt in II kein Strom auf.

Variieren wir das Magnetfeld fortwährend in seiner Stärke, so wird auch fortwährend in II ein Strom auftreten. Dies können wir mit Leichtigkeit dadurch beweisen, daß wir durch die Spule I einen Wechselstrom hindurchschicken. Stellen wir wie beim Gleichstromversuch die Spule II neben I, so wird im Telephon ein Ton hörbar, der dieselbe Frequenz wie der an I angelegte Wechselstrom hat. Bei gewöhnlichem Lichtstrom beträgt die Frequenz 50 pro Sekunde.

Entfernen wir die Spule II von I immer mehr, machen wir — wie der Fachausdruck lautet — die Kopplung immer loser, so nimmt die Tonstärke im Telephon ab. Da aber Telephonspulen und Spule II einen konstanten Widerstand haben, so kann die Abnahme der Tonintensität nur mit einer Abnahme der in II induzierten Spannung erklärt werden. Weil auch mit der Entfernung von II gegen I die Zahl der von I aus durch II hindurchgehenden Magnetfeldlinien (der sogenannte Kraftlinienfluß) abnimmt, so ist offenbar, daß ein Zusammenhang zwischen der induzierten Spannung und dem Kraftlinienfluß vorhanden ist. Setzen wir die Zahl der II durchschneidenden Feldlinien (den Kraftfluß) auf die Hälfte herab, so fällt auch die in II induzierte Spannung auf die Hälfte. Dasselbe erreichen wir bei gleichbleibendem Abstand der Spulen durch

Reduktion der Drahtwindungen von I oder von II auf die Hälfte des früheren Wertes.

Bringen wir die Spule II sehr nahe an I (enge Kopplung), so erhalten wir eine sehr starke Induktion. Das Maximum würden wir dann bekommen, wenn Spule II in I hineingewickelt werden könnte. Dies ist der Fall, wenn Spule II mit I identisch wird, d. h. die Spule II induziert in sich selbst eine Spannung. Da, wie genaue Messungen zeigen, die induzierte Spannung der induzierenden entgegengesetzt gerichtet ist, so hat die an Spule I angelegte Spannung nicht nur den Ohmschen Widerstand von I, sondern auch die induzierte Gegenspannung zu überwinden. Diese Gegenspannung ist es, die bei unseren Widerstandsmessungen mit Wechselstrom den größeren Widerstand erzeugte und unsere Messung „fälschte“.

Es kann nun natürlich auch untersucht werden, wie die Induktion abhängt von der Frequenz und der Form des verwendeten Wechselstromes. Allgemein gilt das Gesetz:

$$-e = L \cdot \frac{d\Phi}{dt},$$

wo $-e$ die induzierte Gegenspannung, L eine Konstante (Selbstinduktionskoeffizient) und $\frac{d\Phi}{dt}$ die zeitliche Änderung des Kraftflusses bedeuten. In Worten lautet das Gesetz: Je schneller sich das Magnetfeld in seiner Größe ändert, oder, je höher die Frequenz des Wechselstromes ist, desto größer wird cet. par. die induzierte Spannung; ebenfalls steigt sie bei Vergrößerung von L.

L kann vergrößert werden dadurch, daß der Spule eine größere Drahtwindungszahl gegeben wird, oder — um ein gewaltiges Mehr — durch Aufwickeln des Drahtes auf einen Eisenkern. Legen wir an die Enden der vorhin verwendeten Spule I ein Voltmeter und schicken durch sie einen Wechselstrom, so wird das Voltmeter einen relativ geringen Ausschlag zeigen, solange sich im Innern der Spule kein Eisen befindet. Schieben wir aber in das Innere einen Eisenkern (bestehend aus einzelnen voneinander isolierten Eisendrähten), so steigt die Spannung um ein Vielfaches. Die Spannungssteigerung kommt daher, daß das Eisen die Eigenschaft hat, die Zahl der magnetischen Feldlinien, also Φ, gewaltig zu erhöhen. Das Verhältnis, in welchem die Erhöhung der Zahl der Feldlinien für Eisen im Gegensatz zur Luft erfolgt, nennt man die *Permeabilität* μ des Eisens. Voraussetzung ist dabei, daß sämtliche Feldlinien das eine Mal vollständig im Eisen, das andere Mal vollständig in Luft verlaufen, daß also im ersten Falle ein in sich geschlossener Eisenkern vorhanden ist. Materialien, bei welchen die Permeabilität größer als 1 ist, nennt man „paramagnetisch“, eine spezielle Gruppe, die diese Eigenschaft in bevorzugtem Maße besitzt, „ferromagnetisch“. Hierzu gehören Eisen, Kobalt und Nickel. Ist die Permeabilität kleiner als 1, so hat man es mit „diamagnetischen“ Körpern zu tun. Die meisten Substanzen haben eine Permeabilität, welche nur wenig von 1 abweicht.

Bei den ferromagnetischen Substanzen ist μ keine Konstante, sondern abhängig von der Größe des auf sie einwirkenden Magnetfeldes in Luft.

Abb. 47 und 48 zeigen diese Abhängigkeit für Eisen. In Abb. 47 ist auf der Ordinate μ, auf der Abszissenachse die Größe des induzierten Magnetfeldes im Eisen, d. h. nach der Faradayschen Anschauung die Zahl der magnetischen Feldlinien pro cm² Querschnitt aufgetragen. In Abb. 48 ist auf der Ordinate die Größe des im Eisen induzierten ($\mathfrak{B}$), und auf der Abszisse die Größe des in Luft vorhandenen induzierenden Feldes ($\mathfrak{H}$) aufgetragen. Es gilt:

$$\mu = \frac{\mathfrak{B}}{\mathfrak{H}}.$$

Die Kurven zeigen, daß Eisen die Eigenschaft hat, das Magnetfeld gegenüber Luft oder anderen dia- oder schwach paramagnetischen Materialien gewaltig zu verstärken (vgl. Abb. 48). Aus diesem Grunde hat man ein Interesse daran, bei technischen An-

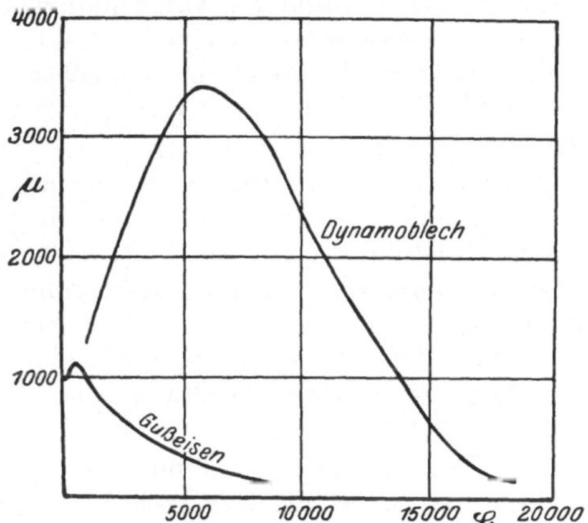

Abb. 47. Permeabilitätskurven.

wendungen der Induktionserscheinungen die Feldlinien in ihren ganzen Verlauf durch Eisen hindurchgehen zu lassen. Man wickelt also unsere vorhin verwendeten Spulen I und II auf einen geschlossenen Eisenring, um eine hohe Spannung in II zu erhalten. Gehen sämtliche von I erzeugten Feldlinien durch II hindurch, tritt also — wie der fachmännische Ausdruck lautet — keine „Streuung" der Feldlinien

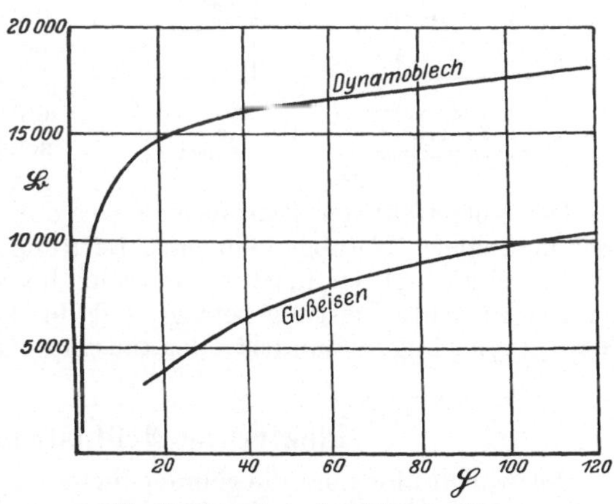

Abb. 48. Magnetische Induktion in Eisen.

auf, so verhält sich die in II induzierte Spannung zu der an den Enden der Spule I liegenden wie die Windungszahlen der beiden Spulen. Dies nennt man das Übersetzungsverhältnis. Es ist also:

$$\text{Übersetzungsverhältnis} = \frac{\text{Spannung I}}{\text{Spannung II}} = \frac{\text{Zahl d. Drahtwindungen von I}}{\text{Zahl d. Drahtwindungen von II}}.$$

Nimmt man einen massiven Eisenkern, so ist zu berücksichtigen, daß dieser dasselbe darstellt wie eine Drahtwindung von sehr kleinem Widerstande. In ihm wird infolge dessen auch eine (einer Drahtwindung entsprechende) Spannung induziert, die wegen des geringen Widerstandes

des Eisenkernes einen sehr starken Strom zur Folge hat. Dieser Strom repräsentiert einen Verlust; er wird dazu verbraucht, das Eisen zu erwärmen. Zur Vermeidung von Energievergeudungen wird deshalb in der Technik der Eisenkern unterteilt (Drähte oder Bleche einzeln voneinander isoliert) und ein Material von möglichst hohem elektrischen Widerstande gewählt. Als solches dient Eisen, welches mit 3 bis 5% Silizium legiert ist (vgl. Tabelle auf Seite 73).

Technische Ausführungen dieser Art bezeichnet man als Transformatoren. Man benützt sie, um niedrige Wechselspannungen in hohe umzuwandeln und umgekehrt. Je nach der Größe des ihnen zugeführten oder von ihnen abgenommenen Stromes ist der Drahtquerschnitt der Wicklungen zu bemessen. In der medizinischen Technik werden sie u. a. gebraucht für Kaustik, Endoskopie, Faradisation, zur Erzeugung von hochgespanntem Wechselstrom, für den Röntgenröhrenbetrieb, Diathermieapparate usw.

Der Transformator ist einer der praktischsten und der am meisten verbreiteten Apparate der Wechselstromtechnik. Er wird so konstruiert, daß sowohl Primär- als auch Sekundärspule als selbständige voneinander isolierte Wicklungen ausgeführt sind oder auch derart, daß beide Spulenwicklungen miteinander kombiniert sind. Im letzteren Falle bezeichnet man ihn als „Auto- oder Spartransformator". Die entsprechenden Schaltungsschemata sind in Abb. 49 u. 50 gezeichnet.

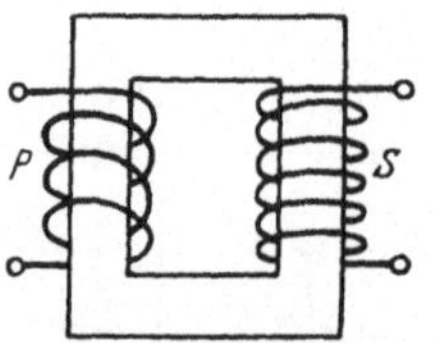

Abb. 49. Transformator mit getrennter Primär- und Sekundärwicklung.

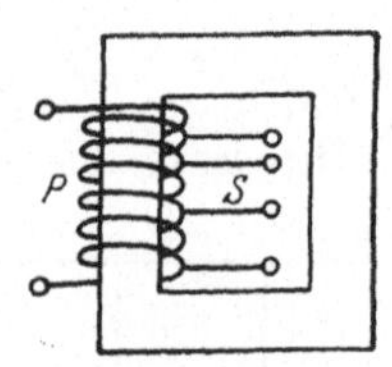

Abb. 50. Auto- oder Spartransformator.

Der Nutzeffekt der Transformatoren, d. h. das Verhältnis der an der Sekundärspule (II) abgenommenen Leistung zu der in die Primärspule (I) hineingeschickten Leistung ist sehr hoch. Bei kleinen Typen von ca. ein Kilowatt Leistung beträgt er 80 bis 90% und steigt bei großen Typen von einigen hundert oder tausend Kilowatt bis zu 99%.

Elektrische Meßinstrumente.

Wir wollen hier kurz die gebräuchlichsten Meßinstrumente anführen, insbesondere diejenigen, welche in der Praxis des Mediziners am meisten Verwendung finden. Es kommen in Betracht Meßinstrumente für Gleichstrom und für Wechselstrom niedriger und sehr hoher Periodenzahlen. Die Voltmeter dienen zur Messung von Spannungsdifferenzen, die Amperemeter zur Messung von Stromstärken. Erstere besitzen einen sehr hohen Ohmschen Widerstand, letztere einen sehr kleinen.

Die Voltmeter werden mit denjenigen Punkten der Leitung verbunden, deren Spannungsdifferenzen gegeneinander gemessen werden sollen; sie werden also in Nebenschluß zu dem zwischen den beiden Punkten befindlichen Leiterstücke gelegt (deshalb ihr hoher innerer Widerstand) (vgl. Abb. 51).

Die Amperemeter, welche die durch den Leiter hindurchfließende Stromstärke, also die Elektrizitätsmenge pro Zeiteinheit angeben, werden direkt in den Leiterkreis eingeschaltet (deshalb ihr kleiner innerer Widerstand) (vg. Abb. 52).

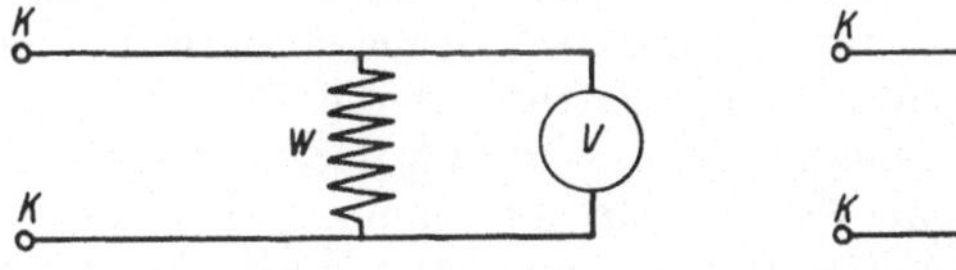

Abb. 51. Schaltung der Voltmeter.

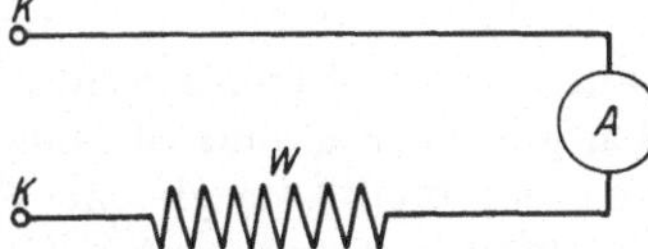

Abb. 52. Schaltung der Amperemeter.

Drehspulinstrumente. Sie beruhen auf der Ablenkung einer stromdurchflossenen Spule im Magnetfelde. Die Spulenfläche steht normalerweise parallel (bei technischen Instrumenten gewöhnlich unter einem bestimmten Winkel) zu den Feldlinien des von einem permanenten hufeisenförmigen Magneten erzeugten Magnetfeldes. Durchfließt die drehbar aufgehängte oder gelagerte Spule ein Gleichstrom, so entwickelt sich ein Magnetfeld, das mit dem des permanenten Magneten in Wechselwirkung tritt. Die Spule wird abgelenkt. Die Ablenkung wird auf ein Zeigersystem übertragen oder mittels eines an der drehbaren Spule befestigten kleinen Spiegels optisch meßbar gemacht. Der Ausschlag ist proportional der Stromstärke. Seine Richtung hängt ab von der Richtung des die drehbare Spule durchfließenden Gleichstromes. Das Instrument ist nur für Gleichstrom zu gebrauchen und dient zur Messung von Stromstärken bis zu ca. 10^{-9} Amp. (bei Spiegelablesung). Seine Empfindlichkeit kann herabgesetzt werden durch parallel zu ihm geschaltete Widerstände (Shunts), welche so bemessen werden, daß durch sie der größte Teil des zu messenden Stromes hindurchgeht. Der durch das Drehspulinstrument hindurchfließende Strom kann auf diese Weise auf einen Bruchteil des Hauptstromes herabgesetzt und damit dieses auch zur Messung starker Ströme verwendet werden. Sollen Spannungsmessungen ausgeführt werden, so schaltet man einfach entsprechend große Widerstände vor das Instrument. Die Angaben der Drehspulinstrumente sind von äußeren Magnetfeldern sozusagen unabhängig. Der Zeigerausschlag ist proportional der Stromstärke, die Skala ist gleichmäßig geteilt. Ihrer guten Eigenschaften wegen werden die Drehspulinstrumente als Präzisionsinstrumente für Gleichstrommessungen benützt.

Nadelgalvanometer. Die Nadelgalvanometer stellen prinzipiell die Umkehrung der Drehspulinstrumente dar. Bei ihnen wird eine drehbar aufgehängte oder gelagerte kleine Magnetnadel durch das von einer fest montierten Spule bei Stromdurchgang erzeugte Magnetfeld abgelenkt. Die Nadelgalvanometer werden meistens für Spiegelablesung konstruiert und stellen in dieser Form das empfindlichste bisher existierende Galvanometer dar. Mit ihnen lassen sich Ströme bis zu 10^{-14} Amp. messen. Sie können nur für Gleichstrom verwendet werden und haben den Nachteil, durch äußere Magnetfelder sehr stark beeinflußt zu werden. Auch bei ihnen ist der Ausschlag proportional der Stromstärke und die Skala (bei Zeigerinstrumenten) infolgedessen gleichmäßig geteilt.

Elektrodynamometer. Die Elektrodynamometer bestehen aus zwei hintereinander geschalteten Spulensystemen. Eines davon steht fest (ersetzt den Stahlmagneten beim Drehspulgalvanometer), das andere ist beweglich. Infolge der Hintereinanderschaltung ändert sich beim Vertauschen der Stromanschlüsse am Instrument die Polarität beider Spulen gleichzeitig und die magnetische Wirkung der beiden Systeme aufeinander bleibt im gleichen Sinne aufrecht erhalten, d. h. die Elektrodynamometer sind neben Gleichstrom auch für Wechselstrom verwendbar. Ihre Empfindlichkeit ist bedeutend kleiner als die der Drehspulgalvanometer. Sie liegt in der Größenordnung von 10^{-7} Ampere. Technisch werden die Dynamometer als Präzisionsinstrumente für Wechselstrommessungen benützt. Ihre Skaleneinteilung ist, außer ca. dem ersten Skalenzehntel, gleichmäßig.

Weicheiseninstrumente. Sie beruhen auf der Wirkung eines Magnetfeldes auf Eisen. Das Magnetfeld wird durch eine von dem zu messenden Strome durchflossene Spule erzeugt, welche ein in sie hineinragendes und an einer Feder aufgehängtes Stück weiches Eisen mehr oder weniger tief hineinzieht. Diese Anziehung dient als Maß für die Stärke des die Spule durchfließenden Stromes. Sie wird durch die Übertragung auf ein Zeigersystem bequem sichtbar gemacht. Eine andere, heute übliche Ausführungsart der Weicheiseninstrumente besteht in der Anordnung eines in der Spulenachse, aber unsymmetrisch zur Mitte montierten, drehbaren Bleches aus Weicheisen. Das Blech ist fest mit der Zeigerachse verbunden. Bei Stromdurchgang durch die Spule stellt sich das Blech so ein, daß die magnetische Feldlinienverteilung im Innern der Spule möglichst symmetrisch wird. Diese Instrumente sind sowohl für Gleich- als auch für niederfrequenten Wechselstrom brauchbar. Die Abweichungen der Ausschläge sind für die verschiedenen Stromarten bei gleichen Stromstärken nicht sehr bedeutend.

Die Skaleneinteilung ist nicht gleichmäßig, kann aber für kleinere Intervalle ziemlich proportional der Stromstärke hergestellt werden. An der ungleichen Skaleneinteilung lassen sich Weicheiseninstrumente leicht von den vorher angeführten Instrumenten unterscheiden. Sie haben infolge ihrer Billigkeit die größte Verbreitung.

Hitzdrahtinstrumente. Die Hitzdrahtinstrumente beruhen auf der Wärmewirkung des elektrischen Stromes. Schickt man einen Strom durch einen dünnen Draht, so erwärmt sich dieser und dehnt sich je nach der in ihm erzeugten Wärmemenge bzw. der Temperatur, auf welche er erhitzt wird, mehr oder weniger aus. Wird die Ausdehnung auf ein Zeigersystem übertragen, so kann der Zeigerausschlag als Maß für die Stromstärke dienen. Derartige Instrumente sind sowohl für Gleich- als auch Wechselstrom brauchbar, weil bei beiden Stromarten durch einen gleichstarken Strom (bei Wechselstrom gilt der Effektivwert) auch eine gleiche Wärmeentwicklung erzeugt wird. Wegen der geringen Selbstinduktion des Hitzdrahtes lassen sich die Hitzdrahtinstrumente auch zur Messung hochfrequenter Wechselströme bis zu den höchsten Periodenzahlen (einige Millionen pro Sekunde), wie sie in der drahtlosen Telegraphie und der Diathermie üblich sind, verwenden.

Infolge der Wärmeentwicklung des elektrischen Stromes, die nach dem Jouleschen Gesetze dem Quadrate der Stromstärke proportional ist, ist auch die Skaleneinteilung quadratisch, d. h. der Ausschlag des Meßinstrumentes nimmt mit wachsendem Strom nicht gleichmäßig, sondern quadratisch zu. Durch Fabrikationskniffe lassen sich die Skalenverhältnisse etwas günstiger, d. h. gleichmäßiger gestalten.

Saitengalvanometer. Sie beruhen auf der Beeinflussung eines Stromleiters durch ein Magnetfeld. Durch das von einem hufeisenförmigen Stahl- oder Elektromagneten erzeugte Magnetfeld wird senkrecht zu den Feldlinien ein dünner Platindraht oder ein leitend gemachter Quarzfaden von ca. 1μ ($= 0,001$ mm) Durchmesser gespannt. Fließt durch ihn ein elektrischer Strom, so wird er senkrecht zu den Magnetfeldlinien abgelenkt. Die Ablenkungsrichtung hängt ab von der Richtung des den Draht oder Faden durchfließenden elektrischen Stromes. Sie wird mittels Mikroskop in Richtung der Feldlinien beobachtet. Zu diesem Zwecke sind die Magnetpole durchbohrt.

Eine gespannte Saite hat bekanntlich eine bestimmte Eigenfrequenz, welche bei gegebener Länge und gegebenem Materiale von ihrer Spannung abhängt. Je stärker die Spannung der Saite, desto höher ist die Eigenfrequenz, desto geringer aber auch die Stromempfindlichkeit (vgl. Kapitel Elektrokardiographie S. 205). Mit den Saitengalvanometern können Ströme normalerweise bis ca. 10^{-4} Ampere und bis zu einigen tausend Perioden pro Sekunde gemessen werden. Ihr Anwendungsgebiet liegt hauptsächlich in der Elektrokardiographie, d. h. in der Aufnahme von sogenannten Herzstromkurven. Der Ausschlag der Saite ist proportional der sie durchfließenden Stromstärke (wegen Schleifen — bzw. Spulengalvanometer vgl. Abschnitt Elektrokardiographie).

Pantostaten und Anschlußgeräte.

Der Mediziner gebraucht in der Praxis elektrische Spannungen und Ströme verschiedener Größe. Für die sinusoidale Faradisation, d. h. die gewöhnliche Elektrisierung des menschlichen Körpers mit sinusförmigem Wechselstrom, z. B. ca. 50—100 Volt und einige wenige Milliampere, für Endoskopie, d. h. für den Betrieb einer kleinen Beleuchtungsvorrichtung zur Beleuchtung von Körperhöhlen, nur wenige Volt und einen geringen Strom (bis ca. 1 Ampere) und für Kauterisation, d. h. zum Glühendmachen eines Platindrahtes, mit welchem Fleischteile usw. weggebrannt werden können, wenige Volt (bis ca. 10) und einen starken Strom (ca. 10 Ampere). Es müssen also Spannungsquellen von wenigen bis zu ca. 100 Volt vorhanden sein, die gleichzeitig die Abnahme verschieden starker Ströme erlauben. Man kann wohl z. B. einen Kauter direkt mit der Stadtleitung von 220 Volt unter Vorschaltung genügenden Widerstandes zum Glühen bringen (vorausgesetzt, daß die Leitungen so hoch abgesichert sind). Es kommen aber in diesem Falle wirtschaftliche Gründe in Betracht, welche von einem solchen Verfahren abraten. Dies sei an einem Beispiel erläutert.

Ein normaler Kauter braucht einen Strom von ca. 8 Amp., um ins Glühen zu kommen. Entnehmen wir diesen Strom der 220 Voltleitung (Widerstand vorschalten), so brauchen wir eine elektrische Energie von $220 \cdot 8 = 1760$ Watt. Da der Kauter aber samt seinen Zuleitungen nur einen Widerstand von 0,6 Ohm hat (Spannungsabfall $0,6 \cdot 8 = 4,8$ Volt), so hätten wir zum Durchtreiben von 8 Amp. nur eine Energie von $8 \cdot 4,8 = 38,4$ Watt nötig. Die Differenz gegen 1760 Watt, also 1721,6 Watt wird in unserem Vorschaltwiderstande vernichtet. Diese 1721,6 Watt sind für die Erhitzung des Kauters vollständig überflüssig, müssen aber vom Elektrizitätswerk geliefert und vom Konsumenten bezahlt werden. Ein solcher Kauterbetrieb ist begreiflicherweise sehr kostspielig. Dieses Beispiel zeigt, daß es sehr wesentlich ist, daß man für jeden Zweck gerade die günstigste Spannung zur Verfügung hat.

Technisch läßt sich ein rationeller Betrieb leicht ausführen durch die früher erklärte Transformation der Spannung. Man nimmt einen Transformator, an dessen Primärwicklung die jeweilige Netzspannung (110 oder 220 Volt Wechselstrom) angelegt

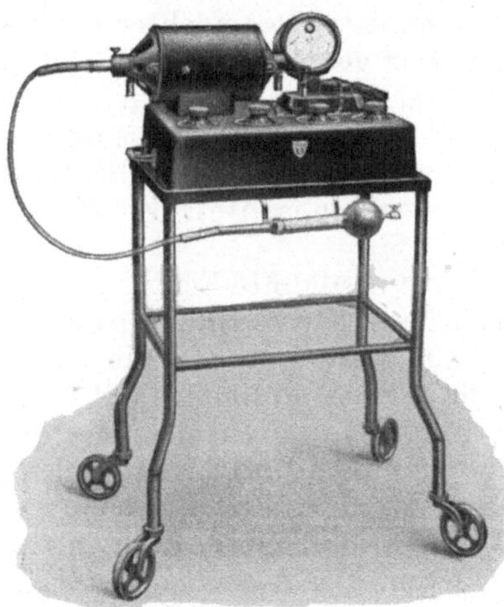

Abb. 53. Anschlußgerät für Gleichstrom.

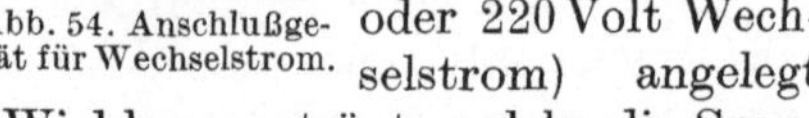

Abb. 54. Anschlußgerät für Wechselstrom.

wird und der sekundär verschiedene Wicklungen trägt, welche die Spannungs- und Stromstärkeabnahmen für die verschiedenen oben angegebenen Zwecke gestatten. Solche Apparate sind in verschiedenen Ausführungsformen im Handel und heißen Pantostate, Anschlußapparate usw.

Man unterscheidet Pantostate für Gleich- und für Wechselstrom.

Bei *Gleichstromanschluß* wird der Apparat mit einem rotierenden Gleichstrom-Wechselstromumformer ausgerüstet, welcher Wechselstrom an einen Transformator abgibt. Dadurch hat man den Vorteil des transformierbaren Wechselstromes. Der Nutzeffekt des Pantostaten für Gleichstromanschluß ist infolge des rotierenden Umformers natürlich geringer als bei dem direkt an ein Wechselstromnetz anschließbaren Transformator. An den rotierenden Umformern kann aber gewöhnlich noch eine biegsame Welle mit Bohrfutter usw. angeschlossen werden, wodurch dem Arzte die Möglichkeit gegeben ist, auch die motorische Wirkung des Umformers (für Bohrzwecke, Vibrationsmassage usw.) auszunützen (vgl. Abb. 53).

Bei *Wechselstromanschluß* fällt die Verwendung eines Umformers

dahin. Der Pantostat besteht in diesem Falle nur aus einem kleinen
Transformator mit verschiedenen Sekundärwicklungen und den zugehörigen Widerständen. Meistens sind zwei Sekundärwicklungen vorhanden,
eine für den Kauter und die andere für endoskopische und faradische
Zwecke. Die Spannungsregulierung für die Faradisation geschieht mit
einem Potentiometer (vgl. Abb. 54).

Von den Anschlußgeräten ist unbedingt zu verlangen, daß sie „erd-
schlußfrei“, d. h. sehr gut gegen Erde isoliert sind. Ist dies nicht der
Fall, so kann ein Patient, der auf gutleitendem Fußboden steht oder auf
irgendwelche andere Art mit der Erde verbunden ist, durch diese Verbindung ungewollt elektrisiert und unter Umständen körperlich schwer
geschädigt werden.

Temperaturmessungen.

Mit dem Thermoelement. Zur Messung von Körpertemperaturen, den
Temperaturen von Bädern, Zimmern usw. bedient man sich im allgemeinen der Quecksilberthermometer. Diese Thermometer sind überall
da zu gebrauchen, wo die zu messende Temperatur keinen raschen
Schwankungen ausgesetzt ist und der Körper, dessen Temperatur gemessen werden soll, eine genügend große Wärmemenge besitzt, gegen
welche der Wärmeentzug durch das Thermometer vernachlässigt werden
kann. Sind diese Bedingungen nicht erfüllt, so wird eine Temperaturmessung mit dem Quecksilberthermometer unbrauchbar oder fehlerhaft
sein. Dies gilt insbesondere für lokale Temperaturmessungen, wie sie
beispielsweise in der Diathermie ausgeführt werden müssen. Hier sind
einzig Thermoelemente zu verwenden.

Die Thermoelemente bestehen im Prinzip aus zusammengelöteten
Drähten von verschiedenem Material. Löten wir z. B. an einen Kupferdraht einen Eisendraht und an diesen wiederum einen Kupferdraht,
so haben wir ein Thermoelement vor
uns (vgl. Abb. 55). Halten wir die beiden Lötstellen auf verschiedenen Temperaturen (stecken z. B. eine in ein
Eis-Wassergemisch, also 0,0° C, und
berühren die andere mit der Hand) und
verbinden die Enden der beiden Kupferdrähte mit einem empfindlichen Galvanometer, so gibt dieses einen Aus-

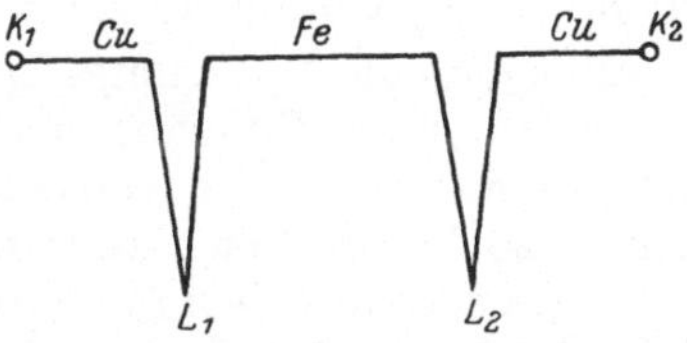

Abb. 55. Cu-Fe-Thermoelement mit den
beiden Lötstellen L_1 und L_2.

schlag, zeigt also an, daß im geschlossenen Stromkreise Thermoele-
ment-Galvanometer ein Strom fließt. Die Strom- bzw. Spannungsquelle
wird durch die auf verschiedenen Temperaturen gehaltenen Lötstellen
gebildet. Maßgebend für die Größe des Stromes bzw. der Spannung
ist die Temperaturdifferenz der beiden Lötstellen, das Material der
Drähte und die Temperatur, bei welcher für die Metallkombination
des Thermoelementes der sogenannte neutrale Punkt liegt.

Die Spannung eines Thermoelementes ist nicht linear, sondern quadratisch von der Temperaturdifferenz zwischen den beiden Lötstellen

abhängig, d. h. beim Auftragen der Spannung als Funktion der Temperaturdifferenz auf einem Koordinatensystem erhält man nicht eine Gerade, sondern eine Kurve zweiten Grades (im allgemeinen Parabel). Bei kleinen Temperaturdifferenzen und für manche Metallkombinationen auch bei größeren kann ohne weiteres linear interpoliert werden. In der folgenden Tabelle sind für die am meisten in Betracht kommenden Metalle und Legierungen die Werte der Koeffizienten α und β der Gleichung zweiten Grades:

$$E = \alpha\,(t_1 - t_2) + \beta\,(t_1{}^2 - t_2{}^2)$$

aufgetragen.

Metall	α	β	Temperatur-intervall	Metall	α	β	Temperatur-intervall
Cu	$+\ 2,8$	$+\ 0,0080$	0 bis $+\ 200°$	Ir	$+\ 3,2$	$-\ 0,008$	0 bis $+\ 500°$
Ag	$+\ 2,3$	$+\ 0,0076$	0 „ $+\ 200°$	Pt	$-\ 3,0$	$-\ 0,021$	0 „ $+\ 200°$
Au	$+\ 2,8$	$+\ 0,0064$	0 „ $+\ 200°$	Konstan-			
Fe	$+\ 13,4$	$-\ 0,030$	0 „ $+\ 200°$	tan—Cu	$-\ 37,1$	$-\ 0,068$	0 „ $+\ 250°$
Ni	$-\ 23,3$	$-\ 0,008$	0 „ $+\ 250°$	Manga-			
Co	$-\ 20,4$	$-\ 0,075$	0 „ $+\ 250°$	nin—Cu	$-\ 1,7$	$+\ 0,0028$	0 „ $+\ 100°$
Pd	$-\ 8,2$	$-\ 0,029$	—				

Aus dieser Tabelle können die Spannungen der angeführten Metalle in Mikrovolt (10^{-6} Volt) berechnet werden, und zwar gemessen gegen Blei. Blei wurde aus verschiedenen Gründen, auf die wir hier nicht näher eingehen können, als Bezugsmetall gewählt. Für positives α fließt der Strom an der warmen Lötstelle vom Blei zu dem in der Tabelle angegebenen Metall, für negatives α fließt er im umgekehrten Sinne. Fehlt der Koeffizient β, so besteht zwischen Temperaturdifferenz und Spannung einfache Proportionalität, hat er das entgegengesetzte Vorzeichen wie α, so steigt bzw. fällt die Kurve immer weniger, bis ein Maximum bzw. Minimum eintritt und schließlich die thermoelektromotorische Kraft Null wird. Dies ist bei der neutralen — oder wie man sie auch nennt — der Umkehrtemperatur der Fall.

Mißt man die Spannungsdifferenzen für verschiedene Metallkombinationen durch, so findet man im allgemeinen eine additive Eigenschaft, d. h. ist die Spannung verschiedener Metalle gegen ein bestimmtes bekannt, so lassen sich damit auch die thermoelektrischen Kräfte aller untereinander angeben (Voltasches Gesetz). Zu beachten ist dabei aber, daß die erzeugte Spannung sehr wesentlich von der Reinheit des Metalles und seiner Bearbeitung abhängt. Diese Abhängigkeit von der „Vorgeschichte" des Metalles ist bedeutend größer wie bei der elektrischen Leitfähigkeit.

Bei Legierungen läßt sich zum voraus nur dann auf die Größe der thermoelektrischen Kraft schließen, wenn sie aus einem mechanischen Gemenge der verschiedenen Metallkomponenten bestehen. Legierungen, welche als feste Lösungen aufgefaßt werden können oder bei welchen die einzelnen Komponenten eine Verbindung miteinander eingehen, zeigen kompliziertere Verhältnisse. In dieser Beziehung ist eine große Analogie mit der elektrischen Leitfähigkeit vorhanden.

Bei der Verwendung der Thermoelemente in der Praxis kommt es auf folgende Punkte an:

1. Sollen tiefe oder hohe Temperaturen gemessen werden oder

2. Soll für ein bestimmtes Temperaturintervall eine besonders große Genauigkeit erzielt werden.

Im ersten Falle hat man ein Interesse daran, ein solches Thermoelement zu verwenden, dessen Spannung möglichst der Temperaturdifferenz proportional ist. Dies wird bei tiefen Temperaturen durch ein Konstantan-Kupferthermoelement erreicht, bei hohen durch das Le-Chateliersche Platin-Platinrhodiumelement.

Im zweiten Falle kommt es natürlich auf die mittlere Höhe des Temperaturintervalles über dem absoluten Nullpunkte ($-273{,}3°$ C) an. Im allgemeinen ist auch hier das Konstantan-Kupferelement am Platze. Andere verwendungsfähige Elemente lassen sich leicht aus obiger Tabelle ausfindig machen. Man hat aber darauf zu achten, daß das Material sich gut bearbeiten läßt (in Drähte ausziehen), mit der Zeit nicht brüchig wird und eine möglichst kleine Abhängigkeit des Ohmschen Widerstandes von der Temperatur besitzt; denn die Größe des im Stromkreis fließenden Stromes hängt natürlich auch vom letzteren ab. Soll das Thermoelement möglichst rasch reagieren und eine kleine Wärmekapazität haben, also unsere eingangs aufgestellten Bedingungen erfüllen, so muß der Draht des Elementes möglichst dünn sein.

Als praktisches Beispiel für die Handhabung von Thermoelementen ist im folgenden eine Meßreihe mit einem Kupfer-Konstantanthermoelement nebst der Eichung des dazu verwendeten Galvanometers angeführt.

Temperaturmessung mit einem Thermoelement. Als Thermoelement wurde verwendet: Ein Konstantandraht von 0,2 mm Durchmesser und 40 cm Länge, verlötet an beiden Enden mit je einem Kupferdraht von 0,3 mm Durchmesser. Die Enden der Kupferdrähte wurden an einen Polwender geführt, der seinerseits mit einem Drehspulgalvanometer verbunden war. Das Drehspulgalvanometer hatte einen Widerstand von 4,5 Ohm. Die Ablesung der Galvanometerausschläge geschah mittels Fernrohr und Skala, wobei letztere vom Galvanometerspiegel einen Abstand von 1 m hatten.

Die eine Lötstelle (Konstantan-Kupferdraht) wurde in ein mit Eis und Wasser (Temperatur $0{,}0°$ C), die andere in ein mit warmem Wasser gefülltes Becherglas getaucht. Beide Lötstellen wurden möglichst nahe an die Quecksilberkugel je eines Quecksilberthermometers gebracht (die Drähte mit Fäden an die Thermometer gebunden). Die Bechergläser befanden sich — um einen langsam erfolgenden Temperaturausgleich mit der Zimmertemperatur zu erhalten — in mit Sägespänen gefüllten Kistchen und wurden während der Messung mit Watte (wegen Luftströmungen) zugedeckt. Die Nullstellung des Galvanometers ohne angeschaltetes Thermoelement betrug 48 Skalenteile.

Die Messung wurde in der Weise ausgeführt, daß der Abfall der Temperatur des warmen Wassers von einem Beobachter von zwei zu zwei Grad bestimmt und der zugehörige Galvanometerausschlag von einem zweiten Beobachter gleichzeitig abgelesen wurde. Die erhaltenen Resultate sind folgende:

Temperatur-differenz zwischen den beiden Lötstellen	Skalenteile Ablesung	Differenz der Skalent.	Skalenteile Ausschlag (Differenz gegen die Nullstellung)	Volt (vgl. Galv. Eichg)
48,0	999		951	$14{,}93 \cdot 10^{-5}$
		37		
46,0	962		914	14,35 „
		34		
44,0	928		880	13,82 „
		31		
42,0	897		849	13,33 „
		36		
40,0	861		813	12,76 „
		34		
38,0	827		779	12,23 „
		31		
36,0	796		748	11,74 „
		30		
34,0	766		718	11,27 „
		31		
32,0	735		687	10,79 „
		31		
30,0	702		654	10,27 „
		32		
28,0	670		622	9,77 „
		35		
26,0	635		587	9,22 „
		35		
24,0	600		552	8,67 „
		36		
22,0	564		516	8,10 „
		34		
20,0	530		482	7,57 „
		39		
18,0	491		443	6,96 „

Mittelwert 33,7

Auf Grund dieser Messung können mit Hilfe des geeichten Kupfer-Konstantanthermoelementes Temperaturmessungen ausgeführt werden. Im Mittel entsprechen 33,7 Skalenteilen des Galvanometerausschlages einer Temperaturdifferenz von 2,0° C. Da ein Skalenteil noch bequem abgelesen werden kann, so lassen sich Temperaturen bis auf $2:33{,}7 \simeq 0{,}06°$ C ausführen.

Soll die von dem Thermoelement bei den entsprechenden Temperatur-differenzen zwischen den beiden Lötstellen gelieferte Spannung in Volt bestimmt werden, so muß die Empfindlichkeit des Galvanometers, d. h. die Spannung, die einem Skalenteile Ausschlag entspricht, bekannt sein. Da man ziemlich oft in die Lage kommt, solche „Galvanometer-eichungen" ausführen zu müssen, sei im folgenden ein Beispiel angeführt.

Eichung des zur Temperaturmessung verwendeten Galvanometers. Die Empfindlichkeit eines Drehspulgalvanometers mit Band- oder Faden-aufhängung bewegt sich durchschnittlich zwischen 10^{-7} und 10^{-9} Ampere pro Skalenteil bei einem Meter Skalenabstand. Der Instrumenten-(innerer) Widerstand wird aus meßtechnischen Gründen nach Möglich-keit dem zu messenden (äußeren) Widerstande angepaßt. Er bewegt sich zwischen wenigen und mehreren hundert Ohm. Würde man direkt an die Klemmen der Galvanometer ein galvanisches Element (1,5 Volt) oder einen Akkumulator (2 Volt) anschließen, so würde ein Strom in der Größenordnung von Zehnteln bzw. Hundertsteln Ampères durch das Instrument fließen und unter Umständen eine Zerstörung der Galvanometerspule oder ihres Aufhängefadens nach sich ziehen. Um dies zu vermeiden, hat man den Strom zu schwächen, und zwar mit solchen Mitteln, daß seine Größe bequem und genau berechnet werden kann. Hierzu dienen Widerstände, welche vor das Instrument und parallel zu ihm geschaltet werden. Das übliche Schaltungsschema ist in Abb. 56 wiedergegeben.

Bezeichnen wir den von der Stromquelle E gelieferten Gesamtstrom mit J, den durch den Stromzweig s fließenden Strom mit j und den durch g fließenden mit i, so ist offenbar $J = i + j$.

Nach den KIRCHHOFFschen Sätzen verhalten sich die Ströme in den Stromverzweigungen umgekehrt zueinander wie die entsprechenden Widerstände, also:

$$i : j = s : g \quad \text{oder} \quad j = \frac{i \cdot g}{s}$$

eingesetzt in:

$$J = i + j = i + \frac{i \cdot g}{s} = i \left(1 + \frac{g}{o} \right).$$

Der gesamte von der Stromquelle E gelieferte Strom ist bestimmt nach dem OHMschen Gesetze zu:

$$J = \frac{E}{W},$$

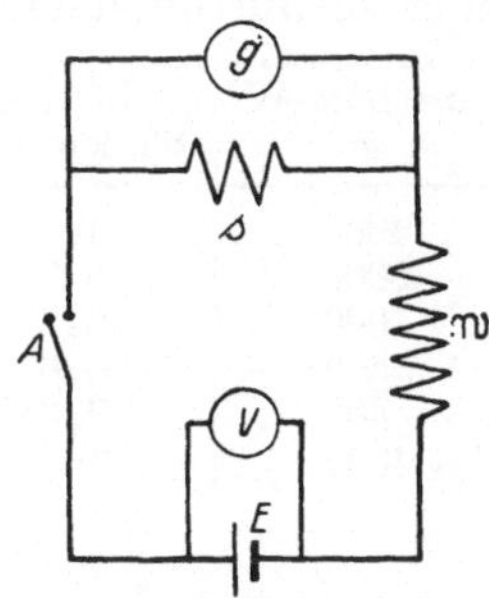

Abb. 56. Schaltung für eine Galvanometereichung.

g Galvanometer.
V Voltmeter zur Messung der Spannung d. Stromquelle E.
w Vorschalt- (Stöpsel-) Widerstand.
s Nebenschlußwiderstand (Shunt) zum Galvanometer.
A Ausschalter.

wo W den Gesamtwiderstand bedeutet. Letzterer setzt sich zusammen aus dem Widerstande w und demjenigen der Verzweigung g und s. Der Widerstand z der Verzweigung ist bestimmt durch:

$$\frac{1}{z} = \frac{1}{g} + \frac{1}{s} = \frac{s + g}{s \cdot g} \quad \text{oder} \quad z = \frac{s \cdot g}{s + g}$$

also

$$W = w + \frac{s \cdot g}{s + g} \quad \text{und da} \quad J = \frac{E}{W}$$

so folgt:

$$J = \frac{E}{w + \dfrac{s \cdot g}{s + g}} = i \left(1 + \frac{g}{s} \right) \quad \text{also} \quad i = \frac{E \cdot s}{w (s + g) + s \cdot g}.$$

Da im allgemeinen wohl immer, wie im vorliegenden Falle, s sehr klein ist im Verhältnis zu g, so wird auch $s \cdot g$ sehr klein gegen $s + g$ und gewöhnlich auch gegen w, kann somit gegen letzteres vernachlässigt werden. Unter diesen Umständen reduziert sich unsere Formel auf:

$$i = \frac{E \cdot s}{w (s + g)},$$

wo also i den durch das Galvanometer fließenden Strom repräsentiert.

Für das zur vorigen Messung mit dem Thermoelement verwendete Galvanometer gelten folgende Daten:

Abstand zwischen Fernrohr-Skala und Galvanometerspiegel 1,00 m.
Galvanometerwiderstand $g = 4{,}5$ Ohm
Widerstand des Nebenschlusses $s = 0{,}087$ Ohm.

Der Widerstand w wurde variiert, damit festgestellt werden konnte, ob der Ausschlag des Galvanometers über die ganze Skala proportional dem es durchfließenden Strome ist. Es ergaben sich folgende Werte:

Vorschalt-W. w	Ablesung Skalenteile	Null-stellung	Volt E	Ausschlag Skalenteile	Ausschlag pro 4000 Ohm
4000	461	398	2,03	63	63
2000	523	399	2,03	124	62
1000	643	399	2,03	244	61
500	876	399	2,03	477	59,6
400	986	400	2,03	586	58,6
4000	463	400	2,03	63	63

Mittelwert 61,2

In der letzten Kolumne sind alle Ausschläge für die verschiedenen Vorschaltwiderstände w umgerechnet auf denjenigen von 4000 Ohm. Aus diesen Werten ergibt sich, daß die Galvanometerausschläge ziemlich genau dem Strome proportional sind. Es kann deshalb mit dem Mittelwerte gerechnet werden. Setzt man die Zahlenwerte in die abgeleitete Formel ein, so folgt

$$i = \frac{E \cdot s}{w(s+g)} = \frac{2,03 \cdot 0,087}{4000\,(0,087 + 4,5)} = 0,00000963 \text{ Amp.} = 9,63 \cdot 10^{-6} \text{ Amp.}$$

d. h. einem Galvanometerausschlag von 61,2 Skalenteilen entspricht ein Strom von $9,63 \cdot 10^{-6}$ Ampere oder einem Skalenteil ein solcher von $1,57 \cdot 10^{-7}$ Ampere.

Will man den hervorgerufenen Galvanometerausschlag nicht in Abhängigkeit von der Stromstärke, sondern von der Spannung kennen, so hat man einfach die Stromstärke mit dem Ohmschen Widerstande des Galvanometersystemes bzw. bei nicht gegen den Galvanometerwiderstand zu vernachlässigendem äußeren Widerstande mit dem gesamten Leitungswiderstande zu multiplizieren, da nach OHM gilt $E = I \cdot W$. In unserem Falle wird die Spannung pro Skalenteil

$$1,57 \cdot 10^{-7} \cdot 4,5 = 7,065 \cdot 10^{-7} \text{ Volt}.$$

Mit diesem Werte wurde die letzte Kolonne der Tabelle auf S. 90 berechnet.

Thermorelai. Für viele Zwecke ist es erwünscht, daß eine Temperaturmessung noch genauer ausgeführt werden kann wie mit einem Thermoelement. Bei Strahlungsmessungen wird als einfachstes Mittel eine Hintereinanderschaltung mehrerer Thermoelemente angewendet, wobei die geradzahligen (oder ungeradzahligen) Lötstellen der zu messenden Temperatur ausgesetzt und die ungeradzahligen (oder geradzahligen) auf der konstanten Temperatur gehalten werden. Ein derartiges Instrument bezeichnet man als Thermosäule. Seine Meßgenauigkeit ist der Zahl der Einzelelemente proportional.

Der Mediziner und insbesondere der Physiologe begnügt sich aber auch damit noch nicht. Will er z. B. Zuckungswärmen von Muskeln oder Nerven bestimmen, so müssen ihm Apparate zur Verfügung stehen, die Temperaturdifferenzen von ca. $1 \cdot 10^{-6}$ Grad zu messen gestatten. Dies ist möglich mit Hilfe sog. Thermorelais.

Für den Aufbau der Apparatur benötigt man zwei Galvanometer, ein Thermoelement und das Thermorelai. Das Thermoelement wird — wie üblich — der zu messenden Temperatur ausgesetzt und mit dem ersten Galvanometer verbunden. Der Spiegel dieses Galvanometers wird mit einer Lichtquelle beleuchtet und das von ihm reflektierte möglichst schmal zu haltende Lichtbündel auf das Thermorelai geleitet. Das Thermorelai selbst stellt nichts anderes dar als ein spezielles Thermoelement, bestehend aus einem Thermostreifen aus Konstantan-Manganin-Konstantan von ca. 0,5 mm Breite und 0,001 mm Dicke. Es wird der präziseren Messung wegen in ein evakuiertes Glasrohr eingeschlossen (Ausführung der Firma Kipp and Zonen, Delft, Holland).

Wird nun das vom Spiegel des ersten Galvanometers reflektierte Lichtbündel genau auf die Mitte des Manganinstreifens gerichtet, so werden (infolge der Wärmeleitung des Manganins) beide an den Enden des Manganinstreifens befindlichen Lötstellen gleich stark erwärmt und das zweite mit dem Thermorelai verbundene Galvanometer gibt keinen Ausschlag (zu messen mit Fernrohr und Skala). Bei einer, wenn auch noch so kleinen Drehung des ersten Galvanometerspiegels aber wird das Lichtbündel nicht mehr symmetrisch zu den beiden Lötstellen auf den Manganinstreifen fallen und infolgedessen im Thermorelai eine Temperaturdifferenz auftreten, welche einen Thermostrom und damit eine Drehung des zweiten Galvanometerspiegels zur Folge hat.

Je nach der Größe der Ablenkung des ersten Galvanometerspiegels bzw. der asymmetrischen Lage des bestrahlten Punktes auf dem Manganinstreifen in bezug auf die beiden Lötstellen und der Intensität des Lichtbündels tritt eine mehr oder weniger große Ablenkung des zweiten Galvanometerspiegels auf. Letztere kann allein durch Variation der Intensität des Lichtbündels, welches vom Spiegel des ersten Galvanometers reflektiert wird, leicht auf den tausendfachen Betrag derjenigen des ersten getrieben werden, d. h. eine Temperaturmessung, die mit einem gewöhnlichen Thermoelement auf $0,06°$ (wie in unserem vorigen Beispiele) genau ausgeführt werden kann, wird bei Anwendung eines Thermorelai auf das tausendfache, also auf $0,00006°$ getrieben.

Betr. Messungen mit dem Thermorelai vergleiche:

GERARD, R. W.: J. of Physiol. LXII, 399 (1926/27).

v. WEIZSÄCKER: Untersuchung der Zuckungswärme mit thermoel. Methoden. ABDERHALDEN, Handb. d. biolog. Arbeitsmethoden, Abt. V, Tl. 5A, H. 1.

Mit dem Widerstandsthermometer. Wir haben im Abschnitt „Widerstandsmessungen" gesehen, daß der Widerstand eines Metalles wesentlich von dessen Temperatur abhängt. Er wächst mit steigender Temperatur, und zwar um so mehr, je reiner das Metall ist. Beim reinen Platin z. B. beträgt der mittlere Temperaturkoeffizient zwischen $0°$ und $100°$ C (d. h. relative Änderung pro Grad, bezogen auf den Widerstand bei $0°$ C) 0,0039, bei Eisen und Nickel 0,006. Diese Widerstandsänderung kann auch — wie ja jede Abhängigkeit einer Zustandsgröße von der Temperatur — zur Temperaturmessung verwendet werden.

Schaltet man einen Platindraht Pt in die früher besprochene Wheatstonsche Brücke, wie es Abb. 57 angibt, so gilt:

$$x = \frac{a}{b} \cdot c.$$

Diese Bedingung ist erfüllt, wenn das Galvanometer keinen Ausschlag zeigt. Erwärmt man aber den Platindraht, so wird durch seine dadurch erfolgte Widerstandsänderung das Gleichgewicht der Brücke gestört und das Galvanometer G schlägt aus. Den Galvanometerausschlag kann man als Maß für die Temperaturänderung verwenden und bei Beibehaltung einer bestimmten Apparatur die gewöhnliche Galvanometerskala durch eine Temperaturskala ersetzen. Damit ist das Temperaturmeßinstrument prinzipiell fertig. Praktischen Ansprüchen vermag es aber

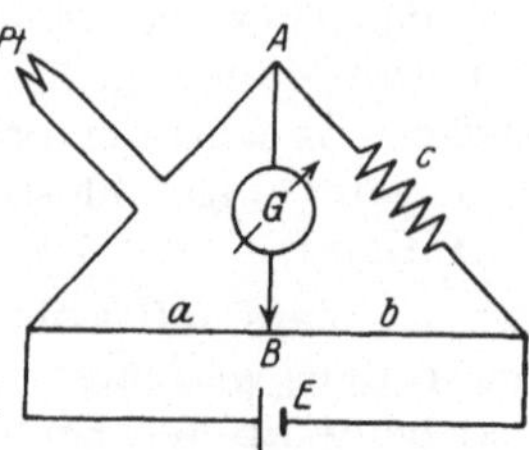

Abb. 57. Widerstandsthermometer (Pt) mit Brücke.

noch nicht zu genügen und zwar aus folgenden Gründen:

Bei irgendeinem Ausschlage des Galvanometers ist die Spannung der Stromquelle E von Wichtigkeit. Verdoppelt man ihre Spannung, dann wird auch der Galvanometerausschlag doppelt so groß, zeigt das Galvanometer keinen Ausschlag (Brücke in Gleichgewicht), so ist natürlich die Spannung der Stromquelle belanglos. Man muß also, wenn das Instrument für einen bestimmten Widerstandswert des Platindrahtes jedesmal denselben Ausschlag geben soll, eine absolut konstante Spannungsquelle benützen. Diesen Bedingungen kommt für die Praxis der Bleiakkumulator ziemlich nahe. Aber auch seine Spannung bleibt nur eine bestimmte Zeit hindurch konstant. Um sie zu kontrollieren und evtl. zu korrigieren, schaltet man an Stelle des Platindrahtes einen Draht von Manganin oder irgendeinem anderen Metalle ein, dessen Widerstand sich mit der Temperatur möglichst wenig ändert. Der Manganinwiderstand wird so abgeglichen, daß er dem des Platindrahtes bei einer bestimmten Temperatur entspricht. Hat sich die Spannung des Akkumulators geändert, so kann dies mit Hilfe des eingeschalteten Manganindrahtes auf der Skala des Meßinstrumentes konstatiert und die Spannungsänderung mit Hilfe eines in Serie zum Akkumulator geschalteten variablen Widerstandes kompensiert werden.

Es ist klar, daß das Brückengleichgewicht nicht durch eine evtl. Änderung der Widerstandswerte von a, b und c bei Änderung der Zimmertemperatur gestört werden darf. a, b und c müssen deshalb temperaturunabhängig und aus Manganin oder ähnlichen Legierungen hergestellt sein.

Die Zuführungsdrähte zum Platindraht müssen, damit dessen Widerstandsänderung möglichst voll zur Geltung kommt, aus bestleitendem Material bestehen, wie Kupfer- oder besser Silberdrähte. Natürlich sind ihre Verbindungen mit dem Platin-Meßdraht zur Vermeidung des Auftretens von die Messung fälschenden Thermoströmen vor Temperatureinflüssen möglichst zu schützen.

Erst wenn alle eben erwähnten Punkte berücksichtigt sind, hat man eine gute und exakt arbeitende Apparatur. Die Genauigkeit der Temperaturmessung hängt sehr vom Meßinstrument G ab; der Bequemlichkeit wegen benützt man in der Praxis hochempfindliche Drehspulinstrumente mit Zeigerablesung. Die Meßgenauigkeit kann heute auf ein Hundertstel, ja sogar auf ein Tausendstel Grad getrieben werden. Dies dürfte auch höchsten Ansprüchen genügen. Die Temperaturmeßmethode mit dem Widerstandsthermometer kann wegen des relativ großen Raum beanspruchenden eingekapselten Platindrahtes weniger für lokale Temperaturmessungen als das Thermoelement verwendet werden. Das letztere ist für diese Zwecke das beste und geeignetste Instrument.

Die elektrischen Temperaturmeßmethoden haben gegenüber denjenigen mit dem Quecksilberthermometer nicht nur den Vorzug, daß sie infolge der relativ kleinen Wärmekapazität der Indikatoren rasch

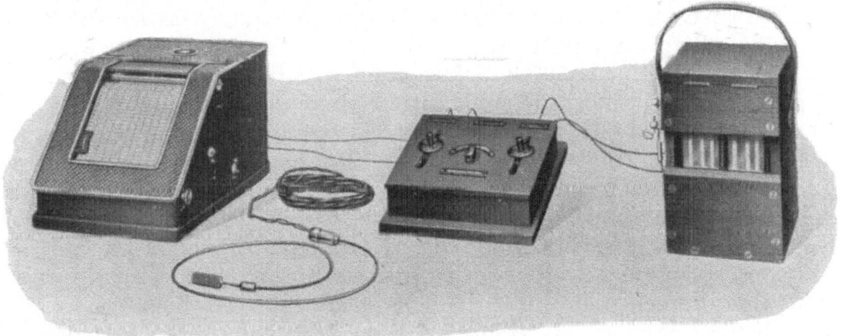

Abb. 58. Widerstands-Registrier-Thermometer.
Registrierapparat. Widerstandsthermometer mit Anschlußkabel, Schaltpult, Akkumulator.

auf Temperaturänderungen reagieren (insbesondere das Thermoelement), sondern auch den, daß man nicht daran gebunden ist, das Ableseinstrument (Galvanometer G) an demjenigen Orte aufzustellen, an welchem die Temperaturmessung stattfindet. Ein weiterer Vorteil besteht darin, daß ein Galvanometer an verschiedene durch einen Umschalter nacheinander einschaltbare Meßelemente (Platindrähte der Widerstandsthermometer) gelegt werden kann. Sodann kann auch die vorgenommene Temperaturmessung durch registrierende Galvanometer graphisch aufgezeichnet werden, was unter Umständen bei Fieberkranken von Wert ist.

Gegenüber den Widerstandsthermometern besitzen die Thermoelemente den Vorzug rascherer Reaktionsfähigkeit, aber den Nachteil, daß sie für genaue Messungen Galvanometer größter Empfindlichkeit benötigen. Bei den Widerstandsthermometern genügen gut gebaute und einen kleinen Widerstand besitzende Millivoltmeter, während bei den Thermoelementen zur Erreichung gleicher Meßgenauigkeit eine Galvanometerablesung mit Spiegel und Skala nötig ist. Deswegen haben die Widerstandsthermometer eine größere Verbreitung als die Thermoelemente gefunden.

Ein Instrumentarium (Widerstandsthermometer) mit Registriervorrichtung zeigt Abb. 58.

Hochfrequenzströme und Diathermie.

FEDDERSEN entdeckte im Jahre 1859, daß bei der Entladung eines Kondensators über eine Funkenstrecke kein kontinuierlicher Ausgleich der Ladungen der beiden Kondensatorbelege auftritt, sondern daß der Entladeprozeß vielmehr so vor sich geht, daß derjenige Kondensatorbelag, der anfangs positiv geladen war, nach einem kleinen Bruchteil einer Sekunde negativ geladen wird, dann wieder positiv usf. Dabei nimmt die auf den Kondensatorbelegungen befindliche Elektrizitätsmenge mit der Zeit ab, d. h. der Kondensator entlädt sich unter periodischer Umladung bis zum vollständigen Ladungsverlust.

Jeden Vorgang, der periodisch verläuft, bezeichnet man in der Physik als Schwingung. Periodische Dichteänderungen eines Gases rufen Ton oder Schallschwingungen hervor (für unser Ohr nur hörbar, wenn je Sekunde etwa 15 bis 10000 Schwingungen auftreten, bei Kindern bis gegen 20000), periodische Änderungen eines magnetischen Feldes bezeichnet man als elektromagnetische Schwingungen und Schwingungen eines drehbaren materiellen Systems, das nicht in seinem Schwerpunkt aufgehängt und der Schwerkraft des Erdfeldes ausgesetzt ist, als Pendelschwingungen. Analog hierzu bezeichnet man die periodische Ladungsänderung eines Kondensators als elektromagnetische Schwingung. Die Zeit, die es braucht, bis eine Belegung zweimal das Vorzeichnen ihrer Ladung geändert hat, nennt man die Schwingungsdauer. Ihr reziproker Wert gibt an, wieviel Perioden je Sekunde auftreten. Es gilt

$$v = \lambda \cdot n = \lambda \cdot \frac{1}{t},$$

worin v die Fortpflanzungsgeschwindigkeit, λ die Wellenlänge und n die Frequenz bedeuten ($v = 3 \cdot 10^{10}$ cm je Sekunde für elektromagnetische Schwingungen).

Das ganze System, Kondensator, Funkenstrecke und deren metallische Verbindungen bezeichnet man als Schwingungskreis. Die Schwingungsdauer der in ihm auftretenden Schwingung hängt ab von der Größe des Kondensators und der geometrischen Anordnung der Verbindungsdrähte zur Funkenstrecke. Es ist nicht gleichgültig, ob die Drähte gestreckt oder zu einer Spule aufgewickelt sind. Nach früherem heißt dies nichts anderes, als daß u. a. die Größe der im Schwingungskreis vorhandenen Selbstinduktion maßgebend ist. In der Tat zeigte THOMSON, daß die Dauer einer Schwingung durch die sehr einfache Beziehung

$$T = 2\pi\sqrt{L \cdot C} \qquad (L = \text{Selbstinduktion, } C = \text{Kapazität})$$

gegeben ist. Dabei ist vorausgesetzt, daß der Widerstand R der ganzen Strombahn vernachlässigbar klein ist. Ist R^2 größer als $\frac{4L}{C}$, so tritt keine Oszillation der Ladungen mehr ein, der Ladungsausgleich erfolgt in der Form eines Gleichstromes, die Kondensatorentladung verläuft „aperiodisch". Hieraus läßt sich der Einfluß des Widerstandes der Strombahn auf die oszillatorische Entladung ersehen. Er bewirkt eine Dämpfung der Schwingungen. Je größer der Widerstand, desto größer die Dämpfung, d. h. desto stärker die Abnahme der Amplituden zweier aufeinanderfolgenden Schwingungen.

Den schematischen Aufbau eines Schwingungskreises zeigt Abb. 59. An die Klemmen K wird die Hochspannungsquelle (z. B. Sekundärwicklung eines Induktors oder Transformators) angeschlossen. Durch sie werden die beiden Belege P_1 und P_2 des Kondensators C (z. B. eine Leydenerflasche) mit einer bestimmten Elektrizitätsmenge Q auf die Spannung V geladen ($Q = C \cdot V$) (potentielle, statische Energie). Nehmen wir an, P_1 sei positiv und P_2 negativ. Wird die Spannung V so hoch getrieben, daß die Funkenstrecke F durchschlagen wird, so setzt die Entladung des Kondensators C ein. Die Elektrizitätsmenge Q

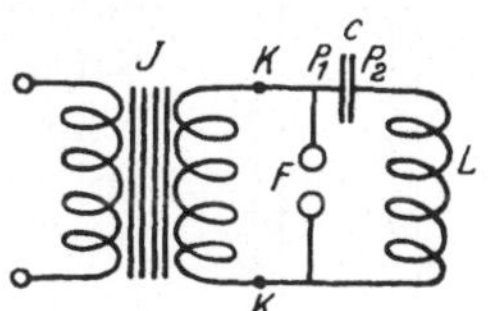

Abb. 59. Schaltschema eines Schwingungskreises.

bewegt sich oszillatorisch zwischen P_1 und P_2 über F und L (Drahtspule bestehend aus etwa 3 mm starkem, auf einem Zylinder von 10 bis 20 cm Durchmesser in etwa 20 Windungen aufgewickeltem Draht) hin und her (kinetische, bewegte Energie). Es entsteht also ein Wechselstrom. Seine Periodenzahl hängt von den Größen C und L ab gemäß

$$T = 2\pi \sqrt{L \cdot C}.$$

Dieser Wechselstrom erzeugt in der Selbstinduktionsspule L ein mit der Periodenzahl des Stromes variierendes Magnetfeld, das infolge seiner raschen Feld- (Größenordnung etwa $1 \cdot 10^6$ Perioden je Sek.) und Größenänderung (momentane Maximalstromstärken in der Größenordnung 10^3 Amp.) stark induzierend wirkt.

Die zwischen P_1 und P_2 hin- und herschwingende Elektrizitätsmenge Q nimmt wegen der Energieverluste im Schwingungskreis immer mehr ab. Die Oszillationen hören auf, sobald die Spannung soweit gesunken ist, daß die Funkenstrecke F nicht mehr überbrückt wird. Sie setzen erst wieder ein, nachdem durch eine neue Aufladung des Kondensators C durch die Hochspannungsquelle das Funkenpotential wieder erreicht ist.

In dem in Abb. 59 skizzierten System befindet sich nicht nur der eben besprochene Schwingungskreis, sondern noch ein zweiter, nämlich $F K J$, ja sogar noch ein dritter $P_1 J L P_2$, und ein vierter, wenn man die Eigenkapazität der großen Spule berücksichtigt. Auch durch sie bewegen sich Oszillationen elektrischer Ladungen.

Diese Kreise kommen hier nicht in Betracht, da die Selbstinduktion der Spule J und ihr Widerstand so groß sind, daß nur sehr stark gedämpfte und mit sehr kleiner Periodenzahl verlaufende Oszillationen auftreten. Die Hauptvorgänge spielen sich im Kreise $P_1 F L P_2$ ab.

Zu diesem elektrisch schwingenden System lassen sich leicht mechanische Parallelen ziehen. Am bekanntesten sind die Schwingungen, die Wasser in einem U-Rohr ausführt (vgl. Abb. 60). Nehmen wir an, das Wasser habe im Rohrschenkel I die Höhe B und im Schenkel II die Höhe C (z. B. durch Ansaugen am Schenkel II und durch Verschließen mit einem Finger erreicht). Dann ist offenbar gegenüber dem normalen Niveau $A A$ im linken Schenkel ein Minus und im rechten ein Plus an Höhendifferenz (negative und positive Aufladung der Kondensatorbelege). Das Wasser befindet sich in Ruhe und hat eine bestimmte potentielle Energie. Geben wir nun durch Abheben des Fingers das System frei (Funkenübergang beim elektrischen Schwingungskreis), so sinkt das Niveau des Wassers im Schenkel II bis auf E und steigt im Schenkel I bis auf D. In diesem Moment hört die Flüssigkeitsbewegung auf, um kurze Zeit darauf im umgekehrten Sinne wieder zu beginnen usf. Das Wasser führt Schwingungen um die Ruhelage $A A$ aus. Die Größe seiner Schwingungsenergie nimmt infolge der unvermeidlichen Reibung an den Wänden des U-Rohres fortwährend ab.

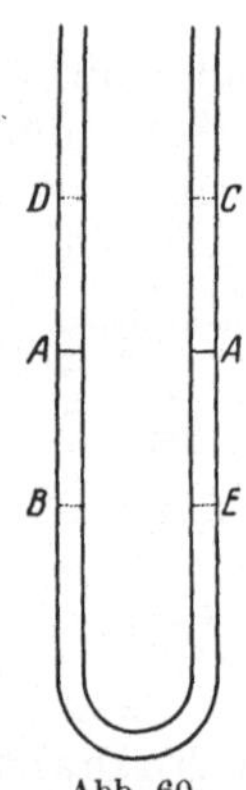

Abb. 60.

Das Analoge haben wir im elektrischen Schwingungskreis. Den Niveaudifferenzen in den Schenkeln des U-Rohres entsprechen die Spannungsdifferenzen zwischen den beiden Kondensatorbelegen (potentielle Energie). Geht der Funke an der Funkenstrecke F über, so beginnt eine Reihe von Oszillationen, d. h. eine Umwandlung der statischen elektrischen Ladung des Kondensators in magnetische Energie der Selbstinduktionsspule.

Dämpfung. Bringen wir an der Biegung des U-Rohres eine Rohrverengung an, so wird das Wasser infolge des vergrößerten Widerstandes bei der ersten Schwingung nicht die Höhe D erreichen und zudem werden die Pendelungen in den beiden Schenkeln rascher zur Ruhe kommen. Ja, wir können es durch eine starke Rohrverengung sogar so weit treiben, daß überhaupt keine Pendelung mehr eintritt, sondern die Ruhelage $A A$ „aperiodisch" erreicht wird. Elektrisch gesprochen haben wir diesen Fall dann, wenn R^2 größer als $\dfrac{4 L}{C}$ ist.

Jeder weiß aus Erfahrung, daß die Schwingungen, die Wasser in einem U-Rohr um seine Ruhelage ausführt, auch ohne spezielle Rohrverengung an Größe immer mehr abnehmen und schließlich aufhören. Der Grund hierfür ist die schon erwähnte Reibung des Wassers an den Wänden des Glasrohres und die Reibung der Wassermoleküle unter sich. Die Reibungsverluste geben sich zu erkennen durch eine Erwärmung des ganzen Systems.

Dieselbe Erscheinung haben wir im elektrischen Schwingungskreise. Auch hier tritt eine Abnahme der Amplituden ein und ein Zutagetreten der Energieverluste hauptsächlich in Form von Wärme. Die Ursachen der Verluste sind im elektrischen Schwingungskreise mannigfache. In erster Linie ist die direkte Entwicklung Joulescher Wärme zu nennen Für sie ist maßgebend der Ohmsche Widerstand des Leiterkreises. Er wird gebildet durch den Widerstand der Drahtspule und den des Funkens. Hinzu treten noch Verluste durch die dielektrische Hysterese im Kondensator und durch die Ausstrahlung von Schwingungsenergie in den Raum. Letztere ist in unserem Falle (geschlossener Schwingungskreis) am kleinsten. Immerhin läßt sie sich sehr leicht durch die heute üblichen Radio-Empfangsapparate nachweisen. Sie würde besonders groß werden, wenn der Schwingungskreis ein sogenannter „offener" wäre, wie er bei den drahtlosen Stationen (durch Anschließen von Antenne und Erde an je eine Kondensatorplatte) verwendet wird. Hier ist die Ausstrahlung elektromagnetischer Schwingungsenergie erwünscht. Sie bildet die sogenannte „Nutzdämpfung".

Zeichnen wir uns den Schwingungsverlauf, sei es nun den des Wassers im U-Rohr oder den im Schwingungskreise, graphisch auf, so erhalten wir das Bild der Abb. 61. Hierin sind die Energieverluste bzw. -abgaben offenbar charakterisiert durch das Verhältnis zweier aufeinanderfolgender Amplituden. Man bezeichnet es allgemein als Dekrement δ. Es ist also

$$\delta = \frac{A_1}{A_2}.$$

Üblich ist die Angabe des natürlichen Logarithmus hiervon, also

$$\log \text{nat} \; \delta = \log \text{nat} \left(\frac{A_1}{A_2}\right) = \vartheta.$$

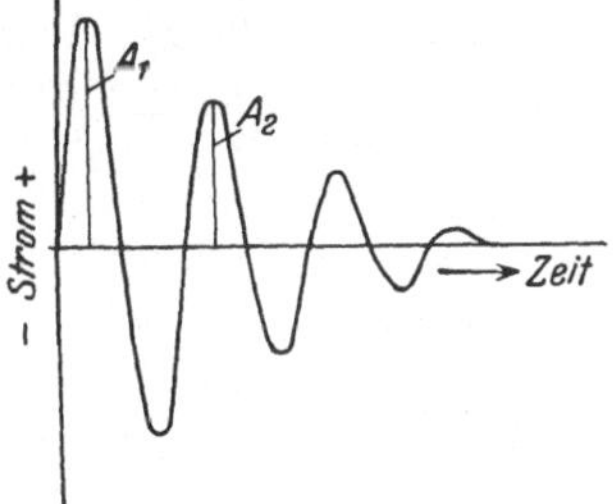

Abb. 61. Gedämpfte Schwingung.

ϑ wird als logarithmisches Dekrement bezeichnet. Es ist ein Maß für die Dämpfung der Schwingungen.

Die Dämpfung ist gleich Null, wenn $A_1 = A_2$ oder $\log \text{nat} \; \delta = 0$ (ungedämpfte Schwingungen) und um so größer, je höher der Wert von δ.

Da jeder Schwingungskreis einen wenn auch noch so kleinen Widerstand hat, so sind auch die in ihm verlaufenden Schwingungen gedämpft. Die Dämpfung läßt sich aufheben, wenn den elektrischen Schwingungen in jedem Moment genau soviel Energie wieder zugeführt wird, als durch die Dämpfung verloren geht. Anordnungen, mit welchen dies erzielt werden kann, sind später angeführt (S. 102).

In dem vorhin beschriebenen Schwingungskreis ist diese die Dämpfung kompensierende Energiezuführung nicht vorhanden. Man erhält mit ihm nur gedämpfte Schwingungen. Natürlich sind die Oszillationen auch nur solange vorhanden, wie der Stromkreis geschlossen ist, mit anderen Worten, solange an der Funkenstrecke ein Funke übergeht.

Man erhält also mit jedem Funken eine Gruppe von gedämpften Oszillationen, deren Frequenz durch die Selbstinduktion und die Kapazität des Schwingungskreises bestimmt ist. Geht ein Funke je Sekunde an der Funkenstrecke über, dann hat man auch nur eine Gruppe von Oszillationen je Sekunde. Da die Dauer eines Funkens sehr kurz ist, z. B. $1 \cdot 10^{-6}$ Sekunden, so ist auch die Dauer des Schwin-

gungsvorganges nur $1 \cdot 10^{-6}$ Sekunden. Nehmen wir eine Funkenzahl von 100 je Sekunde an, so treten in 0,99990 Sekunden keine
Oszillationen auf, der Kreis ist in Ruhe. Sollen die Oszillationen für
irgendwelche Zwecke ausgenutzt werden, so sind möglichst kleine oder
gar keine Ruhepausen erwünscht. In diesem Falle muß die Funkenzahl
je Sekunde gesteigert werden. Dies geschieht durch Verwendung
leistungsfähiger Hochspannungserzeuger zur Aufladung des Kondensators. Soll an der Funkenstrecke ein Funke überspringen, so ist nötig,
daß die den Kondensator aufladende Elektrizitätsquelle mindestens
die Spannung liefert, die zum Durchschlagen der Funkenstrecke im
Schwingungskreis nötig ist. Hierzu kann eine Influenzmaschine dienen.
Wegen ihrer geringen Leistung zieht man jedoch Funkeninduktoren
oder Hochspannungstransformatoren vor.

Kopplung zweier Schwingungskreise. Ein weiterer großer Nachteil
des vorher beschriebenen Schwingungskreises ist das Vorhandensein
der Funkenstrecke F. Wenn auch ihr Widerstand während der Existenz
eines Funkens infolge der Erwärmung und Ionisation der Luft sehr
klein geworden ist, so ist er doch gegenüber den übrigen im Kreise vorhandenen Widerständen sehr groß. Man hat deshalb ein Interesse
daran, diesen Widerstand nach Möglichkeit zu vermeiden.

Dies wird ermöglicht durch Übertragung der im Schwingungskreise
mit Funkenstrecke (Kreis I) vorhandenen Oszillationen auf einen
anderen Schwingungskreis (II), der keine Funkenstrecke enthält. Be-

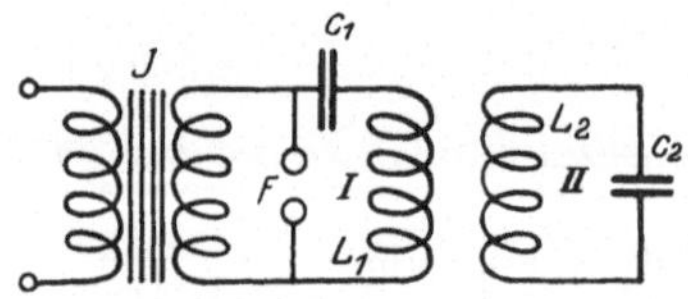

Abb. 62. Gekoppelte Schwingungskreise.
I Primärkreis.   II Sekundärkreis.

werkstelligt wird dies durch Kopplung
eines zweiten Schwingungskreises mit
dem ersten. Der Kreis II wird so abgeglichen, daß das Produkt aus seiner Kapazität und Selbstinduktion gleich groß
ist wie dasjenige des Kreises I, d. h. er
wird mit dem Kreise I in Resonanz gebracht. Die Kopplung der beiden Kreise
kann u. a. durch eine solche Anordnung der beiden Spulen L_1 und L_2
erzielt werden, daß die von der Spule L_1 ausgehenden magnetischen
Feldlinien die Spule L_2 durchschneiden (vgl. auch S. 79). Man erhält das
Schema der Abb. 62.

Entstehen im Kreise I Schwingungen, so werden sie durch Induktion
auch auf Kreis II übertragen. Infolge der Kopplung, welche die magnetische Verbindung der beiden Kreise darstellt, können sie aber nicht so
verlaufen, als wenn nur Kreis II vorhanden wäre. Hat Kreis I mehr
Schwingungsenergie, so gibt er an II ab und umgekehrt. Soll Kreis II,
der ja infolge des Fehlens der Funkenstrecke einen bedeutend kleineren
Ohmschen Widerstand hat als Kreis I und in welchem deshalb die elektrischen Schwingungen viel länger aufrecht erhalten bleiben, auch wirklich
länger als Kreis I schwingen, so muß dafür gesorgt werden, daß Kreis I
sofort abgeschaltet wird, wenn in Kreis II die maximale Schwingungsenergie vorhanden ist. Dieses Abschalten läßt sich dadurch erreichen,
daß der Funke in Kreis I von möglichst kurzer Dauer gemacht wird.
Dann ist Kreis I sehr rasch unterbrochen, und in Kreis II können die

Schwingungen solange aufrechterhalten werden, wie es dessen Widerstand erlaubt.

Damit der Funke im Primärkreise nur kurze Zeit existiert, dazu bedarf es besonderer Funkenstrecken. Sie müssen dem Funken möglichst rasch die auf der Gas- bzw. Temperaturionisation beruhenden Existenzbedingungen entziehen. Gut ist eine intensive Kühlung der Funkenstrecken. Sie wurde früher erhalten durch Rotierenlassen der Elektroden, durch spezielle Luftkühlung und durch sogenannte „Blasmagnete". Heute verwendet man „Großoberflächen-Funkenstrecken". Sie bestehen aus mehreren in sehr kleinem Abstande voneinander entfernten (einige Zehntel Millimeter) Kupfer- oder Silberplatten von 6—10 cm Durchmesser. Diese Platten werden in neuester Zeit der geringeren Abnutzung wegen mit Wolfram überzogen und in einen starken kleinen Behälter eingebaut, der mit einem die Wärme gut leitenden Gas (Wasserstoff, Leuchtgas, Alkoholatmosphäre) gefüllt wird. Bei Spezialkonstruktionen kann man auch auf letzteres verzichten. Derart ausgeführte Funkenstrecken bezeichnet man als „Löschfunkenstrecken". Sie wurden zuerst von M. WIEN in die Praxis der drahtlosen Telegraphie eingeführt, in welcher schon vor der Existenz der diathermischen Anwendung der Hochfrequenzströme möglichste Leistungssteigerung verlangt wurde.

Durch Anwendung der Löschfunkenstrecke läßt sich eine viel bessere Ausnutzung der elektrischen Energie erreichen. Die Schwingungen im Sekundärkreise sind längere Zeit vorhanden, wie bei Benutzung einer gewöhnlichen Funkenstrecke, und die Zahl der Funken je Sekunde kann infolge der günstigen Wärmeableitungsverhältnisse wesentlich erhöht werden. Mit den modernen Löschfunkenstrecken in Diathermieapparaten ist man schon auf 10—20000 Funken je Sekunde gekommen. Aber ununterbrochene Schwingungen lassen sich auch mit ihrer Hilfe

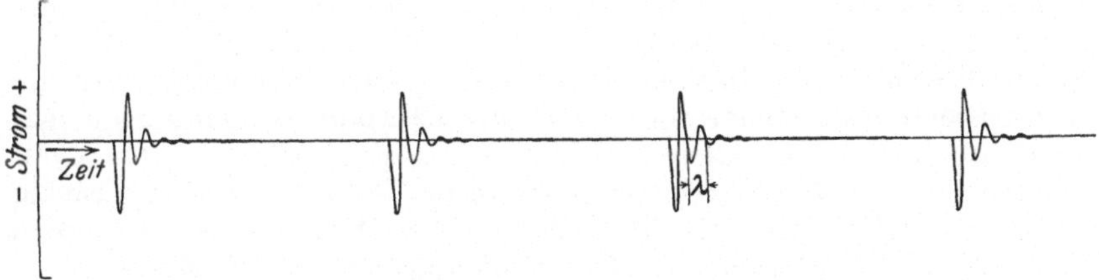

Abb. 63. Vier Schwingungsgruppen mit der Wellenlänge λ.

nicht erzielen. Es sind immer nur einzelne Schwingungsgruppen (wohl auch Impulse genannt) vorhanden, welche durch Ruhepausen abgelöst werden. Das Bild des Schwingungsvorganges zeigt Abb. 63.

Wird die zur Aufladung des Kondensators nötige Hochspannung von einem Transformator geliefert, so ist folgende technische Schwierigkeit zu beachten. Ist der Transformator auf seiner Primärseite an ein Wechselstromnetz von 50 Perioden (100 Polwechsel) je Sekunde angeschlossen und ist die von ihm auf der Sekundärseite gelieferte Spannung nur so hoch bemessen, daß sie gerade genügt, um die Funkenstrecke F zu durchschlagen, so können je Sekunde im Maximum nur 100 Entladungen einsetzen. Dies hat seinen Grund darin, daß entsprechend den 100 Polwechseln des Wechselstromes die Amplituden nur 100 mal in der Sekunde auf der Primärseite ein Maximum erreichen und infolgedessen auch auf der Sekundärseite nur 100 mal je Sekunde die maximale zum Durchschlagen der Funkenstrecke nötige Spannung auftritt. Zur Erzielung einer höheren Funkenzahl ist die vom Transformator sekundär zu liefernde Spannung so hoch zu treiben, daß sie schon bei Bruchteilen der Maximalamplitude zum Durchschlagen genügt. Dann treten pro Polwechsel je nach der Transformatorkonstruktion mehrere „Partialfunken" auf.

Setzen aber bei gewöhnlich gebauten und zu diesem Zwecke verwendeten Transformatoren einmal die Entladungen ein, so liegt die Gefahr nahe, daß zwischen den Elektroden ein dauernder Funkenstrom übergeht, der infolge seines kleinen Ohmschen Widerstandes einem Kurzschluß des Transformators gleichkommt und dessen Zerstörung nach sich zieht. Zur Vermeidung dieser Vorfälle werden die Transformatoren so gebaut, daß ihre Sekundärspannung sofort beim Einsetzen einer Funkenentladung stark sinkt. Dies geschieht am einfachsten durch unvollständiges Schließen ihres Eisenkernes; die von der Primärspule erzeugten magnetischen Feldlinien durchsetzen dann nicht alle die Sekundärspule, sondern erhalten insbesondere bei sekundärer Belastung des Transformators eine gewisse „Streuung". So gebaute Transformatoren nennt man „Streutransformatoren".

Generatoren für ungedämpfte Schwingungen. Für eine rationelle praktische Ausnutzung der elektrischen Energie ist das Fehlen jeglicher Schwingungspausen und jeder Amplitudenabnahme der Schwingungen erwünscht, d. h. als Ziel gilt die Verwendung ungedämpfter Schwingungen. Ungedämpfte Schwingungen sind nicht nur für die Diathermie wichtig, sondern auch für die drahtlose Telegraphie. Sie sind absolute Notwendigkeit für die Ausführung der drahtlosen Telephonie.

Aus diesem Grunde hat man in den letzten zwei Jahrzehnten intensiv nach Hochfrequenzgeneratoren für ungedämpfte Schwingungen gesucht und auch verschiedene Arten entdeckt. Für die Konstruktion von Diathermieapparaten wurden sie aber bisher kaum verwendet. Einzig eine französische Firma brachte bisher meines Wissens einen mit einem Röhrengenerator betriebenen Diathermieapparat auf den Markt.

Die zur Erzeugung ungedämpfter Schwingungen größerer Energie bekannten Methoden seien deshalb nur kurz angeführt. Es kommen in Betracht:

1. Hochfrequenzmaschinen,
2. der elektrische Lichtbogen,
3. die Röhrengeneratoren.

1. *Die Hochfrequenzmaschinen* sind hervorgegangen aus der Konstruktion der gewöhnlichen Niederfrequenz-Wechselstrommaschinen. Zur Erzielung der in der drahtlosen Technik üblichen hohen Periodenzahlen (bis etwa $3 \cdot 10^6$ je Sek.) sind Anker mit möglichst viel

Magnetpolen nötig. Aus konstruktiven Gründen kann bei einer bestimmten Maschinengröße eine gewisse Zahl nicht überschritten werden, mit anderen Worten: die Periodenzahl des von ihnen erzeugten Wechselstromes ist begrenzt. Bei den größten Typen wurden etwa 10 000 Perioden je Sekunde erreicht. Zur weiteren Frequenzerhöhung lassen sich aber die sogenannten „Frequenzwandler" benutzen, ruhende Systeme, welche infolge Verzerrung der ursprünglich sinusförmigen Wechselstromkurve eine Transformation auf höhere Frequenzen gestatten. Hochfrequenzmaschinen sind nur rationell bei großen Leistungen und kommen für Diathermiezwecke nicht in Betracht.

2. *Lichtbogengenerator.* Schaltet man parallel zu einem mit Gleichstrom betriebenen Lichtbogen einen Schwingungskreis, so lassen sich in ihm unter bestimmten Verhältnissen hochfrequente Schwingungen erzeugen. Die Vorbedingungen hierzu wurden von SIMON und DUDELL untersucht und ein speziell konstruierter Lichtbogen für die Zwecke der drahtlosen Telegraphie von POULSON in die Praxis eingeführt. Wesentlich sind gut gekühlte Elektroden (hohle, mit Wasserkühlung versehene rotierende Metallelektroden, eingekapselt und brennend in Leuchtgas- oder Alkoholatmosphäre) und kleiner Elektrodenabstand.

Die vom Lichtbogen erzeugten Schwingungen sind nicht ganz konstant in ihrer Periodenzahl, und der Bogen hat die Neigung zum Auslöschen. Diese Nachteile verhinderten eine weitere Verbreitung des Lichtbogengenerators, um so mehr als unterdessen die sozusagen ideale Methode der Schwingungserzeugung mittels

3. *Röhrengenerator* (DE FOREST, LANGMUIR, LIEBEN, REISS u. a.) ausgearbeitet worden war. Die Senderöhren — in verkleinertem Maßstab als Empfangsröhren in jedem Radioapparat benutzt und wohl allgemein bekannt — gestatten die Erzeugung von ungedämpften Hochfrequenzschwingungen fast beliebiger Periodenzahl (bis etwa $3 \cdot 10^{-8}$ Perioden je Sekunde) und Energie. Sie sind heute in der drahtlosen Technik die unentbehrlichsten Apparate. Der von ihnen gelieferte hochfrequente Wechselstrom ist auf Bruchteile eines Promille in seiner Periodenzahl auf Stunden hinaus konstant.

Es darf wohl als sicher gelten, daß der Röhrengenerator im kommenden Diathermieapparat eine Hauptrolle spielen wird.

Nachweis elektrischer Hochfrequenzschwingungen. Wir haben bisher nur davon gesprochen, daß sich in einem Schwingungskreise Oszillationen von elektrischen Ladungen ausbilden. Da der menschliche Körper kein Organ hat, welches die Existenz dieser Schwingungen ohne weiteres anzeigt, müssen wir auf Umwegen deren Vorhandensein beweisen.

Die Oszillationen stellen nichts weiteres vor als einen Wechselstrom hoher Frequenz. Infolgedessen müssen sich auch alle bei dem gewöhnlichen niederfrequenten Wechselstrom bekannten Methoden zu ihrem Nachweis verwenden lassen. Man kann z. B. in den Kreis direkt ein Amperemeter einschalten. Dieses muß nur die Bedingung erfüllen, daß es die Resonanzlage der Schwingungskreise nicht verändert; es muß also eine möglichst geringe Selbstinduktion und Kapazität besitzen. Am-

peremeter mit Spulen sind ausgeschlossen, brauchbar sind Hitzdrahtinstrumente. Schaltet man ein solches in den Schwingungskreis ein,
so zeigt es je nach der Leistungsfähigkeit der primären Hochspannungsquelle und der Größe der Verluste im Schwingungskreis einen Strom
von einigen Zehnteln bis zu mehreren Amperes an (bei großen Radio-
stationen mehrere 1000 Amp.).

Als weiteren Indikator kann man die, besonders bei Hochfrequenzströmen infolge des großen Wertes von $\dfrac{d\Phi}{dt}$ stark auftretenden Induktionserscheinungen benutzen. Bringt man in die Nähe der Spule des
Schwingungskreises (I oder II) eine Spule, die nur aus etwa 5 Windungen besteht und an deren Enden eine kleine Taschenlampenbirne
angelötet ist, so leuchtet diese auf. Die Lampe glüht immer heller, je
näher man die Spulen zueinander bringt, schließlich brennt sie unter
Umständen durch.

Durch die Messung mit dem Amperemeter haben wir bewiesen,
daß im Schwingungskreis ein Strom fließt, und durch die Induktion
auf den Glühlampenkreis, daß dieser Strom ein Wechselstrom ist.
Aus der Größe der Induktion oder nach der Thomsonschen Formel läßt
sich die Periodenzahl des Wechselstromes berechnen. Ist die Zahl der
Spulenwindungen 20—40, der Drahtdurchmesser etwa 3 mm und der
Windungsdurchmesser 10 cm und besteht die Kapazität aus einer oder
zwei mittelgroßen Leydenerflaschen, so ist die Frequenz des Wechselstromes von der Größenordnung einer Million je Sekunde. Deswegen
trägt dieser Wechselstrom den Namen „Hochfrequenzstrom".

Skineffekt. Eines der Hauptphänomene der Hochfrequenzströme sei
hier noch kurz besprochen, einesteils weil es für die Konstruktion guter
Schwingungskreise maßgebend ist, und anderenteils weil man ihm
früher die Ursache der Ungefährlichkeit des hochgespannten Hochfrequenzstromes für den menschlichen Körper zugeschrieben hat. Es
ist dies der sogenannte „Skin- oder Hauteffekt". Bestimmt man den
Widerstand eines Drahtes mit Gleich- und Hochfrequenzstrom, so
erhält man in letzterem Falle immer einen höheren Widerstandswert.
Die Erklärung dieser Erscheinung beruht auf folgenden wohlbegründeten
Annahmen:

Wir denken uns einen Kupferdraht, bestehend aus zwei ineinander
geschobenen Röhren, deren Kupferquerschnitt gleich groß ist. Im Innern
einer solchen Röhre ist kein Magnetfeld vorhanden, das von dem die
Rohrwände durchfließenden Strome herrühren könnte. Die innere Röhre
hat infolgedessen bei Stromdurchgang ein Magnetfeld, das den Zwischen-
raum zwischen ihr und der äußeren Röhre und die letztere selbst sowie
den außerhalb beider Röhren befindlichen Raum durchsetzt. Sie ist dem
Einfluß eines größeren Magnetfeldes als die äußere Röhre ausgesetzt,
da ja für sie das Feld des Zwischenraumes der beiden Röhren hinzu-
kommt, welches für die äußere Röhre belanglos ist. Fließt nun durch
dieses Röhrengebilde ein Gleichstrom, so wird er sich auf beide
Röhren — da ja der Kupferquerschnitt derselbe ist — gleichmäßig
verteilen.

Anders verhält sich der Wechselstrom. Mit jeder Änderung der Stromrichtung ist eine Richtungsänderung des Magnetfeldes verknüpft. Jede Änderung des letzteren induziert aber auf das Leitergebilde eine Spannung, und da die innere Röhre einem größeren Magnetfeld als die äußere ausgesetzt ist, so ist für sie die Spannungsinduktion oder die Selbstinduktion größer, das heißt aber nichts anderes, als daß für den Wechselstrom die Widerstandsverteilung über einen bestimmten Kupferquerschnitt nicht gleichmäßig ist. Der Widerstand ist für ihn im Innern größer als außen. Aus diesem Grunde fließt der größere Teil eines Wechselstromes mehr an der Oberfläche (daher der Name Hauteffekt) als im Innern eines Drahtes. Dies ist um so mehr der Fall, je höher die Frequenz des Wechselstromes und je besser die Leitfähigkeit und (bei rundem Querschnitt) der Durchmesser des Leitermaterials ist. In der folgenden Tabelle sind die Widerstände einiger massiver runder Kupferdrähte für Gleichstrom und für Wechselstrom verschiedener Frequenz angegeben.

| Drahtdurchmesser (runder Querschnitt) | Widerstand für | | | |
| | | Hochfrequenzstrom | | |
	Gleichstrom	$n = 1 \cdot 10^5$ pro Sek.	$n = 5 \cdot 10^5$ pro Sek.	$n = 1 \cdot 10^6$ pro Sek.
0,4 mm	0,138	0,141	0,183	0,245
0,8 „	0,0346	0,0422	0,083	0,110
1,2 „	0,0154	0,0262	0,053	0,074
1,6 „	0,0086	0,0189	0,039	0,054
2,0 „	0,0055	0,0148	0,031	0,043

Da nach obigen Ausführungen für Hochfrequenzströme das Innere eines massiven Kupferdrahtes fast keinen Beitrag zur Stromleitung gibt, so zieht man vor, in Hochfrequenzkreisen Kupferröhren oder schmale -bänder zur maximalen Ausnutzung des Materials zu verwenden.

Der Skineffekt diente, wie schon gesagt, früher hauptsächlich zur Erklärung der Tatsache, daß Hochfrequenzströme dem menschlichen Körper nicht gefährlich sind. Sie sollten gar nicht in das Körperinnere eindringen können. Die Diathermie nützt nun aber gerade die Entwicklung Joulescher Wärme durch die Hochfrequenzströme im Innern des menschlichen Körpers aus, zeigt also, daß der Hochfrequenzstrom nicht nur auf der Haut, sondern auch im Körperinnern verläuft und widerlegt damit die alte Erklärungsweise.

Diese Erscheinung wird sofort verständlich, wenn man bedenkt, daß im Körperinnern sehr viele Leiter von verschiedenem Leitvermögen, wie Blutbahnen, Nerven, Muskeln usw. parallel geschaltet sind. Für jeden einzelnen homogenen Leiter ist die Stromverteilung so, wie beim massiven Kupferdraht. Die Einzelleiter bilden in ihrer Gesamtheit den leitenden Körperteil, bei welchem als Ganzes genommen wieder die im Innern liegenden Stromfäden durch die äußeren beeinflußt werden. Die Stromverteilung wird also sowohl durch den Ohmschen Widerstand als auch den Skineffekt bestimmt. Ersteres wurde bei der alten Erklärungsweise nicht berücksichtigt.

Heute nimmt man zur Erklärung der Ungefährlichkeit der Hochfrequenzströme an, daß infolge des raschen Polwechsels eine Elektrolyse der Körpersäfte der Trägheit der Ionen wegen nicht stattfinden kann. Zur Unterstützung dieser Annahme dient die Tatsache, daß auch eine Nervenreizung, welche bei Gleich- und bei niedrig periodischem Wechselstrom vorhanden ist, bei den hohen in der Diathermie üblichen Frequenzen (etwa $1 \cdot 10^{-6}$ Perioden je Sekunde) vollständig fehlt. Man hat durch experimentelle Untersuchungen gefunden, daß die Frequenz, bei welcher noch Nervenreiz eintritt, zwischen 10^{-4} und 10^{-5} Perioden je Sekunde liegt.

Bei einem Diathermieapparat müssen deshalb sowohl die Frequenz des Hochfrequenzstromes als auch die Zahl der Schwingungsgruppen (Impulse) über 10^4 bis 10^5 je Sekunde liegen. Sind sie niedriger als diese Werte, so hat der Patient das unangenehme, beim gewöhnlichen Elektrisieren auftretende „faradische Gefühl“.

Medizinische Praxis.

In der Diathermie nützt man, wie schon erwähnt, die Wärmeentwicklung durch den hochfrequenten elektrischen Strom bei seinem Durchgang durch einen Widerstand für medizinische Zwecke aus. Die Stromquelle bildet ein wie vorhin beschriebener Hochfrequenzkreis und den Widerstand der menschliche Körper resp. das Organ, das man erwärmen will. Wie bekannt sein dürfte, heißt der Ausdruck für die in einem Widerstand durch den elektrischen Strom erzeugte Wärmemenge:

$$Q = c \cdot w \cdot i^2 \cdot t,$$

worin c eine Konstante ($c = 0{,}239$), w die Größe des Widerstandes in Ohm, i die Stromstärke in Ampere und t die Zeit in Sekunden bedeuten.

Der Widerstand w des menschlichen Körpers beträgt für Hochfrequenzströme je nach der Größe des Körperteils und der Größe der aufliegenden Elektrodenfläche einige wenige bis etwa 200 Ohm, und die Stromstärke i, die zu einer nennenswerten Erwärmung eines Körperteils führt, einige Zehntel bis mehrere Amperes.

Mit dem in den Stromkreis eingeschalteten Hitzdrahtinstrument mißt man bekanntlich Mittelwerte des Wechselstromes. Es ist damit nicht möglich, die Größe der Amplituden der einzelnen Schwingungen festzustellen. Hieraus und wegen der relativ geringen Impulsfolge (Schwingungsgruppen) bzw. der relativ großen, zwischen ihnen liegenden Pausen ergibt sich, daß die maximalen Amplituden des Hochfrequenzstromes wesentlich höher liegen müssen als der vom Amperemeter angezeigte Mittelwert.

Da in unserer Gleichung c eine Konstante ist, sich auch der Widerstand w eines bestimmten Körperteiles während einer Behandlung nicht wesentlich ändert und sowohl i als auch t beliebig gewählt werden können, so ist es leicht, für jeden beliebigen Zweck dem Organismus eine bekannte Wärmemenge zuzuführen, von der gerade spürbaren Körpererwärmung bis zur Koagulation des Eiweißes.

Widerstand, Wärmekapazität und Wärmeleitfähigkeit der Körperbestandteile. Für den mit Diathermieapparaten praktizierenden Arzt ist es von besonderer Wichtigkeit zu wissen, wie sich die Widerstände der einzelnen Körperbestandteile zueinander verhalten, weil ja die Wärmeentwicklung hiervon abhängt. In der Literatur findet man Angaben, die sich oft widersprechen. Bezeichnet der zuerst angegebene Körperbestandteil denjenigen größten und der zuletzt angegebene denjenigen kleinsten Widerstandes, so gilt nach F. NAGELSCHMIDT:

Haut, Fett, Knochen, Nerven, Muskeln, Blut.

Nach Untersuchungen von WILDERMUTH beträgt der spezifische Widerstand von

Fettgewebe	19,4	Einheiten
Gehirn	5,5— 6,8	,,
Lunge	3,5— 4,0	,,
Leber	2,8— 3,3	,,
Haut	2,5— 3,0	,,
Muskel	1,2— 1,5	,, ,

wobei als Einheit der spez. Widerstand einer 0,5% chemisch reinen NaCl-Lösung bei 18° gewählt ist.

Schaltet man die Gewebe *hintereinander*, so tritt in demjenigen mit dem größten Widerstand auch die größte Wärmeentwicklung auf. Das Fettgewebe erwärmt sich am stärksten, die Muskeln am schwächsten.

Schaltet man die Gewebe *parallel*, so ist die Sache umgekehrt. Das Fettgewebe erwärmt sich am schwächsten und die Muskeln am stärksten.

Bei Verwendung der heute üblichen Elektroden betragen die Hochfrequenzwiderstände für Thorax 20—40 Ohm, Gelenke 30—100 Ohm, Extremitäten 100—200 Ohm.

Neben dieser Verschiedenheit der Gewebewiderstände ist bei der lokalen Erwärmung menschlicher Körperteile mit Hilfe von Hochfrequenzströmen auch deren Wärmekapazität, d. h. das Produkt aus Masse und spez. Wärme und ihre Wärmeleitfähigkeit zu beachten. Es ist nicht möglich, einen eng begrenzten Körperteil während längerer Zeit auf relativ hoher Temperatur zu halten, ohne daß seine Umgebung nicht auch der Erwärmung teilhaftig wird.

Zu dieser Ableitung von Wärme durch die Wärmeleitfähigkeit der Gewebe tritt noch ein Abtransport von Wärme durch das die zu erwärmenden Körperteile hindurchfließende Blut. Vergleichen läßt sich seine Wirkung mit einem von Wasser durchflossenen Rohrsystem, bestehend aus Röhren verschiedenen Querschnittes. Soll ein Rohrteil, durch welchen viel Wasser je Sekunde hindurchfließt, auf eine bestimmte Temperatur erwärmt werden, so ist dazu mehr Wärme nötig als für einen Rohrteil, durch welchen nur wenig Wasser hindurchströmt. Offenbar wird also zur Erwärmung eines Körperteils, der stark von blutführenden Gefäßen durchsetzt ist, auch eine größere Wärmemenge bzw. elektrische Hochfrequenzenergie nötig sein als bei einem blutarmen Gewebeteil. Aufschluß über den Grad der Erwärmung kann man vom behandelten Patienten (subjektiv) oder besser durch die auf S. 87 beschriebenen elektrischen Temperaturmeßmethoden (objektiv) erhalten.

Anschluß des Körpers an den Hochfrequenzkreis. Das Anschließen des menschlichen Körpers an den Schwingungskreis geschieht durch Auflegen von Zinnfolien (nicht Blei!), Blechen oder speziell geformten Elektroden auf die Haut oder die zu behandelnde Körperstelle. Die Folien usw. werden mit Bindfaden, Gaze oder ähnlichem befestigt und durch Drähte so mit dem Schwingungskreis verbunden, daß der zu erwärmende Körperteil direkt in den Kreis eingeschaltet ist und durch beide derselbe Strom hindurchgeht. Eine gute Befestigung der aufliegenden Elektroden ist notwendig, damit nicht zwischen ihnen und der Haut eine Funkenbildung auftritt, welche ungewünschte Hautverbrennungen hervorruft. Gut ist eine Anfeuchtung der Haut mit Seifenspiritus.

Die Stromverteilung und mit ihr die Wärmeentwicklung im Körper hängt ab von der Größe der Auflageflächen der Elektroden und dem schon besprochenen Widerstand der einzelnen Gewebe.

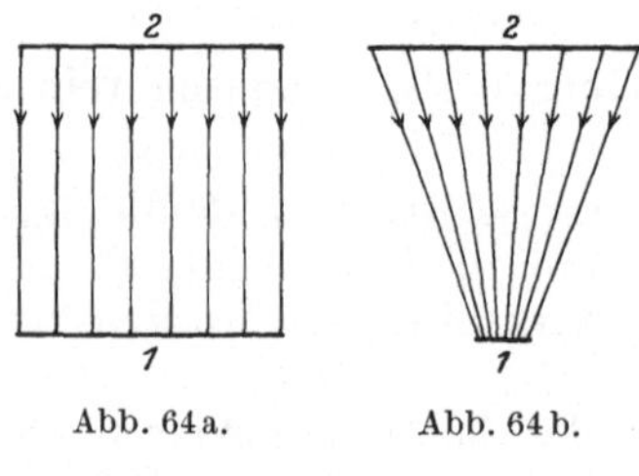

Abb. 64a.   Abb. 64b.

Sind die aufliegenden Elektrodenflächen gleich groß, so ist, wie Abb. 64a zeigt, die Stromverteilung gleichmäßig; ist die erste sehr klein im Verhältnis zur zweiten, so drängen sich die Stromfäden an der ersten zusammen und bewirken bei ihr eine sehr starke Wärmeentwicklung gegenüber der zweiten (vgl. Abb. 64b).

Wird die erste punktförmig gewählt, die zweite dagegen groß, so tritt bei einer gewissen Stromstärke eine Verbrennung der bei der ersten gelegenen Körperteile auf. Da die Verbrennung ohne Anwendung eines glühenden Kauters erfolgt, so bezeichnet man diese Verbrennungsmethode als „Kaltkaustik". Gestaltet man die punktförmige Elektrode als dünnen Metallstift, welcher an einem isolierenden Hartgummigriffe gehalten werden kann, so lassen sich hiermit chirurgische Operationen ausführen. Auf diesem „kaltkaustischem" Wege erzeugte Schnittwunden bluten nicht.

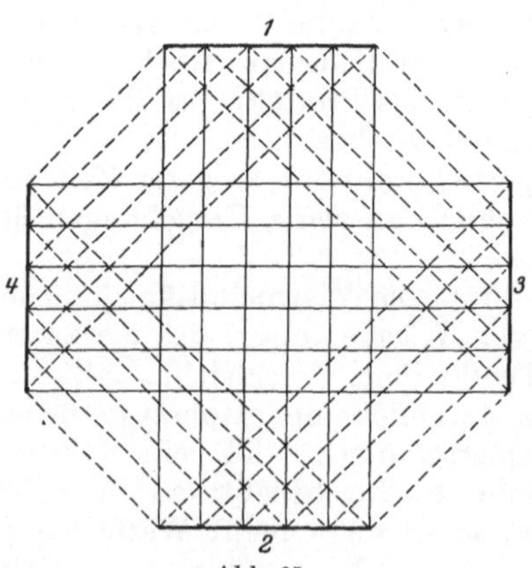

Abb. 65.

Soll ein Körperteil erwärmt werden, wozu teilweise eine Hintereinanderschaltung und teilweise eine Parallelschaltung der Gewebe vorteilhaft ist, so kann er unter „Kreuzfeuer" genommen werden (vgl. auch Röntgentherapie S. 158), d. h. man kann mit zwei Elektrodenpaaren arbeiten, wie Abb. 65 angibt. Wie man hieraus ersieht, wird der zentrale Teil besonders stark von Stromlinien (ausgezogene Striche) durchsetzt und infolgedessen auch stark erwärmt. Zu beachten ist aber, daß nicht die Elektroden 1/3 und 2/4 parallel geschaltet werden. Der Strom würde in diesem Falle den zentralen Teil überhaupt nicht durchfließen, sondern so verlaufen, wie die gestrichelten Linien angeben. Jede andere Verbindungskombination der Elektroden bewirkt dasselbe. Ein gleichzeitiges Anschließen der Elektroden führt nicht zum Ziele.

Die richtige Methode beruht auf einer zeitlichen Trennung der Stromanschlüsse an die Elektroden. Es werden zuerst das Paar 1 und 2 und hierauf 3 und 4 angeschaltet. Nun fließt der Strom einmal von 1 nach 2 und umgekehrt oder von 3 nach 4 und umgekehrt. In praxi wird der abwechslungsweise Anschluß durch spezielle motorisch betätigte Schalter ausgeführt.

Spezial-Erwärmungsmethoden. Zur Erwärmung des ganzen menschlichen Körpers (bewirkt im allgemeinen Herabsetzung des Blutdruckes) bedient man sich zweier Methoden:

1. des Kondensatorbettes,
2. der Solenoidspule.

Beim Kondensatorbett befindet sich der Patient liegend auf einer metallischen Unterlage, getrennt von ihr durch eine elektrisch isolierende Zwischenschicht. Wie die Bezeichnung schon sagt, ist das Ganze ein Kondensator. Der Patient bildet den einen Kondensatorbelag, die metallische Unterlage den anderen und die isolierende Zwischenschicht (Hartgummiplatte) das Dielektrikum des Kondensators. Ein Pol des Hochfrequenzkreises wird an die metallische Unterlage angeschlossen und der andere in Form von Handelektroden oder als Folienauflage auf die Haut an den Patienten gelegt. Die isolierende Zwischenschicht muß so stark gewählt werden, daß sie durch die relativ hohe, an dem „Kondensator" liegende Spannung nicht durchschlagen wird und keinen Anlaß gibt zu Verbrennungen des Patienten durch Funken.

Bei der zweiten Methode wird die Selbstinduktionsspule des Schwingungskreises in solcher Größe ausgeführt, daß der Patient bequem stehend oder sitzend darin Platz hat. Durch das im Innern der Spule vorhandene hochfrequente magnetische Wechselfeld werden in ihm hochfrequente Ströme induziert, welche die Körpererwärmung bewirken. Der Patient ist aufzufassen als kurzgeschlossener Leiterkreis im magnetischen Wechselfeld. Er kommt nirgends mit den Windungen des Solenoides in Berührung (D'Arsonvalisation).

Beide eben erwähnten Methoden beanspruchen sehr leistungsfähige Diathermieapparate, welche große Stromstärken abgeben können.

Neben der Induktion von Hochfrequenzströmen im menschlichen Körper, bewirkt durch das Wechselfeld im Innern der Solenoidspule, ist auch eine solche denkbar, welche durch das im Dielektrikum des Kondensators vorhandene Wechselfeld hervorgerufen wird. Diese Möglichkeit wurde in neuester Zeit auch in Wirklichkeit umgesetzt.

Bringt man einen tierischen Körper zwischen die Platten eines Kondensators, der einen Bestandteil eines Schwingungskreises bildet, welcher seinerseits mit einem starken Hochfrequenzgenerator gekoppelt ist (z. B. dem Senderkreis einer drahtlosen Station), so tritt eine Erwärmung in ihm auf. Bei kleinen Tieren kann die Temperaturerhöhung so stark werden, daß rascher Tod die Folge ist. Versuche zeigten, daß Fliegen plötzlich tot zu Boden fielen, Mäuse nach einigen Sekunden und Ratten in 3—5 Minuten zugrunde gingen. Bei größeren Tieren wurden Temperatursteigerungen bis 42 und 43° gemessen.

Diese Art der Körpererwärmung ist nicht zu verwechseln mit der durch das Kondensatorbett bewirkten oder der normalen Anschaltung des Körpers an einen Schwingungskreis. Während in den letzten Fällen der Körper metallisch mit dem Hochfrequenzkreis verbunden ist, fehlt bei der eben besprochenen Art jeder Kontakt. Der Körper bildet einen zentralen Teil des Dielektrikums. Die Erwärmung wird wie bei der Solenoidspule durch die induzierten Ströme bewirkt.

Anschließend hieran sei noch eine weitere Verwendung von Hochfrequenzströmen erwähnt, die aber mit Diathermie nichts als das Apparatprinzip gemein hat. Es ist dies die Behandlung mit Funken. Sie besteht darin, daß von einer schwachen hochfrequenten Hochspannungsquelle aus auf den zu Behandelnden Funken übergehen gelassen werden. Die Funken sind im Gegensatz zu den von den Diathermieapparaten erzeugten von geringer Intensität. Die Apparate sind volkstümlich geworden als sogenannte Violettstrahler.

Die Art der Wärmeentwicklung im menschlichen Körper. Wir haben eingangs dieses Abschnittes von der Wärmeentwicklung gesprochen, die nach dem Jouleschen Gesetz beim Durchfließen eines Hochfrequenzstromes durch den menschlichen Körper auftritt. Dabei haben wir angenommen, es sei durch den Hochfrequenzstrom nur ein Ohmscher Leitungswiderstand zu überwinden. Das Solenoid und die Kondensatormethode zeigt uns aber, daß wir unsere Anschauungen etwas modifizieren müssen.

Wir können bei der normalen Anschaltung des menschlichen Körpers an einen Diathermieapparat mittels Folien annehmen, daß der Körper nur als Widerstand in den Stromkreis eingeschaltet ist, andererseits müssen wir aber auch bedenken, daß die beiden Folienbelege nichts anderes darstellen als Kondensatorbelege und der zwischen ihnen befindliche Körperteil das Dielektrikum. Berühren die Folien den Körper nicht, so haben wir nur Induktionswirkung und Erzeugung von Wärme durch Kurzschluß- bzw. Wirbelströme im Patienten; berühren sie aber, dann haben wir sowohl Induktionswirkung, also Wärmeerzeugung durch Wirbelströme, als auch Wärmeerzeugung durch den Ohmschen Leitungswiderstand des Körpers.

Besonders eindrücklich wird dies vor Augen geführt durch die Kondensatorbett-Erwärmungsmethode. Der Körper bildet hierbei gleichzeitig einen Bestandteil der Leitung und des Dielektrikums. Der Hochfrequenzstrom fließt beim auf dem Kondensatorbett liegenden Patienten von den oben aufgelegten Elektroden durch den Körper zur unteren Elektrode und dann als Verschiebungsstrom durch das Dielektrikum. Andererseits treten, wenn wir den Körper als Dielektrikum auffassen, schon in ihm die Verschiebungsströme auf.

Daraus folgt, daß die gesamte dem Körper zugeführte Wärmemenge gebildet wird aus der Summe der durch den Leitungswiderstand und der durch die Induktionswirkungen hervorgerufenen Wärmemengen. Man kann sich nun fragen, welche Erwärmungsmethode ist vorteilhafter: die Ausnutzung der Leitungs- oder der Induktionswärme? Beim normalen Diathermieverfahren sind beide miteinander untrennbar verbunden. Speziell tritt die letztere auf bei der Verwendung der Solenoidspule und beim Einbringen des Körpers zwischen die Kondensatorplatten ohne Berührung derselben.

Um auf die Frage eine Antwort geben zu können, brauchen wir uns nur zu überlegen, wann die induktiven und die kapazitiven Wirkungen Maxima sind. Offenbar ist dies dann der Fall, wenn beim Solenoid das magnetische Feld auf einen möglichst kleinen Raum zusammengedrängt wird, und beim Kondensator, wenn die Kondensatorplatten möglichst klein sind und einen geringen gegenseitigen Abstand besitzen. Dies liegt vor, wenn die Elektroden am zu erwärmenden Körper direkt anliegen. Dann muß das ganze magnetische und elektrische Feld, abgesehen von einer kleinen Streuung, durch den Körper hindurch. Diese Folgerung sagt aber nichts anderes aus, als daß die direkte Auflage der Elektroden auf den Körper die vorteilhafteste Ausnutzung der elektrischen Hochfrequenzenergie darstellt.

Den Beweis hierzu liefert die Praxis. Um eine kaum merkbare Erwärmung des Körpers im Solenoid zu erhalten, muß man einen derartig starken Hochfrequenzstrom durch das Solenoid schicken (10 Amp. und mehr), daß bei seiner Anwendung bei der normalen Methode kaum erträgliche Körpertemperaturen, ja sogar Verbrennung die Folge wären. Ebenso muß bei der kapazitiven Methode die sehr starke Hochfrequenzenergie (viele Kilowatt) drahtloser Stationen benutzt werden, welche für die normale Diathermie niemals in Betracht kommen kann.

Vorzuziehen ist also in energetischer Beziehung vor allen anderen bisher bekannten Durchwärmungsmethoden die bewährte des Elektrodenauflegens.

Diathermieapparate der Praxis.

In den modernen Diathermieapparaten werden fast durchgehends zwei Schwingungskreise verwendet. Der erste ist der eigentliche Generatorkreis und der zweite der Verbraucher- bzw. Patientenkreis. Durch diese Trennung erhält man den nicht zu unterschätzenden Vorteil, daß der Patient unmöglich mit der gefährlichen niederfrequenten Hochspannung des den primären Kondensator aufladenden Induktors bzw. Transformators in Berührung kommen kann. Günstig ist dabei weiter, daß der Patientenkreis sorgfältiger und einwandfreier vom

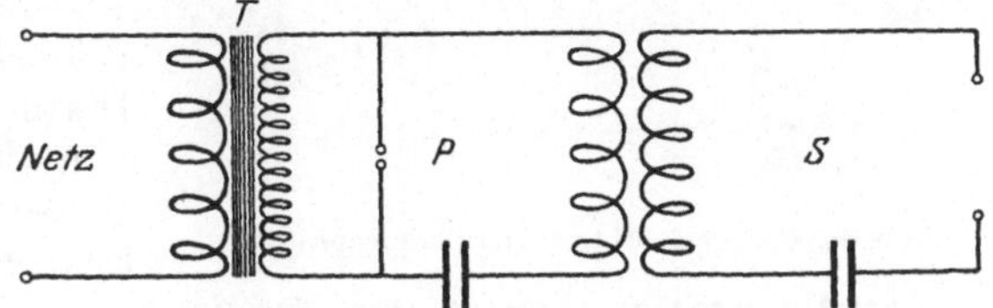

Abb. 66. Normale Schaltung eines Diathermieapparates. T = Hochspannungstransformator, P = Primärer Hochfrequenzkreis, S = Sekundärer (Patienten-) Kreis.

Apparatgehäuse bzw. der Erde isoliert werden kann. Erdschlußfreiheit ist vom Diathermieapparat unbedingt zu verlangen. Die prinzipielle Schaltung solcher Diathermieapparate zeigt Abb. 66.

Die Regulierung der dem Patientenkreis zugeführten Energie kann durch Variation der Kopplung zwischen ihm und dem primären Kreise bewirkt werden oder bei fester Kopplung durch variablen Anschluß der Abnahmedrähte an einem Spannungsteiler des zweiten Kreises (vgl. Abb. 67). Auf der Seite des Stadtnetzanschlusses befindet sich kein Regulierorgan. Dies hat zur Folge, daß im primären

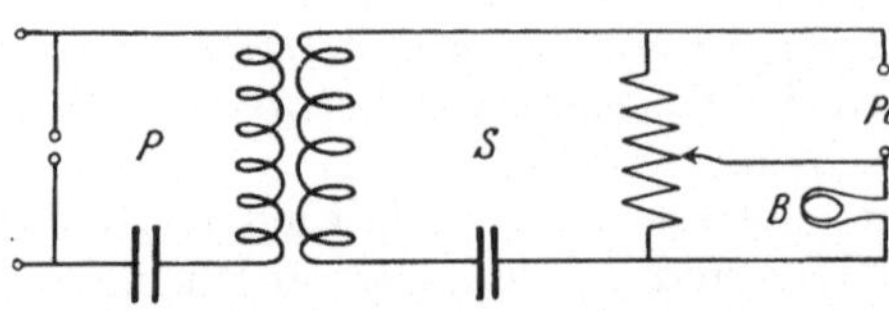

Abb. 67. Schaltung der Siemensschen Diathermieapparate.
P = Primärkreis, B = Ballastkreis,
S = Sekundärkreis, Pa = Patientenkreis.

Schwingungskreis dauernd ein starker Hochfrequenzstrom fließt. Zum Ausgleich wird von der Firma Siemens in den Sekundärkreis ein Ballastkreis gelegt, der die überschüssige Energie aufnimmt (vgl. Abb. 67).

Bei Beurteilung der Leistung eines Diathermieapparates ist zu berücksichtigen, auf welche äußeren (Patienten-) Widerstände er arbeiten soll. Ist der äußere Widerstand hoch, so muß auch die vom Apparat gelieferte Hochfrequenzspannung relativ hoch sein, damit der gewünschte Hochfrequenzstrom (in Amperes) durch den Widerstand hindurchgetrieben werden kann. Ist der Widerstand niedrig, so kann es auch die Hochfrequenzspannung sein. Im allgemeinen hat man es bei der Diathermiebehandlung mit äußeren Widerständen von 20—100 Ohm zu tun. Diesen Widerständen soll ein guter Diathermieapparat angepaßt sein. Je besser er dies ist, desto größer ist sein Nutzeffekt, desto kleiner die Energievergeudung.

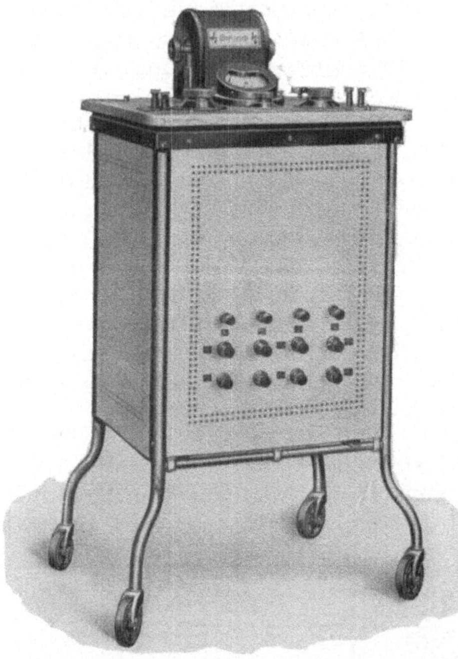

Abb. 68. Großer fahrbarer Diathermieapparat.

Zur Illustration der in der Praxis verwendeten Apparate mögen die Abb. 68 und 69 dienen.

Der Apparat in Abb. 68 leistet etwa 500 Watt und ist für stationären Betrieb bestimmt. Auf der Marmordeckplatte sind montiert:

eine dreifache eingekapselte Wolframfunkenstrecke,
ein Amperemeter bis 5 Ampere,

die Reguliervorrichtungen und die Klemmen für den Patienten-
anschluß (einige auch an der Vorderwand des Tisches für mehrere
Patientenanschlüsse). Im In-
nern befinden sich der Hochspannungstransformator und
die Schwingungskreise.

Der zweite Apparat (Lei-
stung etwa 40 Watt Abb. 69)
ist hauptsächlich für ambulanten Gebrauch bestimmt. Er
besitzt (unter dem perforier-
ten Blech) eine einfache regulierbare Wolframfunken-
strecke (Knopf auf der
rechten Seite), Amperemeter,
Reguliervorrichtung und An-
schlußklemmen.

Beide Apparate sind zum
Anschluß an ein Wechselstromnetz bestimmt. Zum An-
schluß an ein Gleichstrom-
netz ist ein Gleichstrom-Wechselstrom-Umformer nötig.

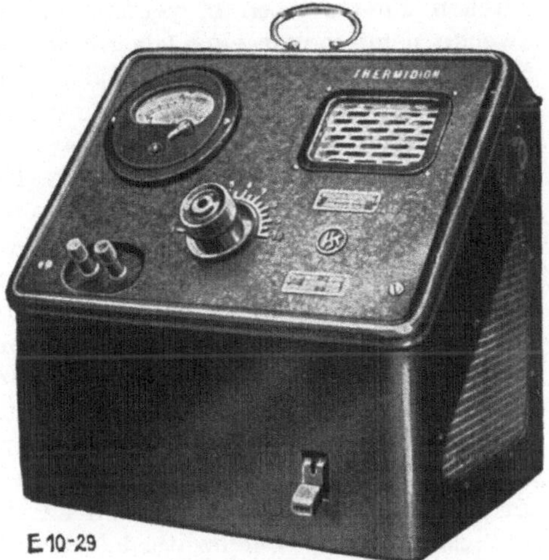

Abb. 69. Transportabler Diathermieapparat
kleiner Leistung.

Literatur zur Diathermie.

Bucky, G.: Anleitung zur Diathermiebehandlung. Berlin: Urban & Schwarzenberg 1927.

Fassbender, H.: Die technischen Grundlagen der Elektro-Medizin: Braunschweig: Vieweg, 1916.

Leroux-Robert: La haute Frequence en Oto-Rhino-Laryngologie. Paris:
Masson & Cie. 1927.

Nagelschmidt, F.: Die Diathermie. Handbuch der biolog. Arbeitsmethoden.
Abt. II, Physikal. Methoden, Tl II, H. 3. Berlin: Urban Schwarzenberg, 1927,

Rumpf, Th.: Die Anwendung der oszillierenden Ströme. Jena: G. Fischer, 1927.

Röntgenstrahlen.

Die Röntgenstrahlen wurden im Jahre 1895 durch einen Zufall von
Röntgen entdeckt. Die Art der Entdeckung und die Weiterführung
der Untersuchung zeigt die geniale Beobachtungsgabe und das experimentelle Geschick von Röntgen. Seine drei Publikationen waren derart gründlich ausgeführt, daß mehr als ein Jahrzehnt verfloß, bis neue
Tatsachen über die vorerst noch geheimnisvolle Strahlenart entdeckt wurden. Bis zum Jahre 1912 war ungewiß, ob die X-Strahlen Korpuskular-
strahlen oder elektromagnetische Schwingungen sind. Erst die Prüfung
einer Idee von Laue durch seine Schüler Friedrich und Knipping ergab
endgültig, daß die Röntgenstrahlen nichts anderes als das letztere, also
dasselbe wie die Lichtschwingungen, nur von größerer Frequenz bzw.
kleinerer Wellenlänge sind. Mit dieser Entdeckung war das Röntgen-
strahlengebiet einer sauberen quantitativen Untersuchung zugänglich
gemacht und gleichzeitig der kleinste Baustein der Materie, das Atom,
für eine Erforschung seiner Struktur geöffnet.

Wie erhält man und was sind eigentlich Röntgenstrahlen? Um diese Frage beantworten zu können, müssen wir uns zuerst etwas mit elektrischen Entladungen in verdünnten Gasen beschäftigen. Zu diesem Zwecke nehmen wir eine Glasröhre von etwa 3 cm Durchmesser und 30 cm Länge, schmelzen an beiden Enden Elektroden ein (z. B. eine Aluminiumplatte und einen 2 mm dicken Aluminiumdraht, welche zur Glasdurchführung je mit einem Platindraht verschweißt sind) und verbinden die Röhre mit einer Hochvakuumpumpe (Gaedesche Quecksilberpumpe oder Diffusionspumpe) und die Elektroden mit einer Hochspannungsquelle (Influenzmaschine oder besser Induktorium). Wir können nun folgende Erscheinungen beobachten:

Hat das Gas in der Röhre noch Atmosphärendruck, so geht zwischen den beiden Elektroden ein Funkenstrom über, vorausgesetzt, daß das Induktorium die dazu nötige Spannung zu liefern vermag. Läßt man zur Evakuierung der Röhre die Vakuumpumpe laufen, so wird mit abnehmendem Gasdruck das Funkenband breiter und breiter. Bald darauf füllt es die ganze Röhre aus, nimmt einen blaßroten Farbton an und zerfällt in einzelne Schichten, deren Abstand voneinander immer größer und größer wird. Gleichzeitig bilden sich zwei sogenannte Dunkelräume aus, einer nahe an der Kathode und der andere etwas weiter von ihr entfernt. Diese werden immer größer, die Leuchterscheinung in der Röhre nimmt immer mehr an Intensität ab, bis plötzlich das der Kathode gegenüberliegende Glas der Röhre zu fluoreszieren beginnt. Bei weiterem Evakuieren nimmt auch die Fluoreszenz immer mehr ab und schließlich setzt die Entladung vollständig aus. Das Aussetzen tritt allerdings erst dann auf, wenn in der Röhre kein Gas mehr vorhanden ist. Pumpmethoden, die eine vollständige Evakuierung zustande bringen, existieren noch nicht. Das Vakuum läßt sich heute „erst" bis etwa $1 \cdot 10^{-8}$ mm Quecksilbersäule treiben.

Luft wird bekanntlich immer als Isolator betrachtet. Hier sehen wir aber, daß sie unter Umständen doch imstande ist, einen elektrischen Strom zu leiten. Dies hat folgende Ursachen:

Die Luft setzt sich wie jeder Körper aus einzelnen Atomen zusammen. Nach der Bohrschen Auffassung besteht ein solches Atom aus einem positiv geladenen Kern (Genaueres vgl. Radioaktivität S. 172) mit auf bestimmten Bahnen darum herumkreisenden Elektronen, deren negative Ladung die positive Kernladung nach außen hin kompensiert. Die Elektronen sind mehr oder weniger stark an den Kern gebunden, um so stärker, je näher sie sich an ihm befinden. Durch Bestrahlung mit Licht (hauptsächlich ultraviolettem), mit Röntgenstrahlen oder mit den von radioaktiven Vorgängen herrührenden Gammastrahlen lassen sich leicht auf äußeren Bahnen kreisende Elektronen vom Atom loslösen. Diese losgelösten Elektronen bezeichnet man als „freie" Elektronen. Sie sind immer infolge der Einwirkung der eben genannten Strahlen in mehr oder weniger großer Zahl in einem Gas vorhanden. Denken wir uns nun ein solches freies Elektron einem elektrischen Feld ausgesetzt — wie wir es zwischen den Elektroden der vorhin benutzten Röhre hatten —, so wird es von der Kathode abgestoßen und von der Anode angezogen, mit Kräften, welche dem Coulombschen Gesetz entsprechen. Es wird also beschleunigt auf die Anode zufliegen. Da sich aber zwischen dem Elektron und der Anode noch Gasatome befinden, wird es bald mit einem solchen zusammenstoßen. Hat das Elektron eine so große Geschwindigkeit erlangt, daß es infolge seiner kinetischen Energie imstande ist, aus dem von ihm getroffenen Atom ein Elektron frei zu machen — wie man sagt durch Stoß zu ionisieren—, so nimmt seine Geschwindigkeit ab, um infolge des auf es einwirkenden äußeren elektrischen Feldes von neuem, ebenso wie das von ihm freigemachte Elektron, beschleunigt zu werden. Das um ein Elektron ärmere Atom reagiert nach außen wie eine positive Ladung, wird infolgedessen gegen die Kathode zu beschleunigt und übt ebenso wie die freien Elektronen auf die neutralen Atome eine ionisierende Wirkung aus.

Wir haben also in unserem Gase positive und negative Ionen bzw. Elektronen, die imstande sind, eine elektrische Ladung zu transportieren und die Stromleitung im Gase zu übernehmen.

Durch die weitergehende Evakuation unserer Röhre, d. h. die Verminderung der Zahl der im Kubikzentimeter Raum befindlichen Atome, wird ein Elektron einen immer größer werdenden Weg zurücklegen müssen, bis es auf ein ionisierungsfähiges Atom trifft. Die hierfür zurückzulegende Strecke bezeichnet man als „freie Weglänge“.

Die Ionisation eines Atomes ist natürlich mit einer Störung seiner Elektronenbahnen verbunden. Beim Wiederherstellen des elektrischen Gleichgewichtes emittiert das Atom Lichtstrahlen, d. h. jede Stoßionisation ist in unserer Röhre mit einer Lichtemission verbunden. Infolgedessen können wir an der geschichteten Entladung direkt die freie Weglänge ablesen und auch konstatieren, daß sie mit abnehmendem Druck in der Röhre an Größe zunimmt. Sie kann schließlich so groß werden, daß die Wahrscheinlichkeit des Auftreffens eines fliegenden Elektrons auf ein Gasatom fast gleich Null wird, die Elektronen also direkt auf die Anode oder das in ihrer Umgebung befindliche Glas der Röhre stoßen.

Über die Zahl der in der Röhre befindlichen Ionen gibt uns eine Strom- bzw. Widerstandsmessung Aufschluß. Die Stromstärke wird um so größer bzw. der Widerstand um so kleiner sein, je mehr Ionen offenbar an der Stromleitung beteiligt sind. Messen wir die an der Röhre

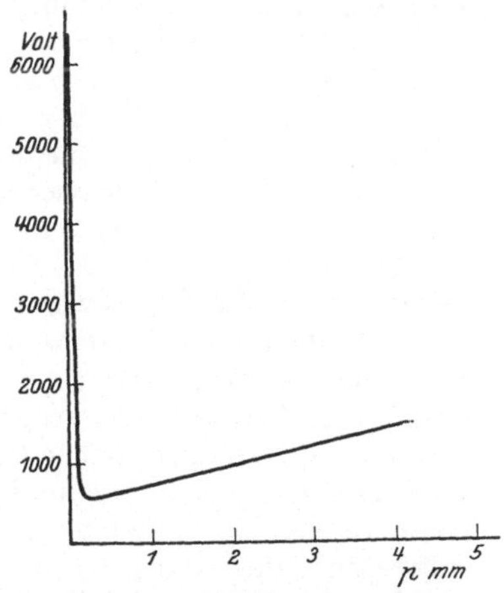

Abb. 70. Innerer Widerstand einer Entladungsröhre als Funktion des Gasdruckes.

liegende Spannung und den durch sie hindurchgehenden Strom und bilden hieraus den Quotienten, so erhalten wir nach früheren (vgl. S. 69) den Widerstand. Das Resultat einer solchen Meßreihe, ausgeführt bei verschiedenen Gasdrucken in der Röhre, ist in Abb. 70 graphisch dargestellt. Aus der Abszisse ist der Gasdruck, auf der Ordinate der zugehörige

Widerstand bzw. die Spannung, die zum Durchtreiben einer bestimmten gleichbleibenden Stromstärke nötig ist, aufgetragen. Die Kurve zeigt, daß der Widerstand bei hohem Gasdruck sehr groß ist, ein Minimum bei einem Druck von etwa 0,2 mm Quecksilber durchläuft und dann wieder stark ansteigt. Die größte Ionenzahl ist demnach in unserer Röhre bei etwa 0,2 mm Quecksilberdruck vorhanden. Die Entladung ist hierbei geschichtet. Bei höherem Druck ist die freie Weglänge zu klein, die fliegenden Elektronen prallen in ihrer Mehrzahl mit Gasatomen zusammen, bevor sie die zur Ionisation nötige kinetische Energie besitzen. Soll diese dennoch erreicht werden, so muß die Röhrenspannung sehr hoch getrieben werden. Bei Drucken unterhalb 0,2 mm Quecksilber nimmt die Zahl der möglichen Ionen infolge des abnehmenden Gasdruckes naturgemäß ab. Der Widerstand in der Röhre wird unendlich groß, wenn keine Gasmoleküle bzw. -atome mehr vorhanden sind.

Ist der Gasdruck in der Röhre sehr klein, so fliegen, wie wir eben gesehen haben, die freien Elektronen mit großer Geschwindigkeit auf die Anode bzw. das in ihrer Nähe befindliche Glas. Was geschieht an der Aufprallstelle der Elektronen? Mit dieser Frage kommen wir auf den Kernpunkt des Kapitels.

Das Glas und das Material, aus dem die Anode besteht, setzt sich aus einzelnen Atomen zusammen. Diese Atome sind aber nicht so frei beweglich wie die Gas- oder Flüssigkeitsatome; sie sind stärker an eine bestimmte Gleichgewichtslage gebunden. Nichtsdestoweniger sind die fliegenden Elektronen imstande, auch aus ihnen Elektronen frei zu machen und ihre Atome zu einer Strahlung anzuregen. Hierzu tritt noch eine andere Erscheinung.

Ein Elektron stellt bekanntlich die kleinste Menge Elektrizität dar. Befindet es sich in Ruhe, so hat man es nur mit einer statischen Ladung zu tun. Hat es eine gewisse Geschwindigkeit, so transportiert es seine elektrische Ladung von einem Ort zum anderen, d. h. es entsteht durch seine Bewegung ein elektrischer Strom. Ein elektrischer Strom erzeugt, wie bekannt sein dürfte, ein zu seiner Richtung senkrecht stehendes zyklisches Magnetfeld. Das ruhende Elektron besitzt nur ein statisches elektrisches Feld, das bewegte dazu noch ein magnetisches Feld. Wird das bewegte Elektron mit seinem elektrischen und magnetischen Felde plötzlich zum Stillstand gebracht, so muß in der Zeit des Abbremsens sein Magnetfeld auf Null zusammenbrechen. Dieses Zusammenbrechen ruft etwa dasselbe im Äther hervor, was ein Knall in einem Gase. Die „Äthererschütterung" bekundet sich in dem Auftreten einer elektromagnetischen Schwingung oder, wie wir es jetzt nennen wollen, in dem Auftreten eines Röntgenstrahles. Je schneller das fliegende Elektron sich bewegt und je schneller es abgebremst wird, je intensiver also der „Knall" ist, desto kürzer ist die Wellenlänge der auftretenden Schwingung. (Der Vergleich ist nicht genau, da in der Akustik die Tonhöhe unabhängig ist von der Intensität.) Sind viele Elektronen an der Abbremsung beteiligt, so entsteht für jedes einzelne ein Röntgenstrahl.

Die derart hervorgerufene Röntgenstrahlung bezeichnet man als *Bremsstrahlung,* und diejenige, welche durch die Erregung der Glas-

oder Anodenmetallatome entsteht, als *Resonanz- oder Fluoreszenzstrahlung*.

Bei der Fluoreszenzstrahlung treten ganz bestimmte, für das Material bzw. Element, in welchem die Elektronen abgebremst werden, charakteristische Wellenlängen auf. Zerlegt man die von einer Röntgenröhre emittierte Strahlung mittels Röntgenspektrographen (siehe später), so kann man für jedes Element verschiedene Serien von Röntgenlinien unterscheiden. Sie werden mit K-, L-, M-, N-Serie bezeichnet je nach ihrem Ursprung. Zur Emission der K-Serie, die auf der innersten Elektronenbahn ihren Ursprung hat, braucht man die höchsten Röhrenspannungen, zur Erregung der N-Serie die niedrigsten. Damit ein Element eine bestimmte Serie aussendet, bedarf es, je nach dessen Stellung im periodischen System, verschieden hoher Spannungen an der Röntgenröhre. Der englische Physiker MOSELEY hat herausgefunden, daß eine sehr einfache Beziehung zwischen der erzeugten Resonanzwellenlänge, z. B. einer bestimmten Linie der K-Serie, und der Ordnungszahl des bremsenden Elementes, also seiner Stellung im periodischen System vorhanden ist. Sie lautet:

$$\nu = A \cdot (Z - b)^2 \quad \text{oder} \quad \sqrt{\nu} = A \cdot (Z - b),$$

hierin bedeuten ν die Frequenz, A und b Konstante und Z die Ordnungszahl. Im Falle der K-Serie ist b gleich 1.

Trägt man in einem Koordinatensystem die Quadratwurzel aus der Frequenz ν oder aus $\dfrac{1}{\lambda}$ als Ordinate und die Ordnungszahl der Elemente als Abszisse auf, so liegen sämtliche Punkte auf einer Geraden (vgl. Abb. 71).

Je größer die Ordnungszahl, desto kürzer ist die auftretende Wellenlänge einer bestimmten „Röntgenlinie" einer Serie. Um die charakteristische Wellenlänge für Atome hoher Ordnungszahl zu erhalten, muß natürlich die Geschwindigkeit der fliegenden Elektronen, der sogenannten *Kathodenstrahlen*, eine bestimmte untere Grenze erreichen, mit anderen Worten die von den Kathodenstrahlen erzeugte Bremsstrahlung muß eine bestimmte Wellenlänge ergeben, damit die gewünschte Fluoreszenzstrahlung auftreten kann. Es hat sich gezeigt, daß die Bremsstrahlung immer eine etwas kürzere Wellenlänge als die gewünschte Resonanzstrahlung haben muß.

In der Optik ist eine ähnliche Erscheinung bei der Fluoreszenz bekannt. Will man einen bestimmten Körper, z. B. ein Uransalz, zur Fluoreszenz bringen, so muß das Fluoreszenz erregende Licht immer von kürzerer Wellenlänge als dasjenige der erzeugten Fluoreszenzbande sein, andernfalls tritt keine Fluoreszenz auf (Gesetz von STOOKES). Aus Analogie hierzu bezeichnet man die Resonanzstrahlung auch als Fluoreszenzstrahlung.

Wir haben gesehen, daß eine um so kürzere Wellenlänge der Bremsstrahlung erhalten wird, je größer die Geschwindigkeit der Kathodenstrahlen ist. Diese Geschwindigkeit läßt sich sehr einfach durch die an die Röhre gelegte Spannung regulieren. Ist die Spannung hoch, so wird

auch die Elektronengeschwindigkeit groß und damit die Wellenlänge
der Bremsstrahlung klein. Eine Beziehung zwischen diesen Größen
wurde von EINSTEIN entdeckt und heißt nach ihm das Einsteinsche
Gesetz. Sie lautet:

$$e \cdot V = h \cdot v,$$

wobei e die Ladung des fliegenden Elektrons, V die an der Röhre liegende
Spannung, h eine Konstante, das aus der Quantentheorie bekannte

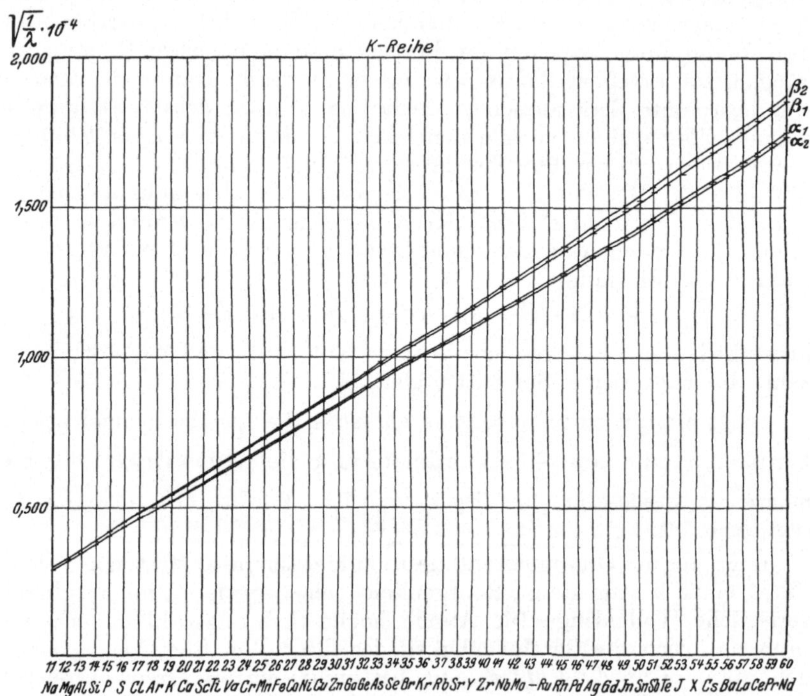

Abb. 71. Das MOSELEYsche Gesetz.

Energiequantum, und v die Frequenz der kürzesten auftretenden Wellenlänge der Bremsstrahlung, die sogenannte „Grenzwellenlänge", bedeuten.

Durch diese allgemeingültige Gleichung ist die Beziehung zwischen
Grenzfrequenz v und der Röhrenspannung V eindeutig bestimmt. Da
e und h Konstante sind, läßt sie sich auch schreiben:

$$v = C \cdot V,$$

wobei $C = \dfrac{e}{h}$ ist.

Führt man die Werte für die Konstanten ein, so folgt:

$$\lambda = \frac{12{,}35}{\text{kV}} = \frac{v}{v} \quad (\text{kV} = \text{Kilovolt} = 1000 \text{ V})$$

$$v = \text{Fortpflanzungsgeschwindigkeit} = 3 \cdot 10^{10} \frac{\text{cm}}{\text{sec}}$$

$$\lambda = \text{Wellenlänge in AE.} = 10^{-8} \text{ cm}.$$

Man hat also nur eine Zahl durch die an der Röhre liegende Spannung zu dividieren, um die Grenzfrequenz ν zu erhalten.

Aus der Gleichung darf aber nicht etwa geschlossen werden, daß bei Anwendung des Spannung V nur die Frequenz ν auftritt. Vielmehr haben genaue Messungen von ULREY gezeigt, daß immer, sogar bei Entnahme der Hochspannung aus einer Akkumulatorenbatterie, d. h. der Gewährleistung einer absolut konstanten Spannung, auch niedrigere Frequenzen von einer Röntgenröhre emittiert werden. Das ν der EINSTEINschen Beziehung gibt nur die Grenzfrequenz an.

Aus den ULREYschen Versuchen folgt, daß Elektronen, die mit gleicher Geschwindigkeit auf eine Anode fallen, in ihr verschieden rasch gebremst werden. Dies läßt sich leicht dadurch erklären, daß die Atome des Anodenmaterials keine massiven Teilchen sind, sondern daß sie aus einem Planetensystem mit großen Abständen zwischen den einzelnen kreisenden Elektronen einerseits und dem von ihnen eingehüllten Atomkern andererseits bestehen. Das eine Kathodenstrahlteilchen kann seine Energie schon an ein auf der Metalloberfläche liegendes Atom abgegeben haben, während ein anderes durch die „Lücken" des ersten Atoms vielleicht auch noch eines zweiten und dritten hindurchfliegt, hierbei schon eine gewisse kinetische Energie abgibt, also an Geschwindigkeit verliert, und erst bei einem späteren zum vollständigen Stillstand gelangt. Das heißt aber, daß in Wirklichkeit auch bei einer mit ganz homogenem, hochgespanntem Gleichstrom gespeisten Röhre verschiedene Frequenzen der von ihr emittierten Röntgenstrahlen auftreten. Daß natürlich bei der Anwendung einer inhomogenen Gleichspannung, wie es heute bei der Wechselstrom-Gleichrichtung meistens der Fall ist, keine homogene Röntgenstrahlung, sondern eine Energieverteilung auf verschiedene Frequenzen auftritt, liegt auf der Hand.

Es wird also bei Benutzung sowohl einer konstanten als auch einer pulsierenden Gleichspannung von der Röntgenröhre eine Strahlung mit verschiedenen Frequenzen, ein „Röntgenspektrum", ausgesandt. Was die Größenordnung der emittierten Wellenlängen anbelangt, haben wir bereits bemerkt, daß sie kleiner ist als die der Wellenlängen des Lichtes. Das Röntgenspektrum erstreckt sich von etwa 12—0,05 AE. Strahlen von großer Wellenlänge bezeichnet man als *weiche* und solche kleiner Wellenlänge als *harte Röntgenstrahlen*. Weiche haben eine geringe, harte eine große Durchdringungsfähigkeit.

Die Röntgenstrahlen stellen nur einen Spezialfall aus dem großen Gebiete der elektromagnetischen Schwingungen dar, wie umstehende Zusammenstellung zeigt.

Hiervon kennen wir bereits die HERTZschen Wellen, welche in der Diathermie und der drahtlosen Telegraphie und Telephonie Verwendung finden, das infrarote Spektrum, das nichts anderes als Wärmestrahlen repräsentiert, und das sichtbare und das ultraviolette Spektrum, welches hauptsächlich bei Höhensonne- und Quarzlampenbestrahlungen in Betracht kommt. Auf die Gammastrahlung, herrührend vom radioaktiven Zerfall chemischer Elemente, und die Höhenstrahlung werden wir später zurückkommen.

Energieverteilung im Röntgenspektrum. Mit der Kenntnis des von einer Röntgenröhre emittierten Spektrums tauchen verschiedene für die Praxis bedeutungsvolle Fragen auf. Von Interesse ist insbesondere, ob die Grenzfrequenz abhängig ist vom Antikathodenmaterial, wie die Energieverteilung im Röntgenspektrum ist und welchen Einfluß das Antikathodenmaterial auf die Energieemission ausübt.

Zur Klärung dieser Punkte sind von den verschiedensten Forschern Messungen und Versuche ausgeführt worden. Die Resultate ergaben übereinstimmend, daß die Grenzwellenlänge unabhängig ist vom Antikathodenmaterial; sie hängt, wie die EINSTEINsche Gleichung aussagt, nur von der Röhrenspannung ab.

Ebenso unabhängig vom Element der Antikathode ist die spektrale Energieverteilung im Bremsspektrum. Nur abhängig vom Antikathodenmaterial ist die von der Röhre emittierte Strahlungsenergie. Sie ist um so größer, je höher cet. par. die Ordnungszahl des als Antikathode benutzten Elementes ist. Man hat infolgedessen ein Interesse daran, für den praktischen Gebrauch Elemente der höchsten Ordnungszahlen, soweit sie mechanisch noch gut bearbeitet werden können, wie z. B. Platin oder Wolfram, als Antikathode zu verwenden. Vorgezogen wird Wolfram, da Platin stark zerstäubt und die Glaswand der Röhre mit einer absorbierenden Schicht beschlägt.

Über die spektrale Energieverteilung in der Strahlung, welche von einer mit homogener Gleichspannung und konstanter Stromstärke betriebenen Röntgenröhre emittiert wird, hat ULREY Messungen ausgeführt. Seine Resultate sind in Abb. 72 graphisch dargestellt.

Es ergibt sich hieraus, daß — neben der uns schon bekannten Verschiebung der Grenzwellenlänge — mit steigender Röhrenspannung die emittierte Strahlungsenergie wächst. Sie hat ein ausgesprochenes Maximum, dessen Lage in bezug auf die Wellenlänge von der Spannung abhängig ist. Mit steigender Spannung verschiebt es sich nach den kürzeren Wellenlängen, analog wie sich in der Optik bei strahlenden Körpern das Energiemaximum mit wachsender Temperatur des Strahlers gegen die kürzeren Wellenlängen verschiebt (WIENsches Verschiebungsgesetz).

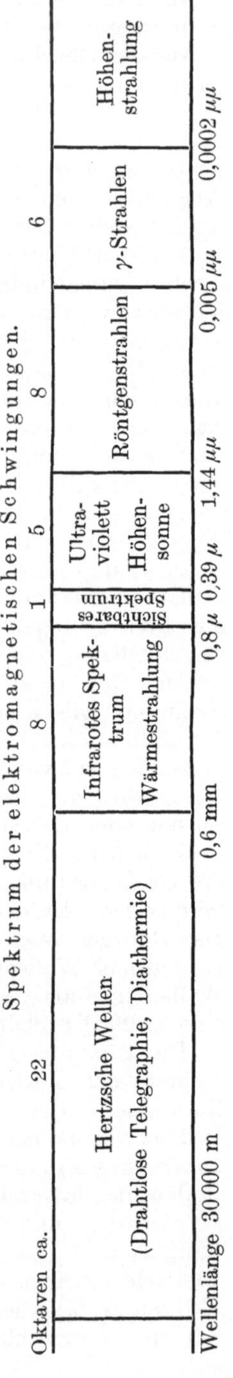

Nutzeffekt einer Röntgenröhre. Eine Betrachtung der energetischen Verhältnisse bei der Umsetzung der korpuskularen kinetischen Energie (Kathodenstrahlen) in elektromagnetische Schwingungsenergie (Röntgenstrahlen) läßt vermuten, daß — wie bei allen Energieumsetzungen — kein Nutzeffekt von 100% auftreten wird, d. h. daß nicht die ganze in den Kathodenstrahlen enthaltene Energie sich in Röntgenstrahlenenergie verwandeln wird. In der Tat ergeben Messungen, daß höchstens einige Prozent — normalerweise 1—2% — der Kathodenstrahlenenergie in der Röntgenstrahlung wiederzufinden sind. Die übrigen etwa 98% verwandeln sich in Wärmeenergie. Diese tritt auf beim Bremsprozeß der Kathodenstrahlteilchen und bewirkt eine Erwärmung der Röhrenantikathode im Betriebe. Die Erwärmung kann so stark werden, daß sie — beim Fehlen einer speziellen Kühlvorrichtung — zum Schmelzen des Antikathodenmetalles führt, insbesondere an derjenigen Stelle, an welcher sich der Fokus befindet. Man bezeichnet dieser sehr leicht auftretenden Unglücksfall mit „Anstechen der Antikathode".

Zur Vermeidung des Anstechens sind die Antikathoden der modernen Röntgenröhren entweder mit einem massiven, aus gut wärmeleitendem Material (Kupfer) versehenen Stiel ausgerüstet, der außerhalb der Röhre Kühlrippen trägt, oder der zur Antikathode führende Stiel ist hohl und kann mit Wasser gefüllt werden. Antikathodenstiele von Röhren, welche längere Zeit im Betriebe gehalten werden, z. B. manche Therapie-Röhren, füllt man mit heißem Wasser, das infolge der Wärmeaufnahme bald zum Sieden ge-

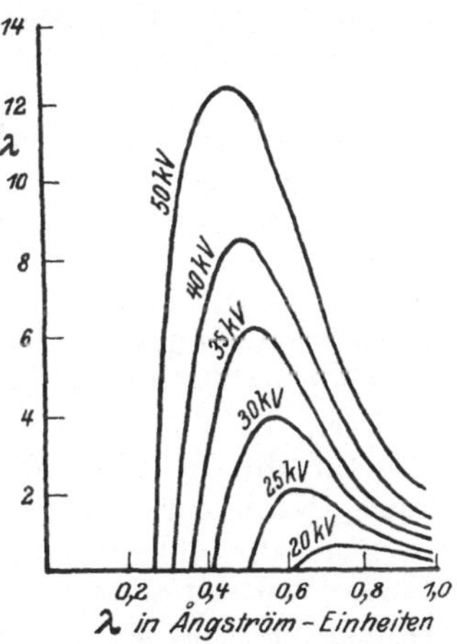

Abb. 72. Energieverteilung im Röntgenspektrum (nach ULREY).

bracht wird und dann die Antikathode immer auf dem Siedepunkte des Wassers hält. Röhren dieser Art nennt man „Siederöhren". Beide Röhrentypen sind in Abb. 77 und 78 wiedergegeben.

Sekundärstrahlung und Streustrahlung. Läßt man die von einer Röntgenröhre ausgehende Strahlung auf irgendeinen Körper auffallen, so wird ein Teil davon absorbiert und ein anderer Teil durch den Körper hindurchgelassen. Dies ergibt sich schon aus Analogie zur Optik. Lichtstrahlen, die von einem Körper absorbiert werden, erzeugen in ihm Wärme und vermögen aus ihm Elektronen auszulösen. Letzteres ist der schon früher erwähnte Photoeffekt. Die vom sichtbaren Licht ausgelösten Elektronen haben, wie sich aus der Berechnung mit dem EINSTEINschen Gesetz

$$e \cdot V = h \cdot \nu$$

ergibt, eine relativ kleine Geschwindigkeit.

Auch die Röntgenstrahlen vermögen Elektronen aus den von ihnen getroffenen Körpern auszulösen. Da sie infolge ihrer hohen Frequenz ν

ein viel größeres „Wirkungsquantum $h \cdot \nu$" als Licht haben, so ist auch die Geschwindigkeit der durch sie ausgelösten „Photoelektronen" eine viel größere. Diese bewegen sich so schnell, daß sie imstande sind, aus den sie absorbierenden Substanzen von neuem Röntgenstrahlen, die sogenannten Sekundärstrahlen, zu erregen. Selbstverständlich kann die Energie der Sekundärstrahlen nach dem Energieprinzip höchstens gleich derjenigen der Primärstrahlen sein. Die Sekundärstrahlen vermögen ihrerseits wiederum den Anstoß zu einer dritten Strahlung, der Tertiärstrahlung, zu geben. Dieser Vorgang geht solange weiter, bis sich die Strahlungsenergie totgelaufen hat. Dies ist der Fall, wenn die durch die Röntgenstrahlen ausgelösten Elektronen ihre ganze kinetische Energie an die bremsenden Atome abgegeben haben.

Die Elektronen haben auch die Fähigkeit, aus den von ihnen getroffenen Atomverbänden Elektronen herauszuschleudern, also eine sekundäre Elektronenemission hervorzurufen. Die sekundären Elektronen sind wiederum, wenn auch in sehr geringem Maße, imstande, eine tertiäre Elektronenemission zu erregen. Die Geschwindigkeit der Tertiärelektronen ist in diesem Falle aber so klein, daß sie schon in den geringsten Schichten auch sehr durchlässiger Substanzen absorbiert werden.

Mit den eben beschriebenen Vorgängen ist die sogenannte „Streustrahlung" verknüpft. Fallen die Röntgenstrahlen auf ein Atom auf, so vermögen sie gemäß ihrem Wirkungsquantum $(h \cdot \nu)$ Elektronen auszulösen, die ihrerseits wiederum den Anstoß zu einer sekundären Röntgenstrahlung oder einer sekundären Elektronenemission geben können. Nach der Theorie von DEBYE und COMPTON ist damit aber noch nicht die volle Energie des primären Röntgenstrahles erschöpft, vielmehr läuft er weiter unter Richtungsänderung und mit verkleinertem Wirkungsquantum $h \cdot \nu$. Das letztere kann sich nur in der Änderung seiner Frequenz bemerkbar machen, da in dem Ausdruck $h \cdot \nu$ das h eine Konstante ist. Das heißt aber nichts anderes, als daß der abgelenkte Röntgenstrahl weicher geworden ist. Ob die Theorie in allen Punkten den Tatsachen entspricht, ist noch nicht aufgeklärt. Tatsache aber ist, daß bei allen Körpern, ob gasförmig, flüssig oder fest, eine „Streuung" der Röntgenstrahlen konstatiert werden kann. Optisch gesprochen erhält man eine Diffusion der Strahlung, wie sie beim Durchgang von Licht durch trübe Medien stattfindet. Demnach wirken alle Körper auf Röntgenstrahlen wie trübe Medien auf Licht.

Absorption und Streuung der Röntgenstrahlen. Wir haben im vorigen Abschnitt die Vorgänge betrachtet, die beim Auffallen von primären Röntgenstrahlen auf Materie eintreten, und haben gesehen, daß ein Teil der Röntgenenergie durch die Materie hindurchgeht, ein Teil gestreut und ein anderer in Elektronenenergie im Innern des Körpers umgewandelt wird. Setzen wir in den Gang eines primären Röntgenstrahlenbündels eine Substanz, z. B. eine Aluminiumplatte, und messen die auffallende und die austretende Strahlenenergie, so werden wir eine Verminderung der letzteren gegenüber der ersten konstatieren können. Diese Verminderung setzt sich zusammen aus der Streustrahlung und der Absorption; sie ist also nicht wie in der Optik allein der Absorption zuzuschreiben. Die Absorption besteht in der Energieabgabe des Röntgenstrahles an den absorbierenden Körper in Form von bewegten und in ihm zum Stillstand gebrachten Elektronen. Es kommt hierfür nur der durch den primären Röntgenstrahl hervorgerufene Photoeffekt, nicht aber die gestreute Strahlung und das Erregen der Eigenstrahlung des Atoms, der charakteristischen Strahlung (was von Röntgenstrahlen wie von Kathodenstrahlen bewirkt werden kann) in Betracht. Wie man sieht, ist der Durchgang von Röntgenstrahlen durch Materie mit komplizierten Vorgängen verbunden.

Nach einer früheren Bemerkung teilt man die Röntgenstrahlen in harte und weiche, je nach ihrer Wellenlänge, ein. Die harten sind durchdringender als die weichen. Dies sagt aus, daß die Durchlässigkeit der Materie für Röntgenstrahlen von deren Wellenlänge abhängt. Bei den Röntgenstrahlen liegen betreffend Durchlässigkeit die Verhältnisse bedeutend einfacher als bei den optischen Strahlen, gilt doch annähernd für alle Körper (unterhalb der Ordnungszahl 45), was wenigstens die Absorption anbetrifft, das gleiche Gesetz, daß der Absorptionskoeffizient proportional ist der dritten Potenz der Wellenlänge, also

$$\frac{\alpha}{\varrho} = K \cdot \lambda^3 \quad (\alpha = \text{Absorptionskoeffizient}, \quad \varrho = \text{Dichte des Körpers}).$$

K ist für große Spektralgebiete als konstante Größe anzusehen, es ändert sich aber sprunghaft im Gebiete der charakteristischen Strahlung des absorbierenden Körpers.

Soll die gesamte von einem Körper bewirkte Strahlenschwächung berücksichtigt werden, so kommt zur Absorption noch die Streuung. Ihr Einfluß auf die Gesamtschwächung ist in dem den Therapeuten interessierenden Spektralgebiete (etwa 0,05—0,3 AE.) verglichen mit der Absorption verschieden groß, je nachdem es sich um Körper niederen oder hohen Atomgewichtes handelt. Im ersten Falle, z. B. bei den im menschlichen Körper vorhandenen Stoffen, wie Blut, Fettgewebe und Muskeln, ist der Strahlungsverlust durch Streuung größer als der durch Absorption. Ihr gegenseitiges Verhältnis hängt von der Wellenlänge ab, da die Streuung für Körper bis etwa zur Ordnungszahl 45 als annähernd konstant angesehen werden kann, während sich die Absorption nach obiger Gleichung mit λ^3 ändert. Man erhält für die Gesamtschwächung den Ausdruck:

$$\frac{\mu}{\varrho} = K \cdot \lambda^3 + \frac{\sigma}{\varrho},$$

worin ϱ die Dichte, σ den linearen Streuungskoeffizienten und μ den linearen Schwächungskoeffizienten bedeuten. Die Division durch ϱ gibt den Massenstreuungs- bzw. Massenschwächungskoeffizienten. Nebenstehende Tabelle gibt Aufschluß über die numerischen Größenverhältnisse bei verschiedenen Stoffen.

Element	Ordnungszahl	Schwächung $\dfrac{\mu}{\varrho} =$
Wasserstoff ...	1	$2,5 \cdot \lambda^3 + 0,18$
Wasser	1 u. 8	$2,5 \cdot \lambda^3 + 0,18$
Kohlenstoff ...	6	$1,0 \cdot \lambda^3 + 0,18$
Aluminium ...	13	$14,5 \cdot \lambda^3 + 0,15$
Kupfer	29	$147 \ \ \cdot \lambda^3 + 0,50$
Molybdän.....	42	$450 \ \ \cdot \lambda^3 + 0,4$

Hieraus wurden von KÜSTNER die für Mediziner wichtigen folgenden
Werte berechnet:

Gewebe	Schwächung $\dfrac{\mu}{\varrho} =$
Blut	$2{,}5 \cdot \lambda^3 + 0{,}18$
Fettgewebe . .	$1{,}6 \cdot \lambda^3 + 0{,}18$
Muskeln	$2{,}2 \cdot \lambda^3 + 0{,}18$
Knochen	$11 \ \ \cdot \lambda^3 + 0{,}18$

Aus diesen Daten ist ersichtlich, daß
mit wachsender Ordnungszahl der Elemente die Absorption gegenüber der
Streuung erheblich an Größe zunimmt.
Die Werte gelten natürlich nicht im
Gebiete der charakteristischen Strahlung, da in diesem die Absorption der
primären Röntgenstrahlen bedeutend höher ist als die aus obigen For-
meln berechnete.

Der Zusammenhang zwischen Absorption und Schichtdicke wird
durch dieselben Überlegungen klar, die wir früher bei der Optik an-
gestellt haben (vgl. S. 45). Es gilt also auch hier das Gesetz

$$J = J_1 \cdot e^{-ad},$$

worin e die Basis der natürlichen Logarithmen, a den linearen Absorptionskoeffizienten der absorbierenden Substanz und d deren Schichtdicke bedeuten. Analog wie die Absorption nimmt auch die Streuung
zu. Es gilt für sie dasselbe Gesetz:

$$J = J_1 \cdot e^{-sd},$$

worin s den linearen Streuungskoeffizienten bedeutet. Die Summe
beider Gleichungen gibt die gesamte Schwächung an. Wir erhalten hierfür:

$$J = J_1 e^{-(a+s)d}.$$

Diejenige Schichtdicke eines Materials, welche die Strahlungsintensität um die Hälfte schwächt, nennt man die „Halbwertschicht“.

Die verschieden starke Absorption der Metalle wird in der Therapie
zum „Filtern“ der Strahlung benutzt. In der Oberflächentherapie verwendet man relativ weiche und in der Tiefentherapie harte Strahlen.
In beiden Fällen wird durch die Filter — verschieden dicke, zwischen
Bestrahlungsobjekt und Röntgenröhre gebrachte Aluminium-, Zink-
oder Kupferbleche — unerwünscht weiche Strahlung dem Bestrahlungsobjekt ferngehalten.

Das Einschalten der Filter bedingt aber nicht nur eine Schwächung
bestimmter Spektralgebiete der Röntgenstrahlung, sondern schwächt
infolge der im Filter stattfindenden Streuung auch die Gesamtstrahlung.
Gegenüber der ungefilterten Strahlung wird aber der Prozentsatz an
harter Strahlung in der gefilterten vergrößert (vgl. Abb. 73).

Soll die Absorption möglichst vollkommen sein, sei es zum Schutze
von Körperteilen, die nicht bestrahlt werden sollen, oder zum Fern-
halten der Strahlung vom Experimentator bzw. Arzt, so verwendet man
Materialien mit hoher Ordnungszahl und von großer Dicke. Sozusagen
ausschließlich wird Blei entweder als mehrere Millimeter dicke Platte
oder Wand oder als Bleigummi gewählt. Durchsichtig und trotzdem
stark absorbierend ist Bleiglas. Wie groß bzw. klein die Halbwertschicht
von Blei bei verschiedenen Wellenlängen ist, darüber gibt folgende Zusammenstellung Aufschluß.

Abhängigkeit der Halbwertschicht von Blei von der Wellenlänge der Röntgenstrahlen.

Wellenlänge in AE. . . 0,20 0,25 0,30 0,35 0,40 0,45 0,50
Halbwertschicht in mm 0,15 0,07 0,04 0,026 0,017 0,013 0,010.

Ionenröhren. Wir haben in einem früheren Abschnitt gesehen (vgl. S. 114), daß die Stromleitung in einer zum Teil evakuierten Röhre durch Ionen und Elektronen zustande kommt, also an das Vorhandensein von Gasen gebunden ist. Röntgenröhren, welche auf diesem Prinzip arbeiten, nennt man Gas- oder Ionenröhren. Die Stromstärke in diesen Röhren hängt ab sowohl von der an sie gelegten Spannung als auch der Zahl der in ihnen vorhandenen Ionen oder dem Gasdruck. Ändert man den Gasdruck, so muß, damit ein bestimmter, gleich stark bleibender Strom die Röhre durchfließt, die Spannung variiert werden, d. h.

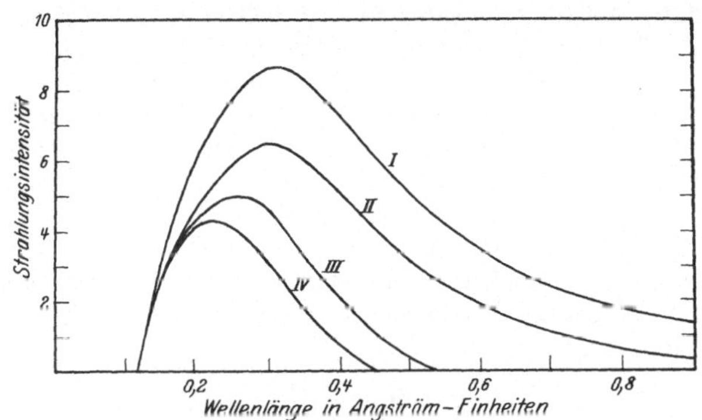

Abb. 73. Filterwirkung auf die Röntgenstrahlen.

I Röntgenstrahlung ohne Filter.
II   ,,   nach Passieren eines 11 mm dicken Filters aus Kohlenstoff.
III   ,,   ,,   ,,   ,,   4,4 mm dicken Aluminiumfilters.
IV   ,,   ,,   ,,   ,,   0,25 ,,   ,,   Kupferfilters.
(Entnommen G. Grossmann, Physikal. u. techn. Grundlagen der Röntgentherapie.) (Vgl. Lit.)

durch Regulierung des Gasdruckes kann der „innere oder der Röhrenwiderstand" verändert werden (vgl. Abb. 70 S. 115). Die Emission von medizinisch brauchbaren Röntgenstrahlen erfolgt erst von Drucken unterhalb 0,001 mm Quecksilbersäule.

Mit der Gasdruckregulierung hat man es also in der Hand, die an der Röhre liegende Spannung und damit auch die Härte der emittierten Röntgenstrahlen beliebig wählen zu können. Eine einfache und praktische diesbezügliche Vorrichtung besteht aus einem außen zugeschmolzenen Palladiumröhrchen und einer kleinen Heizeinrichtung für Gas- oder Spiritusbrenner. Das Röhrchen ist im kalten Zustande für Gase undurchlässig. Erhitzt man es aber auf Rotglut, so diffundiert Wasserstoff durch seine Wände. Hat eine Ionenröhre ein zu hohes Vakuum, so braucht man das Röhrchen nur solange zu erhitzen, bis sich der gewünschte Gasdruck in der Röntgenröhre eingestellt hat.

Es gibt noch verschiedene andere Möglichkeiten der Druckregulierung. Wir brauchen aber hierauf nicht weiter einzugehen, weil in der modernen Röntgentechnik ein anderes Röhrenprinzip Eingang gefunden

hat, das den Ionenröhren bei weitem überlegen ist und sie bald, wenigstens in der medizinischen Technik, zu einem historischen Apparat
heruntergedrückt haben wird. Es soll im nächsten Abschnitte besprochen werden.

Die Ionenröhren haben nämlich den Nachteil, daß sich ihr Vakuum
fortwährend ändert. Es nimmt im Betriebe zu. Dies hat seinen Grund
darin, daß das Antikathodenmetall (hauptsächlich Platin) zerstäubt,
sich mit Gas belädt und dies an die Glaswand der Röhre abgibt, wo es
„kleben" bleibt. Deshalb ist eine fortwährende Druckregulierung in
Form von Gaszuführung nötig, die sich bei längerem Betriebe lästig
bemerkbar macht. Eine Röhre, bei welcher diese Unannehmlichkeiten
fortfallen, ist die

Coolidge-Röhre. Ihr Arbeiten beruht auf folgendem Prinzip: Erhitzt
man irgendein Metall, so geraten in ihm mit steigender Erwärmung die
Atome und Elektronen in immer heftigere Schwingungen. Die Entfernung aus ihrer normalen Gleichgewichtslage nimmt andauernd zu,
bis schließlich Elektronen aus dem Atomverband herausfliegen und die
Oberfläche des erhitzten Metalles verlassen. Der Vorgang ist analog dem
Verdampfen von Flüssigkeiten. Wie sich aus dem Wasser der Wasserdampf bildet, so entsteht aus dem erhitzten Metalle der „Elektronen-
dampf". Die Beziehung zwischen der Temperatur des erhitzten Metalles
und der Zahl der seine Oberfläche verlassenden Elektronen ist durch
ein Exponentialgesetz, die sogenannte „RICHARDSONsche Gleichung",
gegeben. Sie lautet

$$i_s = a \cdot \sqrt{T}\, e^{-\frac{b}{T}},$$

worin i_s den Sättigungsstrom, d. i. die je Sekunde von den emittierten

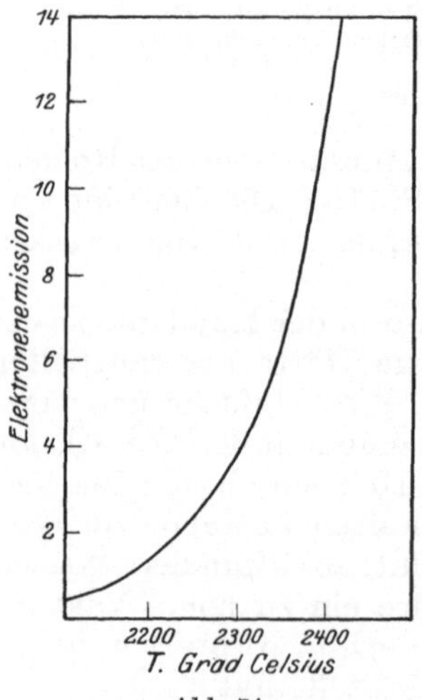

Abb. 74

Elektronen beförderte Ladung, wenn sämtliche Elektronen an dem Ladungstransport
beteiligt sind, e die Basis der natürlichen
Logarithmen, T die absolute Temperatur
des glühenden Metalls und a und b Konstante bedeuten.

Graphisch ist der Anstieg des Sättigungs-
stromes mit der Temperatur für Wolfram
in Abb. 74 dargestellt.

Bei den Coolidge-Röhren benutzt man
als Elektronenerzeuger einen glühenden
Wolframdraht, der meistens in Form einer
ebenen Spirale gewickelt ist und die Kathode bildet. Wolfram hält sehr hohe Temperaturen aus und ist deswegen vorzüglich
als Elektronenquelle geeignet. Der Glasballon ist, da die Entladung nicht mehr an
das Vorhandensein von Ionen — also Gas
— gebunden ist, soweit als möglich luftleer
gepumpt. Seine Evakuation bietet technisch große Schwierigkeiten, da
das Gas fest an den Glaswänden der Röhre haftet und die Metallteile

sehr viel Gas okkludiert halten. Um ein Vakuum zu erhalten, dessen Höhe auch während des Betriebes konstant bleibt, wird der Glasballon während des Auspumpens bis fast zum Weich-werden erhitzt und die Antikathode durch Elek-tronenbombardement bis zur Belastungsgrenze er-wärmt, mit anderen Worten: die Röhre wird beim Auspumpen mit Überlastung betrieben. Nach mehr-stündiger Evakuation wird sie zugeschmolzen.

Der in einer Coolidge-Röhre fließende Elek-tronenstrom läßt sich mit Leichtigkeit durch mehr oder weniger starkes Erhitzen des Wolframdrahtes (z. B. durch eine kleine Akkumulatorenbatterie) in seiner Stärke regulieren, während die Härte der Röhre durch Variation der Hochspannung verän-dert werden kann. Sowohl der Heizstrom des Wolf-ramdrahtes als auch die Höhe der Röhrenspan-nung braucht zur Erzielung einer bestimmten Strahlenhärte und Emission nur einmal eingestellt zu werden. Ein Nachregulieren ist nicht nötig. Wohl ist aber darauf zu achten, daß die an der Röhre liegende Hochspannung bei einer gegebenen

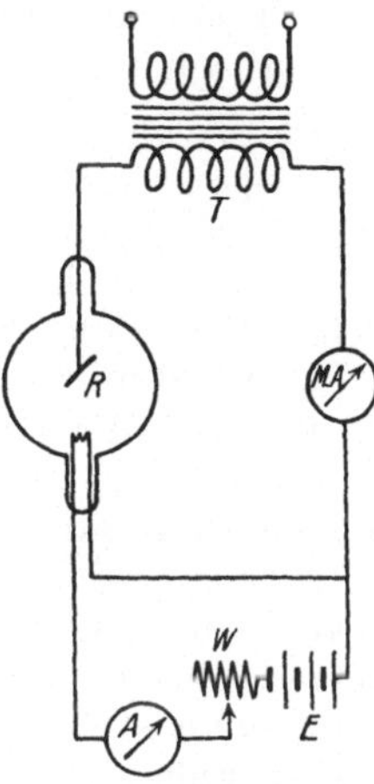

Abb. 75 a. Schaltung einer Röntgenröhre bei Gleich-stromheizung.

festen Einstellung am Transformator bei Variation der Röhrenheizung etwas schwankt. Nimmt nämlich der Heizstrom und mit ihm der Elektronenstrom, also auch der durch die Röhre, den Gleichrichter und die Sekundärwicklung des Transformators fließende Strom zu, so wird der Spannungsabfall im Hochspannungsgenerator (In-duktor oder Transformator), der ja gegeben ist durch das Produkt aus Stromstärke und Widerstand, grö-ßer. Er wird aber zum Teil kompensiert durch die mit der vermehrten Elektronenemission im In-nern der Röntgenröhre verbundene Widerstands-abnahme der Röhre. Bei guten Apparaten soll die Spannungsänderung für die üblichen Röhrenströme vernachlässigbar klein sein. Das prinzipielle Schal-tungsschema einer Coolidge- oder Elektronenröhre ist in Abb. 75 a und b gezeichnet.

Die Heizung des Glühfadens erfolgt, wie schon erwähnt, durch Akkumulatoren (vgl. Abb. 75 a), kann aber auch — und das ist heute meist der Fall — durch Wechselstrom, der einem speziellen kleinen Transformator entnommen wird, be-wirkt werden. Die Heizstromquelle muß, da

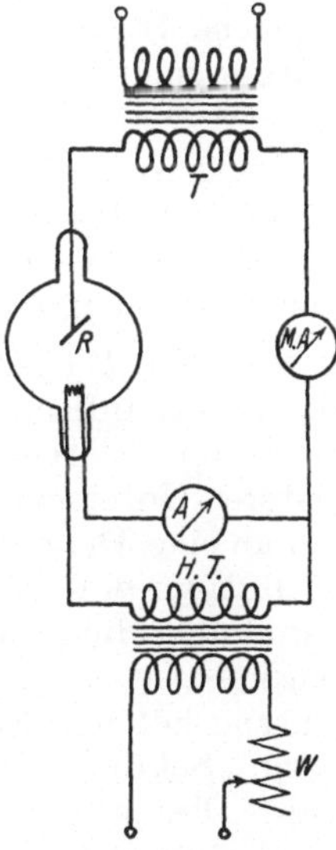

Abb. 75 b. Schaltung einer Röntgenröhre bei Wechsel-stromheizung.

an ihr ein Pol der Hochspannungsquelle ange-schlossen ist, isoliert aufgestellt sein (vgl. Abb. 75 b). Über die Hochspannung sollen die folgenden Abschnitte berichten.

Therapie- und Diagnostikröhren, Strahlenschutzröhre. Bei den in

der Praxis verwendeten Röhren hat man prinzipiell zwei Typen zu
unterscheiden:

1. Therapieröhren,
2. Diagnostikröhren.

Die *Therapieröhre* stellt eine Röhre für Dauerbetrieb dar. Sie hat
hohe Spannungen (bis etwa 250 KV) bei relativ kleinen Stromstärken
(bis etwa 10 Milliamp.) auszuhalten. Eine Therapieröhre normaler
Leistung kann bei 180 KV mit 4 Milliamp., d. h. mit 720 Watt dauernd
belastet werden. Wie schon früher (S. 121) erwähnt, verwandeln sich
etwa 98% dieser Energie in Wärme, in diesem speziellen Falle 705 Watt.
Zu ihrer Abführung kommen Wasser-, Rippen- und Strahlungskühlung
in Frage. Die zuletzt genannte Kühlungsart beruht auf der Wärme-
abgabe glühender Körper durch Strahlung. Je höher bekanntlich die
Temperatur eines Strahlers ist, desto größer ist auch die von ihm
abgegebene Strahlungsenergie. Sie wächst mit der vierten Potenz
der absoluten Temperatur. Die Anode der *Röhren mit Strahlungskühlung* besteht aus einer ziemlich dünnen, viereckigen Wolframplatte, welche frei an einem Stil von geringem Durchmesser befestigt
ist. Der metallische Stiel ist dünn, damit durch ihn kein großer
Wärmetransport zur Einschmelzstelle im Glase stattfindet und sie
gefährdet. Im Betriebe wird die Wolframplatte weißglühend und
gibt infolge ihrer freien Aufhängung auf der Vorder- und der Rückseite Strahlungsenergie ab. Nach kurzer Betriebsdauer wird die abgegebene Strahlungsenergie genau gleich groß wie die in Form von
Wärme aufgenommene elektrische Energie; es stellt sich der für den
Dauerbetrieb berechnete Gleichgewichtszustand ein.

Bei den Therapieröhren spielt die Form und die Größe des Anti-
kathodenfleckes keine wesentliche Rolle. Er wird nur zur Vermeidung
des Anstechens der Antikathode und der höheren Belastbarkeit der
Röhre wegen möglichst groß gemacht.

Bei den *Diagnostikröhren* wird im Gegensatz hierzu ein tunlichst
kleiner Brennfleck verlangt, damit eine scharfe Abbildung des durchleuchteten Körpers möglich wird (vgl. Abschnitt Diagnostik). Ein
weiterer Unterschied zwischen den beiden Röhrentypen besteht darin,
daß an eine Diagnostikröhre eine wesentlich niedrigere Spannung gelegt
wird als an eine Therapieröhre. Durchschnittlich nur etwa 40—50 KV.
Damit aber die für eine gute kurzzeitige Aufnahme nötige Röntgenstrah-
lungsintensität von ihr geliefert werden kann, belastet man sie mit bedeutend höheren Stromstärken als die Therapieröhren. Bei Aufnahmen
unter 1 Sekunde geht man unter Umständen bis auf mehrere 100 Milliamp. Dies gilt insbesondere für Momentaufnahmen bewegter Organe.
Bei längeren Durchleuchtungen können die Röhren nicht so hoch belastet werden. Sie müssen wie die Therapieröhren mit einer guten
Kühlvorrichtung versehen sein. Heute übliche Röhren zeigen die
Abb. 76—78.

Bei beiden Röhrentypen, sowohl den Therapie- als auch den Diagnostikröhren, hat man ein Interesse daran, daß nur ein solcher Röntgen-

strahlenkegel von ihnen ausgeht, wie er für eine Bestrahlung oder Durchleuchtung gerade notwendig ist. Dies besonders, seitdem man die Gefährlichkeit der Streustrahlung erkannt hat.

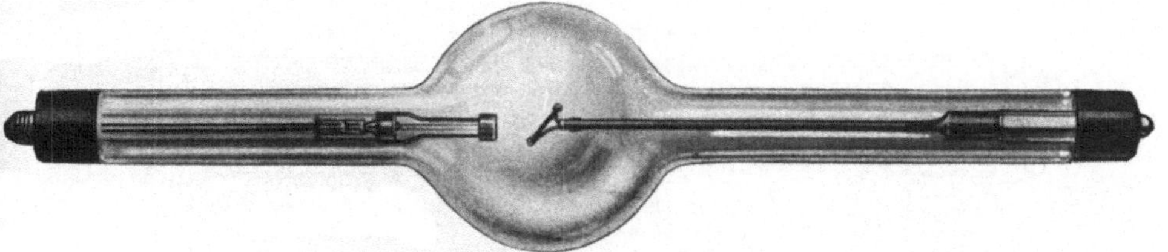

Abb. 76. Röntgenröhre mit Strahlungskühlung.

Der Strahlenschutz, den die Firma C. H. F. Müller in Hamburg an ihren Metalix-Therapie- und -Diagnostikröhren anbringt, stellt das bisher Vollkommendste dar. Die Metalixröhren bestehen zu einem großen Teile

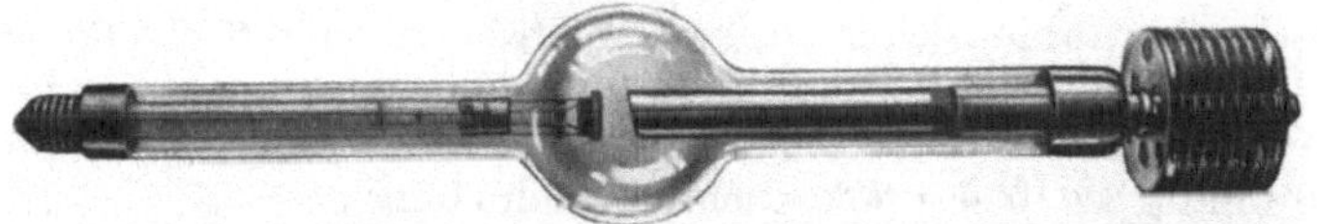

Abb. 77. Röntgenröhre mit Rippenkühlung.

aus Metall, welches speziell den Raum zwischen Kathode und Antikathode bis auf eine kleine Öffnung für den Strahlenkegel umgibt. An das Metallrohr sind die beiden aus Glas bestehenden Röhrenhälse ange-

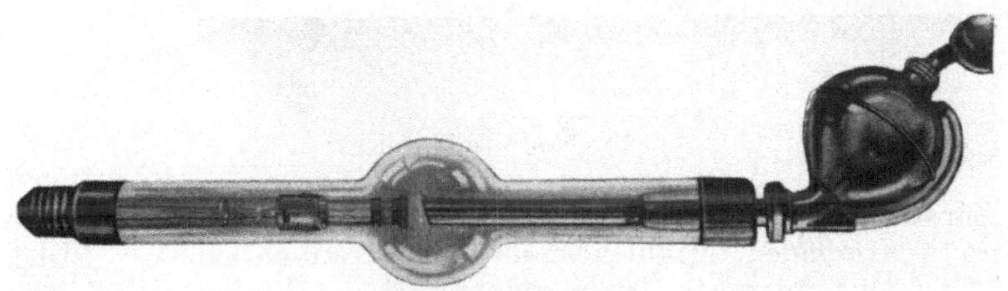

Abb. 78. Siederöhre.

schmolzen. Diese Ausführung wurde erst ermöglicht, seitdem eine bestimmte Chrom-Eisenlegierung bekannt ist, die sich hochvakuumdicht mit Glas verschmelzen läßt.

Das Chromeisenrohrstück ist zum vollkommeneren Strahlenschutze mit einer 5 mm starken Bleischicht (bei den Diagnostikröhren 2,5 mm) und diese weiter mit einer 1,5 mm starken vernickelten Messinghülse (bei den Diagnostikröhren 1,0 mm) umgeben. Um die Glashälse mechanisch zu schützen, ist die ganze Röhre noch mit einem Bakelitmantel umkleidet. Den Strahlendurchgang durch die Glashälse verhindert einerseits die Metallschicht der Antikathode und andererseits — wenigstens bei den Therapieröhren — eine 5 mm starke hinter der Kathode liegende Wolframplatte. Das Röhrenglas ist stark bleihaltig und trägt das seinige zum Strahlenschutze bei.

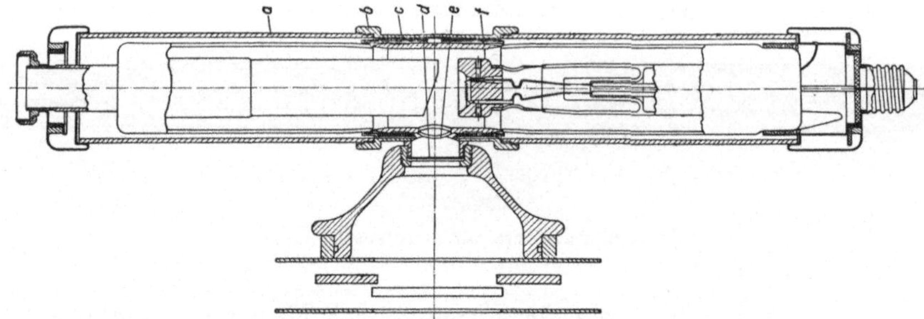

Abb. 79a. Metalixröhre im Schnitt.

Strahlungsmessungen in verschiedenen Richtungen bei mit Blei verschlossener Austrittsöffnung d im Metallrohre ergaben, daß die Röhre praktisch als strahlensicher anzusehen ist, zeigte sich doch, daß die gefährliche Minimaldosis von 550 Röntgeneinheiten im ungünstigsten Falle erst in 25 000 Stunden erreicht wird. Die sonst so ängstlich gemiedene Stielstrahlung ist fast vollkommen verschwunden.

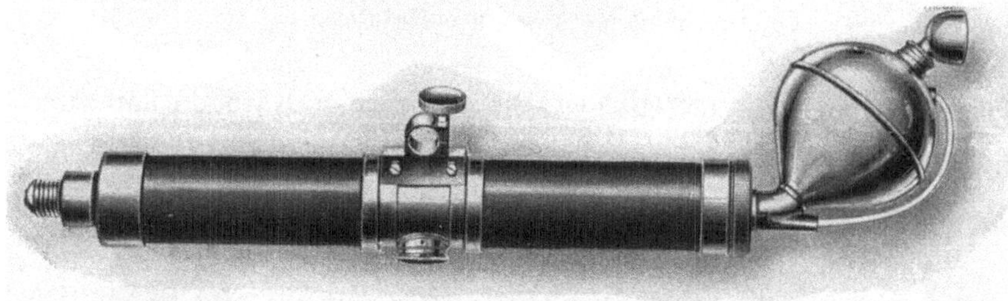

Abb. 79b. Metalixröhre.

Zur weiteren Strahlungssicherung vor dem aus der Öffnung im Metallrohre austretenden Strahlenbündel dienen aufschraubbare Bleiglas- oder speziell präparierte Bakelitkonusse. In die Öffnung selbst können Strahlenfilter eingesetzt werden.

Abb. 79a zeigt einen Schnitt durch die „Metalixröhre" und Abb. 79b die Röhre selbst.

Hochspannungsapparate und Gleichrichter.

Für den modernen Röhrenbetrieb kommen als Hochspannungsquellen nur der Funkeninduktor und der Hochspannungstransformator in Betracht. Der von ihnen gelieferte Strom ist ein Wechselstrom. Da bei den Röntgenröhren infolge des Prinzipes ihrer Funktion Gleichstrom aber nötig ist, so muß der Wechselstrom in Gleichstrom umgeformt werden. Ein direkter Gleichstrombetrieb kann — so wünschenswert er auch ist — der Kosten wegen nicht ins Auge gefaßt werden. Dies gilt vor allem für Akkumulatoren. Man müßte zur Erzielung einer Spannung vom 100 KV 50000 sorgfältig voneinander isolierte Akkumulatorenzellen verwenden, deren Wartung und Platzbeanspruchung, ganz abgesehen von den Kosten, umständlich und unangenehm ist. Gleichstrommaschinen können vorerst nicht bis zu so hohem für die Röntgentechnik nötigen Spannungen gebaut werden.

Es bleibt nur noch die Anwendung von Wechselstrom übrig, der auf verschiedene Arten mehr oder weniger gut gleichgerichtet werden kann.

Funkeninduktor. Der Funkeninduktor besteht bekanntlich aus zwei auf einen gemeinsamen Eisenkern gewickelten, voneinander sorgfältig isolierten Spulen, der primären, die relativ wenig Windungen (maximal einige 100) dicken Drahtes, und der sekundären, die sehr viel Windungen (bis zu 100000) dünnen Drahtes enthält. Der Eisenkern ist aus einzelnen voneinander durch Lack oder Papierzwischenlagen isolierten Eisenblechen oder -Drähten zur möglichsten Vermeidung von Wirbelströmen zusammengesetzt.

Durch die Primärspule wird der vom Stadtnetz oder einem Umformeraggregat gelieferte Gleichstrom geschickt, nachdem er einen Unterbrecher passiert hat. Durch letzteren wird der Gleichstrom abwechslungsweise unterbrochen und wieder eingeschaltet (etwa 30—70mal je Sekunde) und damit das von der Primärspule im Eisen erzeugte Feld in seiner Größe geändert, wodurch — wie wir früher gesehen haben — in der Sekundärspule eine Spannung induziert wird. Da in der Primärspule der Stromabfall und mit ihm die Feldänderung beim Unterbrechen viel rascher erfolgt als der Stromanstieg beim Wiedereinschalten, so wird im ersten Fall in der Sekundärspule eine wesentlich höhere

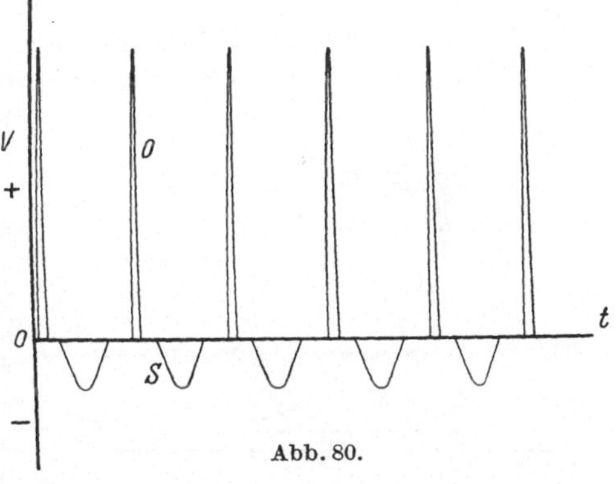

Abb. 80.

Spannung induziert als im zweiten. Der im geschlossenen Sekundärkreis induzierte Strom hat jeweils für das Ein- und Ausschalten des Primärstromes eine andere Richtung. Wie die Verhältnisse beim Induktor liegen, zeigt in vereinfachter Form Abb. 80.

Hieraus geht hervor, daß der Induktor trotz fehlenden speziellen Gleichrichtervorrichtungen für einen Röntgenröhrenbetrieb verwendet werden kann, wenn er richtig angeschlossen wird.

Der Induktor läßt sich auch mit Wechselstrom betreiben. In diesem Falle ist aber dafür zu sorgen, daß der auf der Primärseite eingeschaltete Unterbrecher den Wechselstrom möglichst bei seiner maximalen

Amplitude unterbricht. Das ist leicht zu erreichen durch den Antrieb der Unterbrechervorrichtung mit einem sogenannten „Synchronmotor". Ein solcher Motor ist „elektrisch gekuppelt" mit der Dynamomaschine, welche den für seinen Betrieb (und den Induktor) nötigen Strom liefert, d. h. seine Tourenzahl richtet sich genau nach derjenigen der Dynamomaschine, und sein Anker steht bei jeder bestimmten Phase einer jeden Wechselstromperiode immer in der gleichen ihr zugehörigen Stellung. Der Stromunterbruch kann also immer bei der gleichen Ankerstellung durch die auf die Ankerwelle montierte Unterbrechervorrichtung hergestellt werden, ebenso das Wiedereinschalten.

Der Hochspannungstransformator. Der Hochspannungstransformator besteht wie der Funkeninduktor aus Eisenkern, Primär- und Sekundärspule. Im Gegensatz zum Induktor ist aber bei ihm der Eisenkern geschlossen, d. h. alle — bzw. beim Vorhandensein von Streuung fast alle — erzeugten magnetischen Feldlinien verlaufen im Eisen. Da Eisen gegenüber Luft eine viel größere Permeabilität besitzt, so ist beim Transformator eine bessere Energieausnutzung als beim Induktor gewährleistet. Der Transformator kann nur mit Wechselstrom betrieben werden. Die von ihm gelieferte Hochspannung besteht bei reinem sinusoidalen Primärstrome auch aus reinem sinusförmigen Wechselstrom, abgesehen von eventuell auftretenden Oberwellen. Sie muß gleichgerichtet werden. Hierzu verwendet man

Gleichrichter. 1. *Rotierende Gleichrichter.* Ihre Wirkungsweise ist folgende: Am selben Wechselstromnetz, an dem der Transformator angeschlossen ist, liegt ein Synchronmotor, auf dessen Welle ein Kreuz aus Isolationsmaterial montiert ist. Das Kreuz trägt an seinen vier Enden Metallsegmente, von denen je zwei um 180° gegeneinander versetzte miteinander leitend verbunden sind. Bei der Rotation des Motors laufen diese Segmente an vier festen, auf einem Kreis angeordneten und mit dem Transformator verbundenen Segmenten vorbei. Schaltet man den Hochspannungstransformator ein, so geht beim Vorbeilaufen der beweglichen vor den festen Segmenten bei

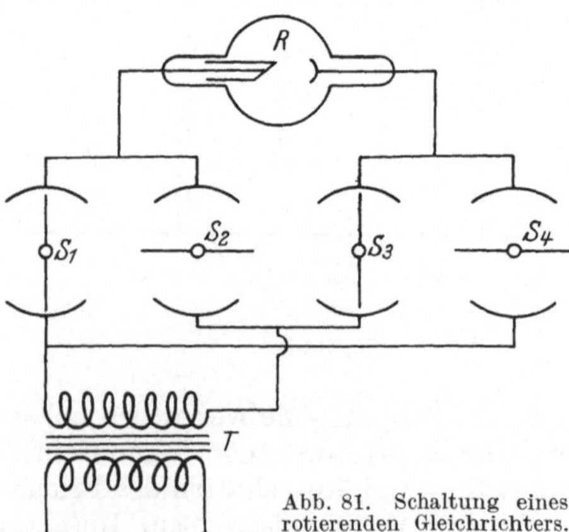

Abb. 81. Schaltung eines rotierenden Gleichrichters.

geschlossenem äußeren Stromkreis (z. B. durch eine Röntgenröhre) zwischen ihnen ein die Leitung bildender Funkenstrom über. Sind die festen und beweglichen Segmente entsprechend miteinander verbunden, so können beide Halbwellen des Wechselstromes gleichgerichtet und für den Röhrenbetrieb verwertet werden (sogenannte GRAETZsche Schaltung). Zur besseren Erläuterung ist das Schaltbild des rotierenden Gleichrichters schematisch in Abb. 81 gezeichnet. S_1 bis S_4 bedeuten hierin die drehbaren Segmente.

Abb. 82 zeigt den Wechselstrom vor und nach seiner Gleichrichtung.

2. *Ventilröhrengleichrichter.* Auf eine zweite Art läßt sich die Wechselstromgleichrichtung mit den Ventilröhren erreichen. Der neue Typ ist ähnlich gebaut wie die Coolidge-Röhre und enthält wie diese einen spiralig aufgewickelten Wolframdraht, der zum Glühen gebracht wird, und eine ihm gegenüberstehende Anode. Der glühende Wolframdraht emittiert nur negativ geladene Elektronen. Infolgedessen kann ein elektrischer Strom nur durch die Ventilröhre hindurchfließen, wenn der Wolframdraht Kathode ist. Von einem an die Röhre

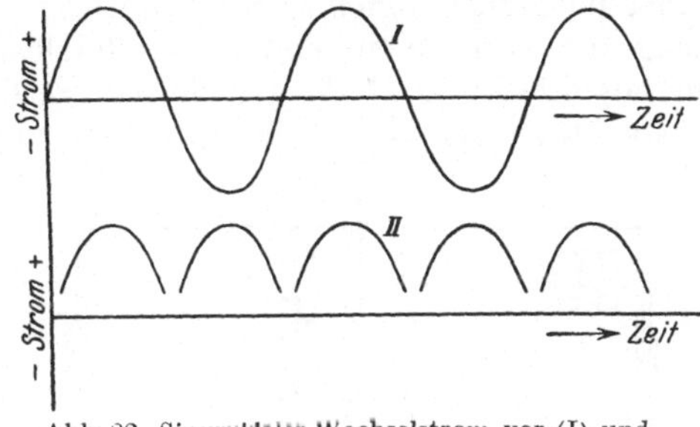

Abb. 82. Sinusoidaler Wechselstrom vor (I) und nach (II) der Gleichrichtung.

angelegten Wechselstrom wird also nur eine Halbwelle hindurch gelassen. Nach dem Prinzip der GRAETZschen Anordnung läßt sich aber auch hier eine Schaltung treffen, die eine Ausnutzung beider Halbwellen des Wechselstromes gestattet. Das Schaltbild ist in Abb. 83 gezeichnet.

Da Ventil- und Glühkathoden-Röntgenröhren prinzipiell gleich gebaut sind, so kann auch an letztere ohne besonderen Gleichrichter ein hochgespannter Wechselstrom gelegt werden. Die Röntgenröhre besorgt dann die Gleichrichtung selbst, unterdrückt aber die eine Halbwelle des Wechselstromes. Diese Anordnung ist nur dort zu empfehlen, wo

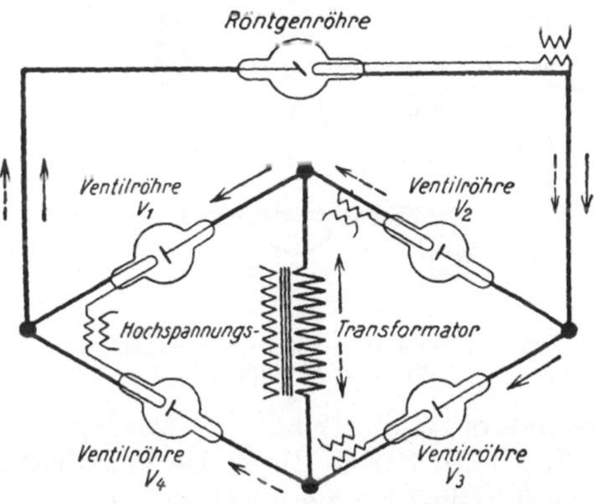

Abb. 83. Schaltung eines Ventilröhren-Gleichrichters.

es auf möglichste Platzausnutzung und auf leichte Transportierbarkeit der Apparatur ankommt. Sie wird hauptsächlich bei den relativ schwach dimensionierten Apparaten für Zahnaufnahmen verwendet.

Glätten des pulsierenden Gleichstromes. Aus den beim Induktor, dem Transformator mit rotierendem und Ventilgleichrichter erhaltenen Kurvenformen des gleichgerichteten Wechselstromes ist ersichtlich, daß die an die Röntgenröhre gelegte Spannung keinen konstanten Wert hat, sondern stark pulsiert. Sie schwankt, abgesehen von den Pausen, in welchen überhaupt keine Spannung zur Verfügung steht, zwischen einem Minimalwert und dem vom Induktor bzw. Transformator gelieferten Scheitelwerte. Da der Vorgang der Röntgenstrahlenerzeugung sozusagen trägheitslos erfolgt, so pendelt auch Grenzwellenlänge und

Energieverteilung im Spektrum einer mit diesem „Gleichstrom" betriebenen Röntgenröhre zwischen den den minimalen und maximalen Spannungen entsprechenden Werten hin und her. In der Diagnostik kommt dies nicht so sehr in Betracht wie beim Therapiebetrieb. Bei letzterem will man genau wissen, mit welcher Strahlenhärte und -verteilung man es zu tun hat. Zudem kommt noch das Bedürfnis nach einer möglichst hohen Gleichspannung. Allen diesen Forderungen vermag die von einem einfachen Gleichrichter gelieferte Spannung nur in beschränktem Maße gerecht zu werden. Man hat deshalb danach getrachtet, auf irgendeine Art den pulsierenden Gleichstrom so zu

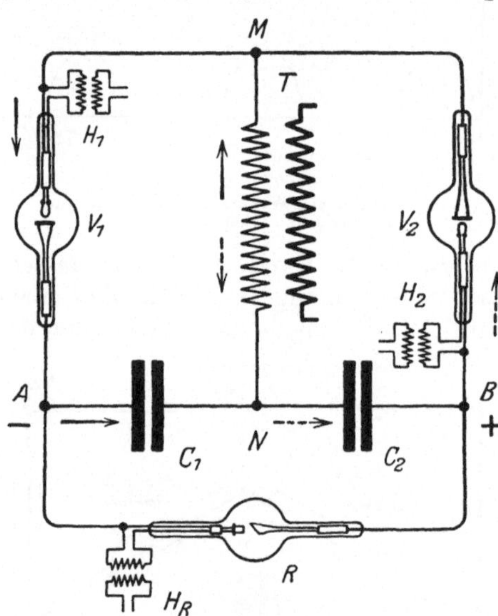

Abb. 84. Schaltung eines Gleichrichters zur Spannungsverdopplung.

„glätten", daß Härte und Energieverteilung im Röntgenspektrum möglichst konstant bleiben. Eine von H. GREINACHER angegebene Schaltung bietet diese Möglichkeit. Abb. 84 zeigt die hierfür von der Firma Siemens verwendete Anordnung.

Hierin bedeuten: V_1 und V_2 Ventilröhren, R die Röntgenröhre, T den Transformator, C_1 und C_2 Kondensatoren und H_1, H_2 und H_3 die zu den entsprechenden Röhren gehörigen Heiztransformatoren für die Wolframdrähte.

Die Funktion der Apparatur ist in kurzen Zügen folgende: Zwischen den Punkten M und N liegt die von der Sekundärwicklung des Transformators gelieferte hohe Wechselspannung. Ist N positiv gegenüber M, so fließt ein Strom durch die Ventilröhre V_1 und lädt den Kondensator C_1 auf. Die Leitung durch die Ventilröhre V_2 ist in diesem Moment gesperrt. Wird M positiv gegenüber N, so fließt der Strom durch V_2 zum Kondensator C_2. Der Kreis, in welchem V_2 liegt, ist gesperrt. Bei der nächsten Richtungsänderung des Wechselstromes fließt der Strom wieder durch V_1 usf. Es werden somit beide Kondensatoren abwechselnd geladen mit einer Spannung, welche dem Scheitelwert des von der Sekundärwicklung des Transformators gelieferten Wechselspannung entspricht. Da beide Kondensatoren in Serie liegen, so erhält man zwischen den Punkten A und B die Summe der beiden Spannungen, mit welcher jeder einzelne von ihnen aufgeladen wird, d. h. zwischen A und B liegt eine Spannung, welche der doppelten Höhe der maximalen Transformatorspannung entspricht.

Bei der Inbetriebsetzung der Röntgenröhre R wird den Kondensatoren Strom entnommen. Die Ladung und Spannung der letzteren sinkt dabei etwas, wird aber beim nächsten Polwechsel des Wechselstromes wieder auf die volle Höhe gebracht. Dieses Spiel wiederholt sich fortwährend. Die Spannungsabnahme zwischen den Punkten A und B hängt natürlich ab von der für den Röntgenröhrenbetrieb den Kondensatoren entnommenen Stromstärke und der Periodenzahl des gleichgerichteten Wechselstromes — abgesehen von Leitungsverlusten im Dielektrikum der Kondensatoren, welche eine Selbstentladung bewirken. Für die Praxis ist die Größe der Kapazität von C_1 und C_2 so bemessen, daß die Spannungsabnahme etwa 10% beträgt. Die an der

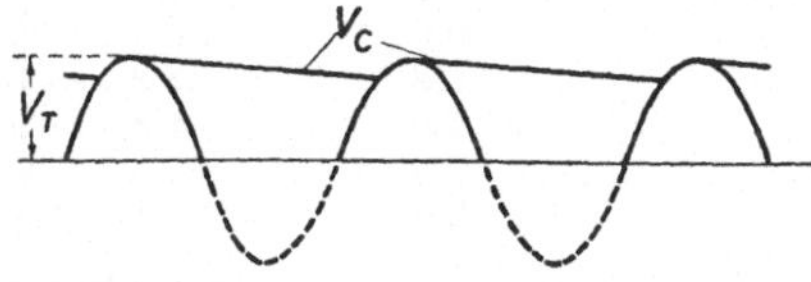

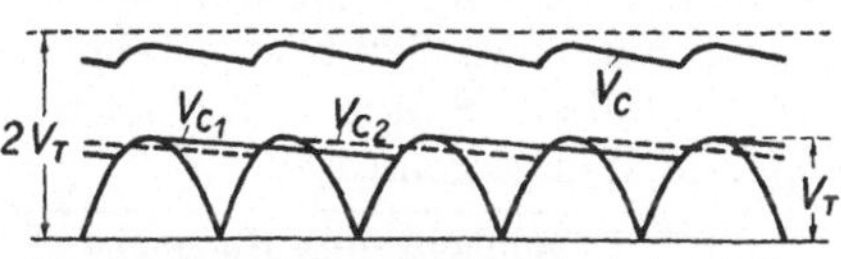

Abb. 85. Spannungsverlauf des nach dem Schema von Fig. 84 gleichgerichteten Wechselstromes.

Röhre R liegende Spannung zeigt den in Abb. 85 gezeichneten Verlauf.

Die eben beschriebene Gleichrichteranordnung hat gegenüber anderen den Vorteil, daß sie eine Gleichspannung liefert, deren Höhe nur um etwa 10% schwankt und daß der benutzte Transformator nur für die halbe im Betrieb nötige Spannung gebaut werden muß.

Messung der Hochspannung.

Zur Messung der über einer Röntgenröhre liegenden Spannung bedient man sich heute direkt zeigender Instrumente. Früher war eine Messung mittels Funkenstrecke üblich. Sie wird manchmal auch heute noch zur Kontrolle benutzt. Die Funkenstrecke wird einfach parallel zur Röntgenröhre geschaltet und ihre Elektroden soweit voneinander entfernt, daß zwischen ihnen gerade noch der Funke übergeht. Die Elektrodendistanz ist das Maß für die Spannung. Zur Verminderung der bei einer Entladung auftretenden Stromimpulse und der dadurch leicht hervorgerufenen und den Transformator schädigenden Überspannungen ist es vorteilhaft, in Serie zur Funkenstrecke einen hochohmigen selbstinduktionsfreien Widerstand (z. B. Wasser, Silit o. ä.) zu legen. Die Schlagweite wird durch ihn nicht beeinflußt.

Bei allen Messungen mit Funkenstrecken spielt die Elektrodenform eine große Rolle. Spitzen sind ungünstig, zuverlässig sind nur Kugelelektroden, deren Kugeln einen Durchmesser von 10—25 cm haben sollen. Weiter ist zu beachten, daß die Schlagweite abhängt vom Luftdruck, dem Feuchtigkeitsgehalt und dem Ionisationszustand der Atmosphäre, sowie dem Gase, in welchem sich der Funkenübergang vollzieht. Die Funkenstrecke ist als Meßinstrument sowohl für Gleich- als auch Wechselstrom verwendbar. Bei letzterem gibt sie den Wert der Scheitelspannung an.

Für die Abhängigkeit der Spannung in Kilovolt (KV) von der Schlagweite S in Zentimeter bei Kugelelektroden von 25 cm Durchmesser gelten folgende von F. W. Peek gemessenen Werte:

S	KV	S	KV
0,3	11,3	5,0	138
0,4	14,4	7,0	185
0,6	20,4	9,0	227
0,8	26,2	10,0	247
1,0	31,8	11,0	266
2,0	60,5	13,0	300
3,0	87,3		

Für Kugeln von 15 cm Durchmesser ist der Wert der Spannung bei 13 cm Elektrodendistanz nur 260 KV, für Kugeln von 12,5 cm Durchmesser nur etwa 220 KV, bei Spitzen bedeutend weniger. Es wurden z. B. zwischen Spitze und Platte an einem Klingelfuß-Induktorium folgende Werte gemessen:

Schlagweite in cm	Spannung Volt	Schlagweite in cm	Spannung Volt
5	10 400	30	24 500
10	13 600	35	27 200
15	17 200	40	30 600
20	20 000	45	33 500
25	22 500	50	36 200

Bei Transformatorapparaten wird die moderne Art der Spannungsmessung dadurch bewerkstelligt, daß bei bekanntem Übersetzungsverhältnis des die Hochspannung liefernden Transformators ein Voltmeter über die Primärwicklung gelegt wird, dessen Skalenwerte mit dem Übersetzungsverhältnis zu multiplizieren sind. Am Voltmeter kann dann die an der Sekundärwicklung des Transformators liegende Spannung abgelesen werden. Da das Voltmeter nur die sogenannten Effektivwerte mißt, so ist zur Ermittlung der Scheitelwerte der Wechselspannung seine Skala noch mit dem sogenannten „Scheitelfaktor" zu multiplizieren. Er beträgt bei sinusoidalem Wechselstrom 1,41 und gibt an, daß der maximale Spannungswert des Wechselstromes 1,41 mal größer ist als der durch die üblichen Instrumente angezeigte Mittelwert (Effektivwert). Das Voltmeter zeigt in diesem Falle die an den Sekundärklemmen des Transformators liegende maximale Spannung an. Die angegebenen Werte gelten auch für die Röhre, wenn der Transformator direkt mit ihr verbunden ist. Ist aber zwischen Röhre und Transformator noch ein Gleichrichter — also ein Widerstand — geschaltet, so wird ein Teil der vom Transformator gelieferten Spannung dazu verwendet, um den Röhrenstrom durch den Gleichrichter zu treiben. Dies bedingt einen Spannungsabfall. Infolge dessen ist die über der Röhre liegende Spannung kleiner als die vom Voltmeter angezeigte sekundäre Transformatorenspannung. Je größer der Röhrenstrom gewählt wird, desto größer wird auch die Abweichung. Das bei den Röntgenapparaten auf diese Art verwendete Voltmeter kann gar nicht immer die richtige Röhrenspannung anzeigen. Es soll nur als Kontrollinstrument dienen.

Bei Induktorapparaten stehen den Spannungsmessungen bedeutend schwierigere Umstände im Wege, weil das Spannungsübersetzungsverhältnis der Induktorien nicht konstant ist, sondern von der Art der primären Stromunterbrechung, dem im primären Stromkreis befindlichen Widerstand und anderen Faktoren abhängt. Man umgeht diese Schwierigkeit dadurch, daß man auf den Induktorkern noch eine dritte Spule wickelt und hieran das Voltmeter anschließt. Die Firma F. Klingelfuß in Basel vereinfacht die Methode noch insofern, als sie bei ihren Induktorien einen Teil der mittleren Drahtwindungen der Sekundärspule für die Spannungsmessung anzapft. Genau die Mitte der Sekundärwicklung wird geerdet. Hierdurch wird erreicht, daß das Voltmeter keine für den Bedienenden gefahrbringende Hochspannung erhält. Es zeigt die effektive an der Sekundärwicklung vorhandene Spannung an.

Durch die Verlegung des Voltmeters in den Sekundärkreis wird wohl eine gewisse Unabhängigkeit vom Übersetzungsverhältnis des Induktors erreicht, aber damit sind noch nicht alle Schwierigkeiten behoben. Man hat es beim Induktor mit einem komplizierten Spannungsverlauf zu tun, der — wie schon erwähnt — stark von der Art und Zahl der primären Unterbrechungen, der im primären Kreise liegenden und vom sekundären gebildeten Kapazität und dem sekundär entnommenen Strome abhängt.

Die erwähnte Firma hilft sich so, daß bei bestimmten Betriebsbedingungen das „Sklerometer" rückwärts mit Hilfe der von einer an den Induktor angeschlossenen Röntgenröhre emittierten Grenzwellenlänge in AE. bzw. in Volt geeicht wird.

Spannungsmessung mittels Röntgen-Spektrograph. Wesentlich die genaueste Spannungsmessung liefert die Bestimmung der Grenzwellenlänge. Es gilt, wie wir gesehen haben, nach dem EINSTEINschen Gesetze:

$$V \cdot \lambda_{\min} = 12{,}35 \quad \text{oder} \quad V = \frac{12{,}35}{\lambda_{\min}} \qquad (V \text{ in Kilovolt}).$$

Die Grenzwellenlänge gibt die höchste an der Röntgenröhre liegende Spannung, also bei pulsierendem Gleichstrom, den Maximalwert der Spannungsamplitude an. Apparate, welche zur Bestimmung der Grenzwellenlänge geeignet sein sollen, müssen die von einer Röntgenröhre emittierte Strahlung zerlegen können, und zwar so, daß jede beliebige Wellenlänge abgelesen werden kann. Sie müssen also dasselbe bewirken, was die Spektralapparate in der Optik. Man nennt sie deswegen auch „Röntgenspektrometer", wenn mittels Leuchtschirm okular beobachtet, oder „Röntgenspektographen", wenn das zu untersuchende Röntgenspektrum photographisch registriert wird. Daß die in der Optik verwendeten Spektralapparate zur Röntgenspektralanalyse nicht geeignet sind, ist ohne weiteres zu begreifen; sind doch die hier zu messenden Wellenlängen einige zehntausendmal kleiner als die des sichtbaren Lichtes.

Das Prinzip, auf dem die Röntgenspektrographen aufgebaut sind, ist in dem BRAGGschen Gesetze festgelegt. Dieses sagt aus, daß eine bestimmte Wellenlänge λ an einer natürlichen Kristallfläche nur unter einem bestimmten Winkel reflektiert werden kann. Es heißt

$$n \cdot \lambda = 2\,d \cdot \sin \varphi,$$

wobei n die Ordnungszahl im Spektrum (wie beim optischen Beugungsgitter), λ die Wellenlänge, d den Abstand zweier reflektierender Netzebenen im Kristall und φ den Neigungswinkel bedeuten. Schematisch zeigt dies Abb. 86.

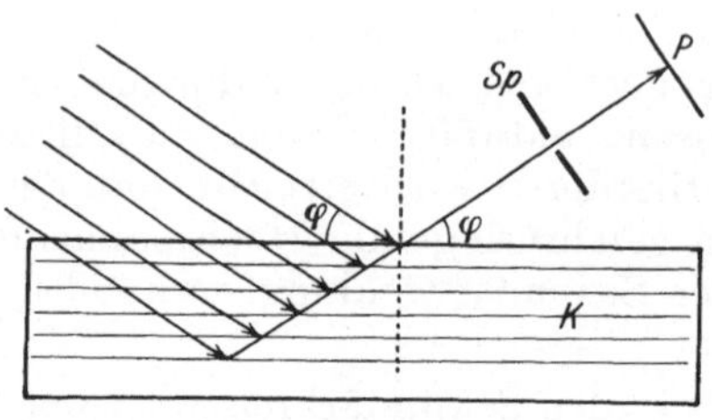
Abb. 86. Schema des Röntgenspektrographen nach Seemann.

Fällt ein paralleles Röntgenstrahlenbündel auf den Kristall K, so dringen — gemäß den Eigenschaften der Röntgenstrahlen — die Strahlen je nach ihrer Härte, mehr oder weniger tief in ihn ein. An den einzelnen parallel zueinander und in gleichem gegenseitigen Abstand liegenden Netzebenen des Kristalls, gebildet durch die den letzteren aufbauenden Moleküle, erfolgt eine Reflexion der Röntgenstrahlen. Unter einem bestimmten Einfallswinkel φ wird nur eine Wellenlänge reflektiert. Infolge des verschiedenen Eindringens der Strahlung in den Kristall wird aber beim Photographieren der reflektierten Strahlung bzw. Wellenlänge keine scharfe Linie erhalten. Die Linie wird scharf, wenn das reflektierte Strahlenbündel durch den Spalt Sp geschickt und erst dann auf der Platte oder dem Film aufgefangen wird. Will man einen großen Teil des Röntgenspektrums photographieren, so muß der Winkel φ dauernd geändert werden. Dies wird durch eine gleichmäßige, durch ein Uhrwerk betätigte Hin- und Herdrehung des ganzen Apparates bewerkstelligt. Um die die Aufnahme schädigenden Strahlen abzuhalten, ist die Kamera durch Blei abgeschützt.

Dieses Prinzip wurde von Seemann bei der Konstruktion seines „Lochkamera-Spektrographen“ angewendet.

In der Praxis, wo es auf rasche Bestimmung der Grenzwellenlänge ankommt, nimmt man den Zeitverlust, der durch das Entwickeln und Fixieren der photographischen Platten entsteht, nur ungern in Kauf. Mach, Staunig und Fritz haben diesen Nachteil vermieden durch die Konstruktion eines Apparates, bei welchem die Beobachtung okular mit Hilfe eines Fluoreszenzschirmes ausgeführt werden kann. Die Anordnung ist folgende (vgl. Abb. 87):

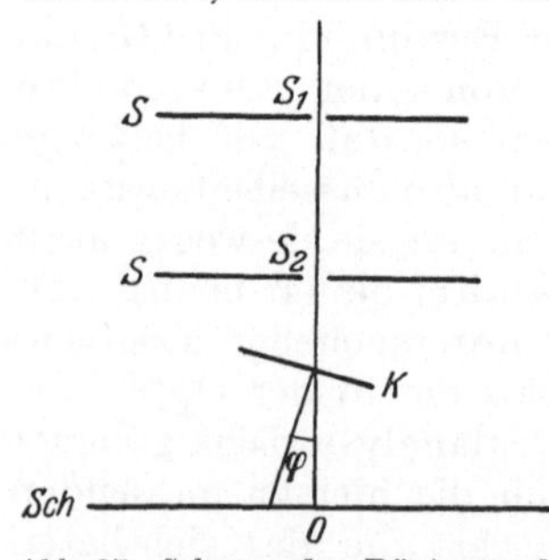
Abb. 87. Schema des Röntgenspektrographen nach Mach, Staunig und Fritz.

Durch die Spalte S_1 und S_2 wird ein feines Röntgenstrahlenbündel ausgeblendet und durch den drehbaren Kristall K hindurch auf den Fluoreszenzschirm Sch geschickt. Der Grenzwellenlänge entspricht ein bestimmter kleinster Winkel φ, bei dem noch ein Fluoreszieren des Schirmes auftritt. Dieser Winkel φ liegt sowohl links als auch rechts von

der Nullstellung 0. Er wird, da die Einstellung der Schwäche der
Lichterscheinung wegen im ganz verdunkelten Raum ausgeführt werden
muß, durch zwei phosphoreszierende Marken kenntlich gemacht und
nachher bei Beleuchtung abgelesen.

Während bei der photographischen Methode wenigstens schätzungsweise etwas über die Energieverteilung im Spektrum neben der Bestimmung der Grenzwellenlänge ausgesagt werden kann, ist dies bei der
zweiten Methode nicht gut möglich. Man beschränkt sich bei ihr auf
die Messung der Grenzwellenlänge, also auf die Bestimmung der an der
Röntgenröhre liegenden maximalen Spannung.

Statische Voltmeter. In neuester Zeit haben auch elektrostatische
Voltmeter für die Spannungsmessung Eingang in die Praxis gefunden.
Sie beruhen auf der Anziehung zweier einander gegenübergestellter
geladener Platten. Die Anziehung ist um so größer, je größer cet. par.
die Spannungsdifferenz zwischen den Platten ist. Hält man die eine
Platte fest, macht die andere beweglich und überträgt ihre Bewegung
auf ein Zeigersystem, so ist das elektrostatische Voltmeter im Prinzip
fertig. Die Plattenabstände sind zur Vermeidung von Funkenüberschlag
der Größe der Spannungsdifferenz entsprechend zu bemessen. Diese
Voltmeter können direkt über die Röntgenröhre geschaltet werden.
Sie geben den Mittelwert der Wechsel- bzw. der pulsierenden Gleichspannung an und haben den Vorteil,
keinerlei Strom zu verbrauchen. Ihre
Dimensionen werden allerdings bei den
in der Röntgentechnik üblichen Spannungen ziemlich groß.

Röntgen-Apparaturen.

In diesem Abschnitte sollen einige
prinzipiell wichtige Röntgenapparaturen, die sowohl für den
Klein- als auch den Groß-
betrieb Interesse haben, besprochen und anschließend
hieran zwei übliche Stativ-
typen angeführt werden.

Röntgenapparaturen. Je-
der praktizierende Mediziner wird wohl den Wunsch
haben, wenigstens eine be-
scheidene Röntgeneinrich-
tung zu besitzen. Diesem
Wunsch kommen die klei-
nen, meistens auch trag-
oder fahrbaren Einrich-
tungen nach. Ein Beispiel

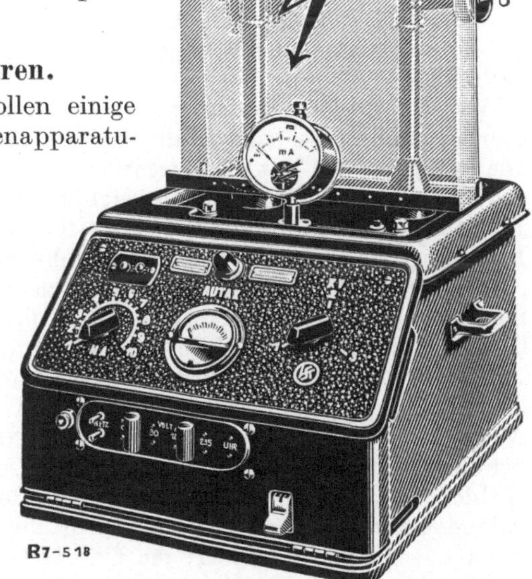

Abb. 88. Transportabler Röntgenapparat kleiner Leistung.

hierfür ist der in Abb. 88 abgebildete Apparat.

Er kann sowohl für Diagnostik als auch für leichte Therapie benutzt werden, benötigt wenig Platz und ist einfach in der Handhabung. Er ist für Wechselstromnetze bestimmt und bietet Anschlußmöglichkeit an verschiedene Netzspannungen. Hierzu dienen die auf der Vorderseite unten angebrachten Steckkontakte. Sie gestatten den Anschluß an 95, 110, 125, 135, 150, 165, 205, 220 und 235 Voltnetze.

Im Innern des Kastens befindet sich der Öltransformator, dessen Spannung in drei Stufen von 30—50 KV eff. variiert werden kann. Seine Sekundärwicklung ist nirgends geerdet. Dies hat den Vorteil, daß bei einer zufälligen Berührung der Hochspannungsleitungen die Gefahr einer Körperverletzung auf ein Minimum herabgesetzt wird (vgl. S. 166). Ein aufsteckbares Milliamperemeter gestattet die Ablesung des Röhrenheizstromes und ein Voltmeter (in der Mitte des Schaltpultes) die Messung der Hochspannung. Das Voltmeter ist über die Primärwicklung des Transformators geschaltet. Die Heizstromregulierung der Röhre wird mit einem Widerstand vorgenommen.

Da der Apparat keinerlei Gleichrichtung für den Wechselstrom besitzt (Halbwellenapparat), die Röntgenröhre also selbst die Gleichrichtung besorgen muß, so ist nur eine Verwendung von Elektronenröhren möglich. Unter diesen kommen nur solche in Betracht, deren Antikathoden noch nicht stark angestochen sind und die somit Gewähr für eine nicht zu hohe lokale Erhitzung der Antikathode bieten. Beim Glühen der Antikathode würden auch die beim normalen Betriebe unterdrückten Halbwellen des Wechselstromes die Röhre passieren (Rückzündung!) und die Röhrenzerstörung nach sich ziehen.

Der Apparat leistet bei Diagnostik bis 60 Milliamp. bei 38—50 KV eff. und bei Therapie als Dauerbelastung 15 Milliamp. bei 70 KV eff.

Günstiger und sicherer für den Röhrenbetrieb ist der Apparat in Abb. 89.

Wie aus der Abbildung ersichtlich ist, besitzt er eine Gleichrichterröhre, welche die eine Halbwelle des Wechselstromes unterdrückt. Die Röntgenröhre hat die Gleichrichtung nicht mehr selbst zu besorgen, sondern dient nur ihrem eigentlichen Zwecke. Deshalb können auch Röhren mit Strahlungskühlung (mit glühender Antikathode) sowie Ionenröhren an den Apparat angeschlossen werden.

Wie beim vorher beschriebenen Modell ist auch hier die Hochspannungswicklung des Öltransformators nirgends geerdet. Die Sekundärspannung kann mit Hilfe einer kontinuierlichen Feinregulierung bis 120 KV variiert werden (Primärkreisregulierung). Sie wird an dem auf dem fahrbaren Reguliertisch montierten Primärvoltmeter abgelesen. Auf dem Tische befinden sich ferner der Hauptschalter und eine Schaltuhr für kurzzeitige Aufnahmen. Der mit der Uhr kombinierte Wähler schaltet beim Übergang von der Durchleuchtung zur Aufnahme einen höheren Heizstrom für die Röhre ein. Ein Maximalstromausschalter verhindert die Überlastung der Apparatur.

Die Ablesung des Röntgenröhrenheizstromes und des die Röhre durchfließenden Elektronenstromes geschieht an dem auf dem Schrank montierten Ampere- bzw. Milliamperemeter. Das Meßinstrument für die Kontrolle der Ventilröhrenheizung befindet sich daneben. Unter

ihnen sind die selbstspannenden Kabeltrommeln (Röhrenzuleitungen)
angebracht.

Der Apparat leistet für Diagnostik 150 Milliamp. maximal bei den
üblichen Diagnostikspannungen und für therapeutischen Dauerbetrieb
bis 15 Milliamp. bei Spannungen bis etwa 120 KV maximal.

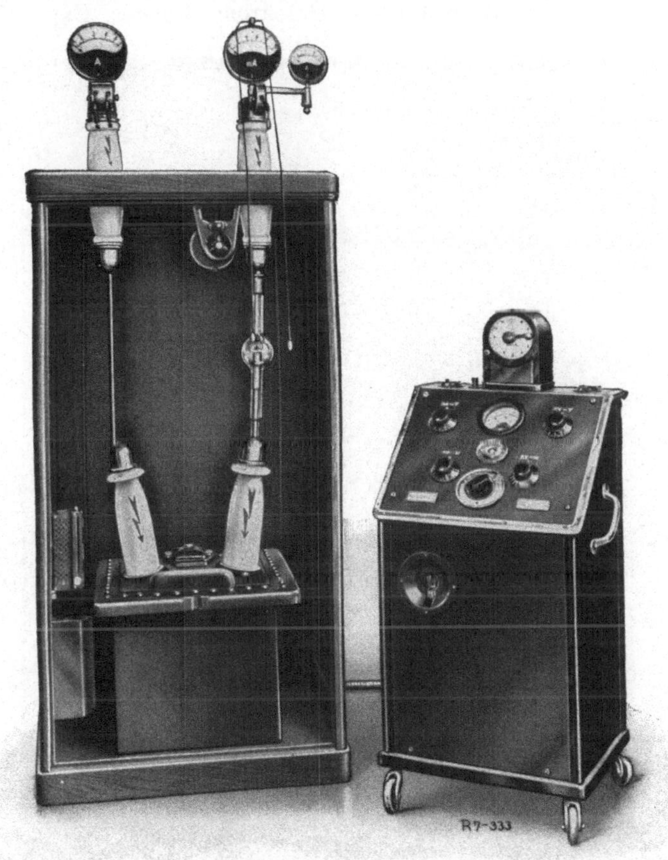

Abb. 89. Röntgenapparat mit einer Ventilröhre und fahrbarem Schalttisch.

Einen Apparat mit rotierendem Gleichrichter zur Gleichrichtung
beider Halbwellen des Wechselstromes zeigt Abb. 90.

Der rotierende Gleichrichter übernimmt bei ihm die Funktion der
Gleichrichterröhre. Wie wir früher gesehen haben, benötigt ein solcher
für den Betrieb einen Synchronmotor, der die Gleichrichterscheibe
conphas mit dem dem Transformator zugeführten Wechselstrom dreht.
Der Motor befindet sich hinter der Scheibe. Er wird mit einem besonderen Anlasser (auf der Schalttafel) in Betrieb gesetzt.

Am Boden des Kastens sind der Öltransformator mit den An-
schlußklemmen und über der Gleichrichterscheibe die beiden durch

die Schrankdecke führenden Hochspannungsisolatoren sichtbar. Diese tragen gleichzeitig die Meßinstrumente (Amperemeter für den Heizstrom und Milliamperemeter für den Röhrenstrom). Im linken Isolator ist zudem der Heiztransformator für die Röntgenröhre eingebaut.

Der Schalttisch enthält einen induktiven Spannungsregler, Heizstromregulierung, Kilovoltmeter, Heizstromvoltmeter, Expositionsuhr

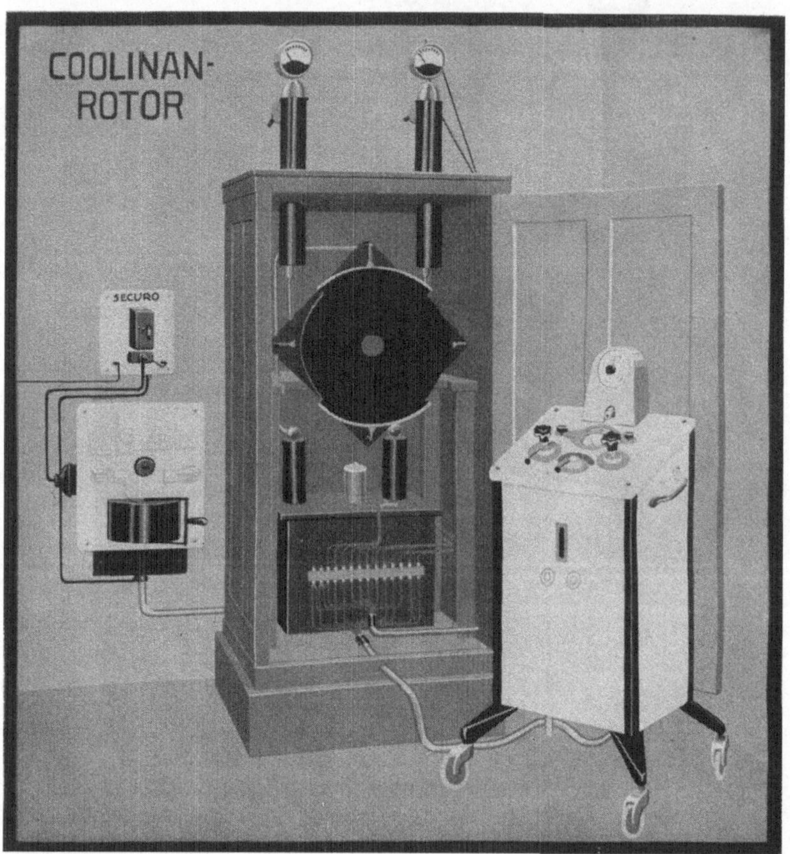

Abb. 90. Röntgenapparat mit rotierendem Gleichrichter und Sicherheitsapparat „Securo“
(vgl. S. 167).

und eine Schnellumschaltevorrichtung für den Übergang von der Durchleuchtung zur Aufnahme. Sie schaltet automatisch die erhöhte Röhrenheizung ein und setzt das Zeitrelais in Betrieb.

Der Apparat leistet für diagnostische Zwecke 100 Milliamp. bei 90 KV Scheitelspannung und für therapeutischen Dauerbetrieb 3 Milliamp. bei 112 KV max.

Ein weiteres, sehr hohen Ansprüchen genügendes Modell ist in Abb. 91 wiedergegeben.

Es ist der „Stabilivolt S“ der Firma Siemens. Die Apparatur ist mit zwei Hochspannungskondensatoren versehen und liefert für den normalen Betrieb praktisch konstanten Gleichstrom. Es werden beide Halbwellen des Wechselstromes gleichgerichtet. Die Schaltung haben wir bereits auf S. 134 kennengelernt. Die Einzelheiten der Apparatur sind folgende: In der Mitte am Boden befindet sich der Hochspannungstransformator. Er ist für 100 KV eff. Sekundärspannung gebaut. Dem entspricht in der früher angegebenen Schaltung 280 KV konstante Gleichspannung bei Leerlauf, d. h. ohne angeschaltete Röntgenröhre.

Diese Spannung sinkt bei Anschaltung der Röhre um etwa 20% und mehr je nach der Belastung. Über dem Transformator im Vordergrund ist der Heiztransformator angeordnet (der lange horizontale Zylinder), angeschlossen an die beiden Ventilröhren. Die beiden hohen Säulen stellen die Hochspannungskondensatoren dar. An den Enden der oberen Leitungen können eine oder zwei Röntgenröhren angeschlossen werden. Links auf dem Bild ist der Schalttisch. Er enthält einen Reguliertransformator in Verbindung mit

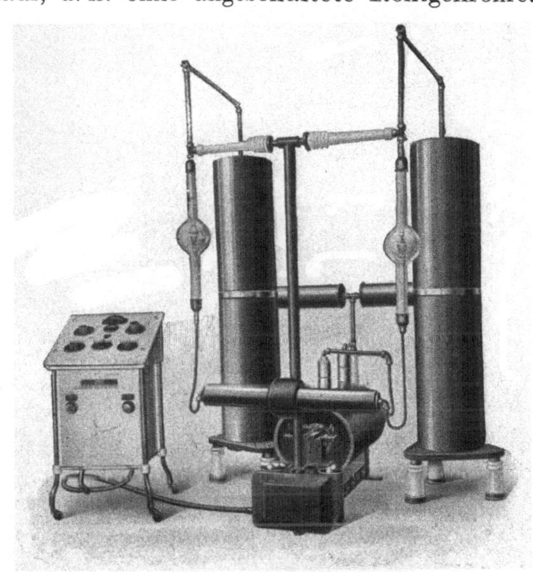

Abb. 91. Stabilivolt-Röntgenapparat.

einer Drossel, mit deren Hilfe die Primärspannung und damit auch die Spannung über der Röntgenröhre fein eingestellt werden kann. Die Spannung wird an einem im Primärkreis des Transformators eingeschalteten Voltmeter abgelesen und liefert mittels besonderer Eichtabellen die über der Röhre liegende Spannung. Ein Amperemeter gibt über den primären, dem Netz entnommenen Strom Aufschluß, und ein Spezialschalter läßt eine Regulierung des Ventilröhrenheizstromes zu.

Der Apparat ist imstande, maximal 227 KV bei 4 Milliamp. und 210 KV bei 8 Milliamp. Stromentnahme abzugeben bei 8—10stündigem täglichen Dauerbetrieb. Besonders günstig ist dabei, daß die Röhrenspannung praktisch konstant ist (Schwankungen etwa 5%), also die günstigste Form für einen Röntgenbetrieb besitzt.

Durchschnittlich beträgt die Energieentnahme aus dem Netz für einen mittleren Röntgenapparat bei normaler Belastung 2—5 KW. In der Praxis werden öfters z. B. für Momentaufnahmen von Herz und Lunge aus größeren Distanzen (um annähernd normale Größenverhältnisse zu erhalten) hohe Leistungen verlangt. Ein Riese, der allen Anforderungen genügt, ist in Abb. 92 abgebildet. Er ist für den Anschluß an ein Drehstromnetz bestimmt.

Auf der linken Seite steht der Hochspannungstransformator nebst einem ·eingebauten Heiztransformator für drei der über ihm angeordneten Ventilröhren; in der Mitte der Transformator für die anderen drei Ventilröhren und die Röntgenröhre. Zur Kontrolle und Regulierung

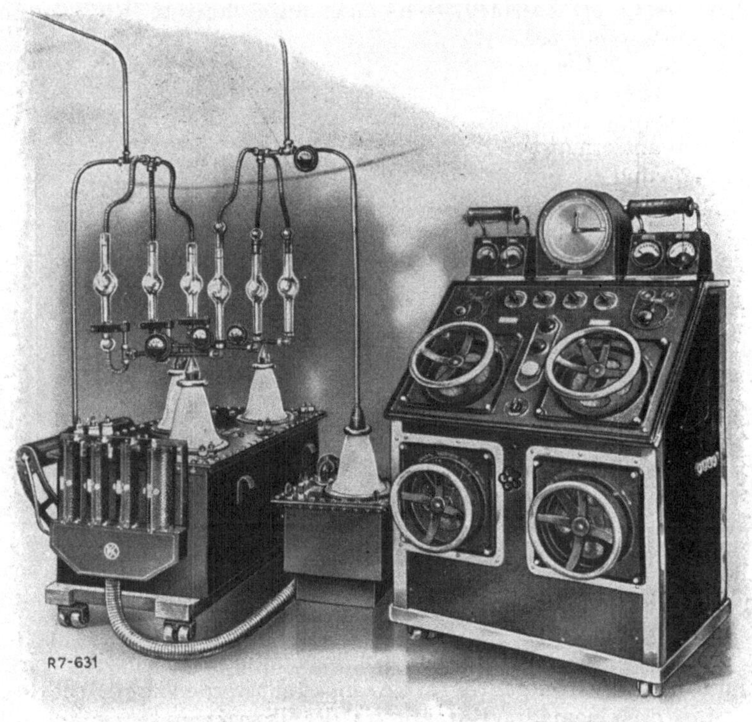

Abb. 92. „Titanos"-Röntgenapparat der Firma Koch & Sterzel, Dresden.

der Röhrenheizströme dienen die zwischen den Ventilröhren sichtbaren Meßinstrumente und die vor dem großen Transformator montierten Schiebewiderstände.

Der Schalttisch (rechts) enthält zwei getrennte Härteregler mit 6 Grob- und 6 Feinstufen, wovon der eine zur Regulierung bei Durchleuchtungen und Bestrahlungen, der andere für gewöhnliche und sogenannte gezielte Aufnahmen gebraucht wird (Aufnahmen in einem bestimmten Zeitpunkt, z. B. vom Herz bei seiner Tätigkeit), Heizstromregulierdrosseln, Schalter für Ventil- und Röntgenröhrenkreise und Meßinstrumente. Letztere sind je zwei Voltmeter für die Kontrolle der Röhrenhoch- und der Röhrenheizspannungen. Zur Einstellung der

Belichtungszeiten von Momentaufnahmen bis zu 10 Sek. Zeitaufnahmen dient eine in der Mitte des Tischaufbaues befindliche automatisch arbeitende Schaltuhr mit eingebautem Synchronmotor. Phasenlampen gestatten die Kontrolle der einzelnen Phasen des Stadtnetzes und Signallampen zeigen an, welcher Teil der Anlage unter Spannung ist.

Der „Titanos"-Apparat vermag bei 70 KV Scheitelspannung 1000 Milliamp. (= 1 Amp.) und bei 100 KV Scheitelspannung bis 500 Milliamp. abzugeben, d. h. maximal 70 und 50 KW. Daß zur Aufnahme dieser Energie spezielle Röntgenröhren nötig sind, liegt auf der Hand, treten doch fast die gesamten 70 bzw. 50 KW in der Röhre als Wärme auf, welche abgeführt werden muß (Mammut-Röhren). Das Gewicht der ganzen Apparatur beträgt etwa 1,6 t.

Neben den bisher beschriebenen Apparaturen, die für den normalen Diagnostik- und Therapiebetrieb (Oberflächen- oder Tiefentherapie je nach Spannung) bestimmt sind, werden auch Konstruktionen für Spezialzwecke ausgeführt. Für die Hauttherapie dienen kleine, mit niedriger Spannung (6—12 KV) arbeitende „Grenzstrahlenapparate nach Bucky".

In einem kleinen Kästchen befindet sich der mit zwei Sekundärwicklungen versehene Transformator. Die eine Wicklung liefert die Hochspannung und die andere die Heizspannung für die Röntgenröhre. Die Hochspannungsregulierung geschieht vorteilhaft kontinuierlich mit Hilfe eines magnetischen Nebenschlusses zum Transformator und die Niederspannungsregulierung mit einem Widerstand.

Entsprechend dem Einsteinschen Gesetze beträgt die Wellenlänge der bei den niedrigen Röhrenspannungen emittierten Röntgenstrahlen etwa 1,5—3,1 AE. Ihnen entsprechen Halbwertschichten von 0,018 bis 0,065 mm dickem Aluminium oder 0,26—0,91 mm Wasser. Die Wellenlängen dieser „Grenzstrahlen" sind also etwa 1000 mal kleiner als die der in der Lichttherapie verwendeten ultravioletten Strahlen (s. Kapitel über Quarzlampen- und Höhensonnenbestrahlungen). Ihr Durchdringungsvermögen ist gering und beschränkt sich auf die Hautdicke. Aus diesem Grunde würde auch ein geringer Nutzeffekt resultieren, wenn zu ihrer Erzeugung eine gewöhnliche Röntgenröhre zur Verwendung käme, da das normale Röhrenglas diese Strahlen fast vollständig absorbiert. Die in der Hauttherapie zur Verwendung kommende Röhre enthält zur besseren Energieausnutzung gegenüber der Antikathode ein sogenanntes *Lindemannfenster* aus besonders durchlässigem Glas (enthält Lithiumsilikate, Lithium kleine Ordnungszahl). Es ist zum Schutze gegen Korrosion lackiert. Die Röhre wird in eine geerdete Metallkapsel eingeschlossen und besitzt fließende Wasserkühlung für die Antikathode.

Ein Apparat nach Bucky muß ca. 10 Milliamp. bei etwa 12 KV abgeben können, wozu auf der Primärseite nur ca. 200 Watt benötigt werden. Er kann infolgedessen ohne weiteres an jedes Wechselstrom-Netz angesteckt werden.

Zum Schluß sei noch ein Apparat für die zahnärztliche Praxis angeführt (vgl. Abb. 93). Er dient zur Röntgenaufnahme von Zähnen, Kiefer- und Stirnhöhle.

Der Kasten enthält den Öltransformator für eine maximale Sekundär-spannung von 63 KV Scheitelwert, Heiztransformator mit Regulier-widerstand, Primärvoltmeter zur Kontrolle der Hochspannung (regu-lierbar mittels Widerständen auf der Pri-märseite des Transformators), Milliampere-meter zur Messung des Röhrenstromes (bis max. 20 Milliampere) und Maximalschal-ter. Vorn am Kasten ist ein Handzeit-relais sichtbar, mit welchem Expositions-zeiten bis zu 15 Sekunden eingestellt werden können. Es schaltet die Röhre nach Ablauf der eingestellten Zeit auto-matisch aus.

Die Röntgenröhre (Spezialröhre) ist an dem unteren, erweiterten Ende des all-seitig drehbaren Armes eingebaut. Sie ist bis auf eine kleine Öffnung mit Blei um-kleidet. Vor der Öffnung selbst ist zur Absorption der weichsten Strahlen ein 0,5 mm dickes Aluminiumfilter angebracht. Um den größtmöglichen Hochspannungs-schutz zu erhalten, sind alle Metallteile geerdet. Die Hochspannungsleitung ist in das aus dem Schaltkasten aufsteigende Rohr verlegt und läuft ganz oben zum Halterohr der Röntgenröhre. Sie hat einen Abstand von 2,5 m vom Boden, so daß ihre unbeabsichtigte Berührung vermieden wird.

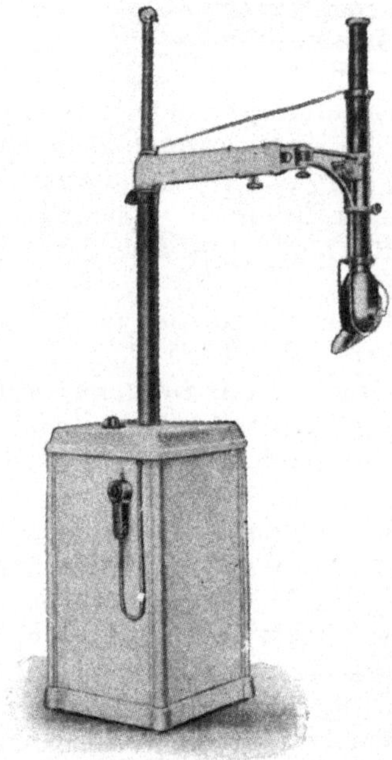

Abb. 93. Röntgenapparat für die zahnärztliche Praxis.

Stative. Im praktischen Röntgenbetrieb werden Stative gebraucht für die Röntgenröhren und zur Lagerung der Patienten. Für diagno-stische Zwecke kommen vorteilhaft Strahlenschutz- und Schirmhalte-stative in Betracht.

Die *Röhrenstative* sollten womöglich, wenn nicht besonders guter Strahlenschutz (vgl. Abschnitt Schutzmaßnahmen) verlangt wird, allseitig leicht beweglich sein. Sie müssen der Röhre einen sicheren Halt gewähren und sollen sich in jeder Lage festklemmen lassen, ohne daß Temperatureinflüsse ein Lockern der Haltevorrichtungen bewirken. Auch ist es gut, wenn sie einen speziellen Strahlenschutz besitzen und Vorrichtungen zum Einschieben von Filtern zur Absorption der weichen Strahlung. Ein genügender Abstand der Metallteile von den Hoch-spannungszuleitungen ist Voraussetzung.

Meistens sind die Röhrenstative kombiniert mit *Universalgeräten*, welche Halter besitzen für die Durchleuchtungsschirme, Kassetten, Blenden und gleichzeitig als Lagerungstische für die Patienten benutzt werden können.

Die Universalgeräte können sowohl in horizontale als vertikale Stellung gebracht und die Röntgenröhre oben oder unten bzw. vorn oder hinten befestigt und beliebig verschoben werden, ebenso der Röntgenschirm bzw. die Kassette. Der Patient kann also stehend oder liegend untersucht und bestrahlt werden. Ein am Gerät zu befestigender Sitz gestattet auch eine Durchleuchtung oder Bestrahlung des sitzenden Individuums.

Härtemesser.

In der Praxis des Mediziners spielt bei der Röntgenbehandlung die Frage nach der einem Patienten verabreichten Strahlenqualität und -quantität, der Dosis, eine Hauptrolle. Unter Strahlenqualität versteht man die mittlere Härte der Röntgenstrahlen. Wir wissen bereits von früher, daß weiche Strahlen ein geringes und harte ein großes Durchdringungsvermögen besitzen. Die Härte der Strahlen ist gegeben durch die Grenzwellenlänge, gleichzeitig damit auch — für ein bestimmtes Antikathodenmetall — die spektrale Energieverteilung. Wie aus Abb. 72 zu ersehen ist, nimmt mit abnehmender Grenzwellenlänge sowohl die Gesamtstrahlung als auch der Anteil der harten Röntgenstrahlen an der Gesamtstrahlung zu. Um bei einer Strahlung zu wissen, mit welcher mittleren Strahlenhärte man es zu tun hat, muß man letztere selbstverständlich messen. Dies geschieht mit den sogenannten „Härtemessern". Andererseits muß auch das verabreichte Strahlenquantum, wenn Schädigungen des Patienten vermieden und eine bestimmte Dosis gegeben werden soll, bekannt sein. Meßinstrumente, welche dies zu bestimmen gestatten, nennt man „Dosimeter".

Es ist hier nicht möglich, die gesamte in der Praxis vorhandene Zahl von Härtemessern zu besprechen. Wir wollen deshalb nur die bekanntesten und wichtigsten herausgreifen.

1. Härtemesser nach Benoist. Er besteht aus einer runden, 0,11 mm dicken Scheibe aus Silber und 12 um diese angeordnete sektorförmige Aluminiumplatten von 1—12 mm Dicke. Mit Hilfe eines Leuchtschirmes wird dasjenige Aluminiumplättchen herausgesucht, das bei Röntgenbestrahlung die gleiche Helligkeit aufweist wie die Silberplatte. Die Nummer dieses Aluminiumplättchens gibt die Härte der Röntgenstrahlen in Benoisteinheiten an.

Auf demselben Prinzip beruht der

2. Härtemesser von Wehnelt. Er besteht aus 9 stufenförmig übereinander angeordneten, je um 1 mm in der Dicke verschiedenen Aluminiumplättchen. Rechts und links neben diesen Aluminiumstufen befindet sich je ein Silberstreifen. Gesucht wird wieder dasjenige Aluminiumplättchen, dessen Durchlässigkeit dieselbe wie die der Silberstreifen ist. Der Härtemesser wird manchmal direkt mit dem Leuchtschirm versehen (Kryptoskop) (vgl. Abb. 94).

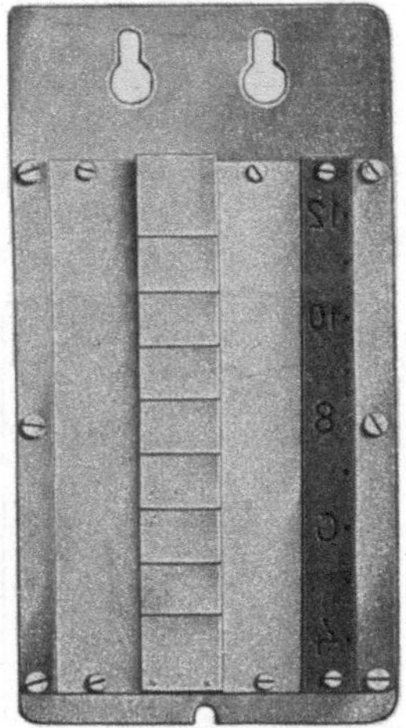

Abb. 94. Härtemesser nach WEHNELT.

Die Skalen dieser beiden Härtemesser sind ganz willkürlich gewählt. Dies ist schließlich für deren praktische Verwendung nicht weiter von

Belang, nachteilig aber ist, daß ihre Angaben physikalisch nicht präzisierbar sind. Weniger willkürlich ist der

3. Härtemesser von Christen. CHRISTEN führt den Begriff der Halbwertschicht ein. Darunter versteht man diejenige Schichtdicke einer Substanz in Zentimeter, bei deren Passierung die auffallende Strahlung gerade auf die Hälfte geschwächt wird. Da Wasser ungefähr die gleiche Halbwertschicht wie das Gewebe des menschlichen Körpers hat, so wählt CHRISTEN Wasser als Normalsubstanz. Für leicht zu handhabende Instrumente ist Wasser aber ungeeignet. Eine Substanz, die dasselbe Absorptionsvermögen hat und besser verwendbar ist, ist das Bakelit.

Die praktische Ausführung liefert folgenden einfachen Apparat: Ein Leuchtschirm ist in zwei Teile geteilt. Vor dem einen Teil befindet sich eine gelochte Bleiplatte, die derart hergestellt ist, daß die Größe der gelochten Fläche genau gleich derjenigen der ungelochten ist. Setzt man diese Platte einer Röntgenstrahlung aus, so geht durch die Löcher nur die eine Hälfte der auf die Platte fallenden Strahlung hindurch, die andere wird vom Blei absorbiert.

Vor dem zweiten Teil des Leuchtschirmes befindet sich ein stufenförmiger verschiebbarer Bakelitstreifen. Man sucht nun diejenige Stufe heraus, hinter welcher der Schirm ebenso stark leuchtet wie hinter der gelochten Bleiplatte, der sogenannten Halbwertplatte. Die Dicke der gefundenen Bakelitstufe gibt die Halbwertschicht an.

Auf einem wesentlich anderen Prinzip beruht der

4. Strahlenanalysator von R. Glocker. Bei ihm wird die Erregung der Fluoreszenzstrahlung bestimmter Elemente durch die Röntgen-Bremsstrahlung ausgenutzt. Wir haben gesehen, daß die Fluoreszenzstrahlung nur durch Bremsstrahlung von etwas kürzerer Wellenlänge als die der Fluoreszenzstrahlung erregt werden kann. Setzt man Elemente von verschiedener Ordnungszahl den Röntgenstrahlen aus, so ergeben alle diejenigen eine besonders starke Strahlenemission, deren Fluoreszenzstrahlung erregt wurde. GLOCKER wählt als Elemente solche, deren charakteristische Strahlung gerade in dem für die Therapie wichtigen Gebiete liegen. Sie sind mit ihren charakteristischen Wellenlängen (K-Serie) in der folgenden Tabelle angegeben:

Element	Se	Mo	Ag	Sb	Ce
Wellenlänge in AE. .	0,98	0,62	0,48	0,41	0,31
Nr. des Feldes . . .	1	2	3	4	5

Soll die charakteristische K-Strahlung von Molybdän erregt werden, so muß die Wellenlänge der erregenden Röntgenstrahlen kleiner sein als 0,62 AE., bei Silber kleiner als 0,48 usw. Photographiert man die von den in obiger Tabelle stehenden Elementen emittierte Strahlung, so läßt sich durch Ausphotometrieren bzw. bloßes Betrachten der Aufnahmen ungefähr feststellen, welche Härte die Primärstrahlen besitzen.

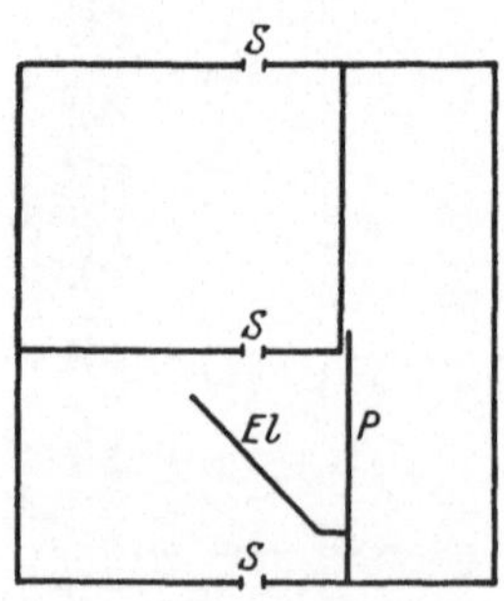

Abb. 95. Schema des Strahlenanalysators nach GLOCKER.

Die praktische Anordnung der Apparatur ist schematisch in Abb. 95 gezeichnet.

In einem Bleigehäuse sind die Blendenschlitze S von etwa 1 cm Breite und 10 cm Länge eingeschnitten. Durch sie gelangt das primäre Röntgenstrahlenbündel auf die unter 45° geneigten nebeneinanderliegenden Platten El der in der Tabelle angegebenen Elemente. Die nicht absorbierte Röntgenstrahlung verläßt das Gehäuse durch S (unten). Die von den Elementen El emittierte Fluoreszenzstrahlung wird auf der photographischen Platte P aufgenommen. Damit sicher bekannt ist, von welchem Element die Fluoreszenzstrahlung herrührt, sind zwischen den einzelnen Segmenten Schutzplatten angebracht. Man erhält auf der photographischen Platte 5 Felder, welche auszuphotometrieren sind.

Selbstverständlich kann auch jede Spannungsmessung an der Röntgenröhre zur Bestimmung der Strahlenhärte verwendet werden. In diesem Falle muß aber bekannt sein der Spannungsverlauf der pulsierenden Gleichspannung an der Röhre und das Material, aus dem die Antikathode besteht.

Dosimeter oder Dosismesser.

Um die Wirkung von Röntgenstrahlen auf das menschliche bzw. tierische Gewebe beurteilen zu können, muß man wissen, welche Menge an Röntgenstrahlenenergie (Dosis) man ihm in jedem einzelnen Falle zugeführt hat. Man versteht unter Dosis die in der Volumeneinheit des Körpergewebes absorbierte Röntgenstrahlenenergie. Diese Definition ist rein physikalisch. Es ist damit absolut nicht gesagt, daß die ganze physikalische Dosis eine biologische Wirkung ausübt; wahrscheinlich tut dies auch nur ein Teil davon. Evtl. liegt auch — was noch nicht sicher feststeht — eine Abhängigkeit von der Härte der Strahlung vor.

Der Arzt hat mit der für ihn allein wichtigen biologischen Dosis zu rechnen. Um auch hier mit einer einigermaßen bestimmten Größe arbeiten zu können, hat man die Hauteinheitsdosis (HED) eingeführt. Man versteht darunter diejenige Dosis, nach deren Verabreichung in 8—10 Tagen eine schwache Hautrötung auftritt, welche nach einigen Wochen einen bräunlichen Farbton annimmt. Es ist klar, daß man zwecks Messung einer Bestrahlung mit irgendeinem Apparat diese Dosis auf die physikalische Dosis zurückführen muß. Man bestimmt dann die physikalische Dosis und rechnet diese in HED um bzw. eicht die Meßinstrumente in HED.

Bisher lagen große Schwierigkeiten vor für die Definition bzw. Messung der physikalischen Dosis. Dies zeigt sich am besten darin, daß fast jede neue Meßmethode auch neue Dosiseinheiten einführte. Jetzt dürfte damit durch den von der deutschen Röntgengesellschaft angenommenen Vorschlag von H. BEHNKEN ein Ende gemacht sein. Die neue Dosiseinheit trägt den Namen Röntgeneinheit (R) und ist jederzeit exakt meßbar.

Wir wollen im folgenden zuerst einige ältere, heute teilweise noch gebrauchte Methoden und dann die neue, der Röntgeneinheit zugrunde liegende Messungsart besprechen.

Bei den Dosimetern lassen sich zwei Gruppen unterscheiden. Bei der einen ist es nur möglich, die gesamte verabreichte Dosis zu bestimmen, bei der anderen kann sowohl diese als auch die in jedem Zeitmoment zugeführte Menge Strahlungsenergie, die sogenannte Sekundendosis, angegeben werden. Letzteres ist besonders wichtig, da die Strahlungsqualität und -quantität stark von den Spannungsschwankungen des Netzes, an welchem die Röntgenröhre indirekt liegt, abhängt. Die älteren Meßmethoden gehören der ersten Gruppe an.

Methode von SABOURAUD-NOIRÉ. Bei dieser Methode werden kleine Scheibchen von etwa 5 mm Durchmesser aus gepreßtem Bariumplatincyanür benutzt. Setzt man sie einer Röntgenbestrahlung aus, so ändert sich ihre anfangs hellgrüne Farbe bis zu einem bräunlichen Farbton. Mit Hilfe von aus gefärbtem Papier hergestellten Vergleichsplättchen läßt sich die Dosis bestimmen. Die Vergleichsplättchen wurden von HOLZKNECHT eingeführt.

Methode von KIENBÖCK. Sie beruht darauf, daß gleichzeitig mit dem Objekt ein Bromsilberpapierstreifen (photographisches Papier) den Röntgenstrahlen ausgesetzt wird. Das Papier wird nach der Bestrahlung auf Grund einer bestimmten Vorschrift entwickelt und fixiert. Ein Vergleich mit einer Schwärzungsskala gestattet die Dosisbestimmung. Diese Methode ist etwas genauer als die erste und hat den Vorteil, daß der Papierstreifen aufbewahrt und somit jederzeit die einmal verabreichte Dosis wieder nachgesehen werden kann.

Beide Methoden haben aber den Nachteil, daß die Absorption sowohl in den Sabouraudpastillen als auch im photographischen Papier nicht dieselbe ist wie im menschlichen Körper. Bei beiden tritt im therapeutisch wichtigen Gebiete selektive Absorption auf.

Methode von FÜRSTENAU. FÜRSTENAU benutzt für sein „Intensimeter" eine Selenzelle. Selen hat die Eigenschaft, sowohl bei Licht- als auch bei Röntgenstrahlung seinen Widerstand in weiten Grenzen zu ändern. Mit zunehmender Bestrahlungsintensität erfolgt eine wachsende Widerstandsabnahme. Mißt man also den Widerstand einer Zelle, so läßt sich aus seiner Größe ein Schluß auf die Intensität der Strahlung ziehen.

Meßtechnisch wäre die Methode sehr praktisch. Leider stehen diesem Vorzug aber große Nachteile gegenüber. Die Zellen zeigen nämlich Ermüdungserscheinungen, sind nicht konstant und in ihren Angaben abhängig von der Wellenlänge der Röntgenstrahlen.

Verschiedene andere Methoden wurden noch für die Dosismessung vorgeschlagen. Sie haben für uns nur theoretisches Interesse, da sie zum Teil gar nicht in die Praxis eingeführt wurden. Der Grund hierzu war die Ausbildung der

Ionisationsmeßgeräte. Sie sind heute die genauesten Dosismeßinstrumente und bilden die Grundlage zur Definition der Röntgendosiseinheit. Sie basieren auf folgenden Tatsachen:

Gehen Röntgenstrahlen durch ein Gas, so werden die einzelnen von ihnen getroffenen Moleküle in Ionen zerlegt. Diese Ionen bewirken eine elektrische Leitfähigkeit des Gases. Stellen wir zwei Metallplatten isoliert einander gegenüber auf, verbinden die eine mit der Erde und laden die andere z. B. mit einem geriebenen Hartgummistabe auf, so fließt bei Bestrahlung des Gasraumes zwischen den beiden Platten infolge der Ladungsübertragung durch die entstandenen Ionen ein Strom; die Ladung der zweiten Platte wird zur Erde abgeleitet. Die Stärke des Stromes ist allerdings sehr klein und läßt sich nicht ohne weiteres mit Drehspul- oder Nadelgalvanometer messen. Am leichtesten ist sie mit Elektrometern zu bestimmen. Bringen wir ein Elektrometer mit der isoliert aufgestellten Platte in leitende Verbindung, laden Platte und Elektrometer auf, so entlädt sich beim Auftreten von Ionen zwischen den beiden Platten gleichzeitig mit der geladenen Platte auch das Elektrometer. Je mehr Ionen vorhanden sind, desto rascher geht cet. par. die Entladung vor sich.

Die Geschwindigkeit der Elektrometerentladung kann offenbar verzögert werden durch Vergrößerung der Elektrizitätsmenge, welche durch die Ionen zur Erde abgeleitet werden muß. Dies geschieht durch Vergrößerung der Kapazität des aufzuladenden Leitersystems. Die von ihm aufgenommene Elektrizitätsmenge Q ist proportional der Kapazität C des mit der Spannung V geladenen Platten- und Elektrometersystems, also:

$$Q = C \cdot V.$$

Soll mit dem Elektrometer eine Strommessung ausgeführt werden, so muß C und V bekannt sein, da die Stromstärke definiert ist durch die in der Zeiteinheit durch einen Leiter hindurchfließende Elektrizitätsmenge Q.

Beim Durchführen nur relativer Messungen ist die Kenntnis von C und V nicht nötig. Man kann den Elektrometerabfall, in Skalenteilen je Zeiteinheit ausgedrückt, als Maß benutzen für die Größe der Ionisation und somit auch der sie bewirkenden Röntgenstrahlenenergie. Damit dies aber für Röntgenstrahlen beliebiger Härte gilt, muß die Ionisation unabhängig von der Wellenlänge sein, wenigstens in dem Gebiete, welches den Mediziner interessiert. Dies scheint, soweit die Frage bis heute beantwortet ist, ziemlich sicher der Fall zu sein.

Das Schaltungsschema zur eben besprochenen Apparatur ist in Abb. 96 abgebildet. Die Messungsart mit dem Elektrometer bezeichnet man als statische.

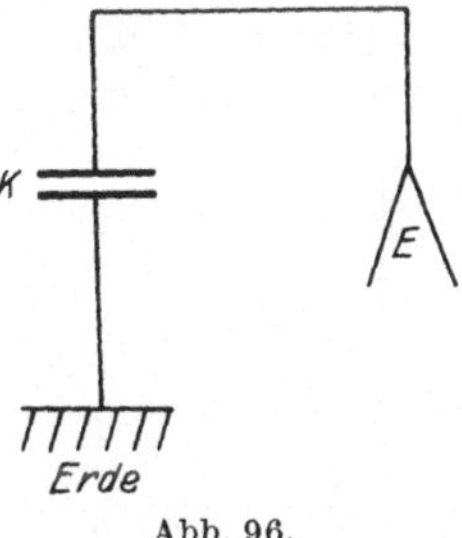

Abb. 96.

Bei der dynamischen Methode, bei welcher ein elektrischer Strom durch einen geschlossenen Leiterkreis hindurchfließt, wird das Meßinstrument direkt in diesen Kreis eingeschaltet. Wir haben schon erwähnt, daß bei der durch Röntgenstrahlen hervorgerufenen Ionisation eine Strommessung mit einem Drehspul- oder Nadelgalvanometer nicht ohne weiteres möglich ist. In der Praxis wird eine von der Firma Siemens ausgearbeitete Methode benutzt, welche prinzipiell hierauf zurückgeführt werden kann und die in Kürze genauer besprochen werden soll.

Wir wollen uns vorerst auf das vereinfachte Schema, wie es in Abb. 97 gezeichnet ist, beschränken.

Hierin bedeuten P_1 und P_2 die beiden Platten des Kondensators, zwischen welchen die Ionisation stattfindet, G das Galvanometer und

B eine Akkumulatorenbatterie. Läßt man zwischen den Platten P_1 und P_2 hindurch einen Röntgenstrahl passieren, so erzeugt dieser auf seinem ganzen Wege Ionen. Die Ionen werden entsprechend ihrem

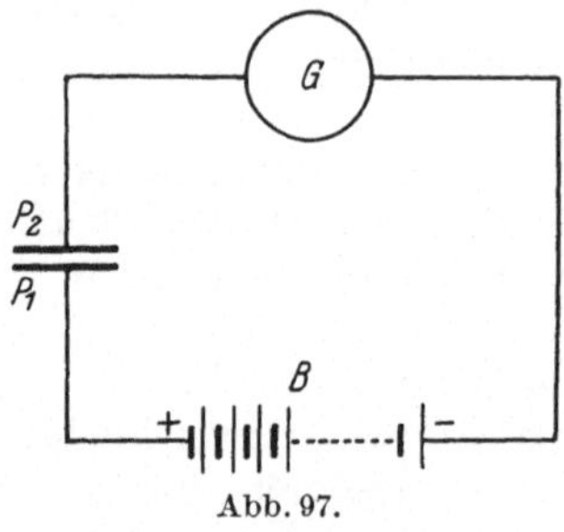
Abb. 97.

Vorzeichen von der Platte P_1 und P_2 angezogen und geben dort ihre Ladung ab. In unserem Falle bewegen sich die positiven Ionen zur Platte P_2 und die negativen zu P_1. Zwischen P_1 und P_2 und somit durch den ganzen geschlossenen Stromkreis fließt ein durch die Spannung der Batterie B aufrechterhaltener Strom. Damit sämtliche von den Röntgenstrahlen erzeugten Ionen an der Stromleitung beteiligt sind, ist es nötig, daß sie so schnell als möglich aus dem Gasraum entfernt werden. Entstehen beispielsweise je Sekunde 10^{10} Ionen, so muß durch die zwischen den beiden Platten befindliche Potentialdifferenz die gleiche Zahl zur Stromleitung bzw. zum Elektrizitätstransport herangezogen werden. Dies ist offenbar der Fall, wenn die Spannungsdifferenz eine gewisse Minimalhöhe überschreitet. Ist die Spannungsdifferenz zu gering, so zeigt das in den Stromkreis geschaltete Meßinstrument G von einer bestimmten Zahl zwischen den Platten befindlichen Ionen an aufwärts immer die gleiche Stromstärke an. Zur Vermeidung dieses fehlerhaften Resultates ist die Spannungsdifferenz genügend groß zu wählen. Ihre Größe hängt ab vom gegenseitigen Abstand der Platten, ihrer Oberfläche und der Zahl der zwischen ihnen befindlichen Ionen. Sie läßt sich leicht bestimmen.

Man bezeichnet den Strom, bei welchem sämtliche erzeugten Ionen beteiligt sind, als den „Sättigungsstrom". Die Abhängigkeit von Strom-

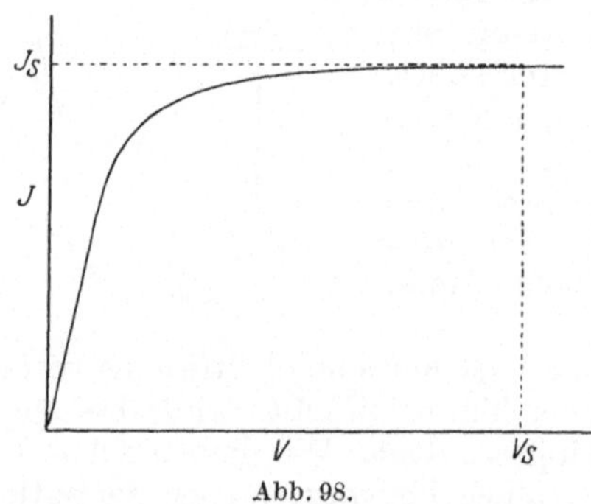
Abb. 98.

stärke und Spannung ist in Abb. 98 gezeichnet. Auf der Ordinatenachse ist der Strom und auf der Abszissenachse die Spannung aufgetragen. Die Ordinatenhöhe J_s gibt den Sättigungsstrom an. Um ihn zu erhalten, braucht man die Minimalspannung V_s.

Es ist klar, daß bei Ionisationsmessungen Plattengröße und -abstand immer dieselben bleiben müssen, wenn unter sich ohne weiteres vergleichbare Resultate erhalten werden sollen. Deshalb wird für den praktischen Gebrauch die ganze Apparatur stabil zusammengebaut. Das Gefäß, in welchem sich die für die Messung wichtige Ionisierung abspielt, nennt man die „Ionisationskammer". Es ist nicht nötig, daß sie aus zwei sich gegenüberstehenden Platten besteht. Sie kann jede beliebige zweckentsprechende Form haben. Bei manchen Untersuchungen besteht sie aus einer Nadel, die koaxial in einem Zylinder angeordnet ist. Dabei spielt die Nadel die Rolle der einen Platte und der Zylinder die der anderen. Für medizinische Zwecke ist diejenige Ionisationskammer am vorteilhaftesten, mit welcher auch Messungen in Körperhöhlen ausgeführt werden können, d. h. eine möglichst kleine. Die Ionisationskammern können aber nicht ohne weiteres beliebig klein gemacht werden aus folgenden Gründen:

Ein Röntgenstrahl ist solange imstande ein Gas zu ionisieren, bis er vollständig absorbiert ist. Seine Ionisierungsfähigkeit ist gleichmäßig über die ganze Bahn verteilt, so daß also je Zentimeter von den Röntgenstrahlen durchlaufenem Wege immer gleichviel Ionen erzeugt werden. Die Ionisierung geht dermaßen vor sich, daß von den Röntgenstrahlen auf Grund des Photoeffektes Elektronen von der Gasmolekülen abgespalten werden, die ihrerseits — wie die Sichtbarmachung der ionisierten Teilchen von C. T. R. Wilson (vgl. Literatur) zeigt — solange Gasmoleküle ionisieren, bis sie zur Ruhe gekommen sind. Ihre „Reichweite", d. h. die Strecke, auf welcher sie Moleküle zu ionisieren imstande sind, hängt ab von der Wellenlänge der sie auslösenden Röntgenstrahlen. Sie wird größer mit abnehmender Wellenlänge. Auf die „Bahnlänge" der Röntgenstrahlen in der Ionisationskammer braucht man fast keine Rücksicht zu nehmen, wohl aber auf die der ausgelösten Elektronen. Ist die Kammer so klein (in praxi wohl immer der Fall), daß die ionisierenden Elektronen auf die Gefäßwand aufprallen, bevor sie ihre Reichweite durchlaufen haben, so wird die Messung fehlerhaft. Kennt man aber die Größe der Fehler und ihre Korrektionsmöglichkeit, so kann eine kleine Ionisationskammer genau dieselben Dienste leisten wie eine große.

Sodann kommt die Streuung der Röntgenstrahlen an den Gasmolekülen und den Fenstern, mit welchen die Ionisationskammern verschlossen sind, in Betracht. Die gestreute Strahlung gelangt an die Kammerwände und löst dort unerwünschte Fluoreszenzstrahlen und Elektronen aus. Die Zahl der letzteren wird um so kleiner, je niedriger die Ordnungszahl des Materiales ist, aus welchem die Wände und Fenster bestehen. Die Kammer muß aber zum Schutze gegen durchdringende Strahlung aus einem stark absorbierenden, hochatomaren Stoffe bestehen. Dieser Widerspruch läßt sich dadurch lösen, daß die Kammerwände aus Blei verfertigt, innen aber mit Aluminium oder noch besser mit graphitiertem Papier ausgekleidet werden. Die Fenster werden aus dünnem Zelluloid hergestellt, dessen Elektronenemission durch Einbau von Schutzelektroden in die Kammer unschädlich gemacht werden kann.

Aus diesen, die Meßresultate fälschenden Einflüssen ergibt sich, daß kleine, ihnen in besonderem Maße ausgesetzte Ionisationskammern durch große und einwandfreie kontrolliert werden müssen. Solche Korrektionen bzw. Eichungen werden von verschiedenen Instituten vorgenommen. Die Physikalisch-Technische Reichsanstalt in Berlin verwendet für Eichzwecke eine sogenannte Druckluftkammer. In ihr befindet sich Luft unter einem Druck von etwa 6 Atmosphären. Dieser Druck bewirkt eine gegenüber dem normalen Atmosphärendruck auf den sechsten Teil herabgesetzte Reichweite der Elektronen, weil die Reichweite umgekehrt proportional dem Gasdruck ist, also auch eine verhältnismäßig kleine Ionisationskammer. Durch weitgehende Schutzmaßnahmen, auf die wir uns hier nicht weiter einlassen können, werden alle die Messungen beeinträchtigenden Faktoren ausgeschaltet.

Dosiseinheit. Auf der Ionisationswirkung der Röntgenstrahlen beruht, wie schon erwähnt, die Definition der Dosiseinheit „Röntgen (R)“. Sie lautet: *„Die absolute Einheit der Röntgenstrahlendosis wird von der Röntgenstrahlenenergie geliefert, die bei der Bestrahlung von 1 ccm Luft von 18° C Temperatur und 760 mm Quecksilberdruck bei voller Ausnutzung der in der Luft gebildeten Elektronen und bei Ausschaltung von Wandwirkungen (der Ionisationskammern) eine so starke Leitfähigkeit erzeugt, daß die bei Sättigungsstrom gemessene Elektrizitätsmenge eine elektrostatische Einheit beträgt. Diese Einheit wird ein Röntgen genannt und mit dem Buchstaben ‚R‘ abgekürzt.“*

Ionimeter. Zur Messung von Dosen werden in der Praxis vorwiegend auf dem statischen Prinzip beruhende Dosimeter benutzt. Sie werden je nach der Herstellungsfirma Ionometer oder Ionimeter und Iontoquantimeter genannt. Als Meßinstrumente werden Zeiger- oder Fadenelektrometer benutzt, deren Ablesung okular ohne und mit Vergrößerungseinrichtungen oder, wie beim Ionometer nach WULF der Firma Koch & Sterzel, mit Hilfe einer Mikroprojektionsvorrichtung geschieht. Die Ionisationskammern schwanken in ihrem Volumen zwischen 1 und 5 ccm und bestehen aus Aluminium oder Graphit mit Bleiumhüllung, in welche isoliert ein Metallstift (Aluminium) als zweite Elektrode eingeführt ist. Das Elektrometersystem wird meistens mit Hilfe einer kleinen Reibungselektrisiermaschine geladen (z. B. MARTIUS-Ionimeter). Es befindet sich in einigem Abstand von der Ionisationskammer und ist mit ihr durch Drähte, welche in festen oder flexiblen Metallrohren liegen, verbunden. Das Elektrometer selbst wird mit einem Bleimantel umgeben. Die Metallrohre und das Elektrometer sollen der Röntgenstrahlung möglichst wenig ausgesetzt sein, damit keine Messungsfälschung durch Elektronenemission auftritt. Mit Hilfe einer Stoppuhr wird die Entladungsgeschwindigkeit des Elektrometers bestimmt und hieraus die Dosis in Röntgeneinheiten berechnet.

Ein auf statischer Grundlage beruhendes und automatisch arbeitendes Ionisationsmeßgerät ist das Hammerdosimeter. Es besteht aus einer Ionisationskammer mit Meßrelai und einem Zählwerk. Letzteres registriert automatisch die Gesamtdosis.

Das ganze Instrument ist schematisch in Abb. 99 abgebildet.

Hierin bedeuten: *A* die Ionisationskammer aus strahlendurchlässigem Material, *B* das Elektrometersystem mit Relai und *C* das Zählwerk mit der für die Erzeugung der Sättigungsspannung versehenen Gleichrichteranlage. Die Sättigungsspannung wird durch einfachen Anschluß des Instrumentes an ein Wechselstromnetz erhalten.

Die leitende innere Oberfläche 2 der Ionisationskammer steht durch den Draht 6 mit einem Pol der Gleichstromquelle (etwa 1000 V) in leitender Verbindung und der Stift 3 durch die Leitung 7 mit der Platte 8 in dem mit starkem Bleischutz umgebenen Relaisgehäuse. Vor der Platte 8 befindet sich das mit der Erde verbundene bewegliche Elektrometerblättchen 9. Die Teile 3, 7 und 8 sind vom übrigen System hochwertig isoliert.

Wird die Kammer A einer Röntgenstrahlung ausgesetzt, so wird die in ihr befindliche Luft leitend, und von der auf der Sättigungsspannung gehaltenen Kammerwand 2 tritt eine gewisse Elektrizitätsmenge auf 3, 7 und 8 über. Sobald die Spannung auf der Platte 8 einen bestimmten Betrag erreicht hat — der immer dem gleichen Teil der Strahlungsdosis entsprechen muß —, wird das Blättchen von 8 angezogen und schließt den Kontakt 10. Hierdurch wird ein Hilfsmagnet eingeschaltet, der den Zeiger des Zählwerkes C um einen Skalenteil weiterbewegt und gleichzeitig ein Kontakt geschlossen, der den im Meßrelai befindlichen Magneten 16 erregt, dessen Anker 17 die Platte 8 erdet und somit entlädt. Hierauf beginnt der Vorgang von neuem.

Das Zählwerk C registriert also die Zahl der Stromschlüsse bei 10 und damit die Summe der für jede einzelne Elektrometeraufladung nötige Röntgenstrahlendosis. Vor Beginn der Bestrahlung kann bei ihm ein Zeiger auf eine bestimmte gesamte Strahlungsdosis eingestellt werden, nach deren

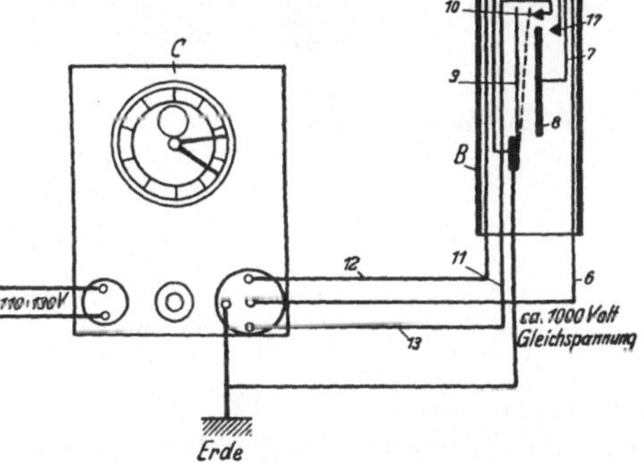

Abb. 99. Hammer-Dosimeter.

Erreichung eine Klingel ertönt oder der Röntgenapparat automatisch außer Betrieb gesetzt wird. Ferner kann mit ihm ein Schreibzählwerk verbunden werden, welches die verabfolgte Dosis registriert.

Infolge der Netzspannungsschwankungen und der damit wechselnden Strahlungsintensität einer Röntgenröhre ist es nützlich, die Strahlenemission öfters auf ihre Intensität zu kontrollieren, mit anderen Worten: die in jedem Zeitmoment vorhandene Strahlungsintensität — die Sekundendosis — zu bestimmen und womöglich noch zu registrieren. Eine Meßeinrichtung, welche dieses erlaubt, wurde von der Firma Siemens geschaffen. Sie beruht auf dem dynamischen Prinzip.

Siemensdosismesser. Der Siemensdosismesser ist in Abb. 100 schematisch wiedergegeben.

Hierin bedeutet K die Ionisationskammer. Sie ist durch ein hochisoliertes Kabel mit dem bleiverkleideten Verstärkerkasten verbunden. In diesem Kasten befindet sich eine Spezialverstärkerröhre ähnlich den in der Radiotechnik benutzten. i ist eine Batterie zur Erzeugung des Ionisationsstromes. Die weiteren Batterien g, h und a sind zum Betriebe der Verstärkerröhre nötig; h als Heizbatterie, a als Anodenbatterie und g, um dem Gitter der Verstärkerröhre die zu einwandfreiem Betriebe nötige Vorspannung zu geben.

Mittels der Batterie i wird der Strom (nach der üblichen Auffassung) in Richtung Kammer K, Erde E, Batterien i und g über dem Widerstand R aufrechterhalten. Damit über R ein möglichst großer, zur Messung verwendbarer Spannungsabfall entsteht, muß sein Widerstand sehr hoch sein. Er beträgt etwa 10^9—10^{10} Ohm. So große Widerstände sind stark von der Temperatur abhängig. Zur Elimination resp. Messung

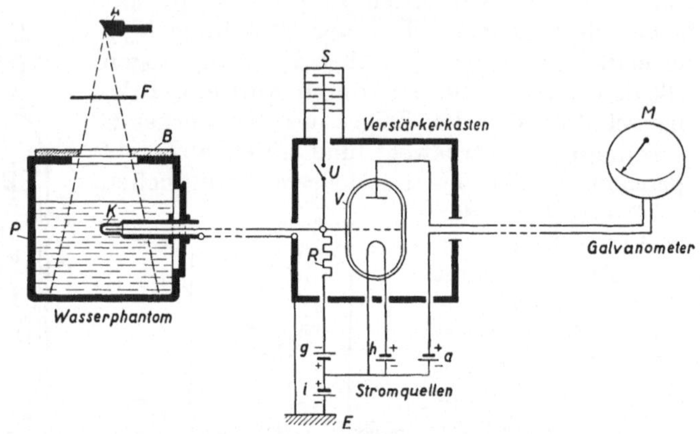

Abb. 100. Schaltung des Siemens-Dosimeters.

hierdurch auftretender Fehler kann an den Verstärker ein sogenannter Standardionisator angeschlossen werden (mittels des Schalters U). Dieser erzeugt über dem Widerstand R eine bestimmte Spannungsdifferenz, mit welcher die durch die Bestrahlung der Ionisationskammer erhaltene verglichen wird. Der Vergleich läßt sich leicht an Hand von Kurventafeln ausführen.

Die Verstärkerröhre V dient dazu, die über dem Widerstand R liegende sehr kleine Spannungsdifferenz auf eine leicht meßbare Größe zu bringen. Dies wird bewirkt durch Anlegen der Spannungsdifferenz an Kathode und Gitter der Röhre. Durch die geringste Größenänderung dieser Spannungsdifferenz V_g wird der zwischen Kathode (Heizdraht) und Anode fließende Elektronenstrom J_A sehr stark beeinflußt (vgl. Abb. 101). Der relativ starke Anodenstrom wird nun dem Galvanometer M zugeführt und gibt ein Maß für die Größe des Ionisationsstromes, mithin auch der Dosis. An dem Galvanometer kann jederzeit die Strahlungsintensität abgelesen werden. Es kann bei dauernd vorzunehmender Kontrolle durch eine Registriervorrichtung ersetzt werden.

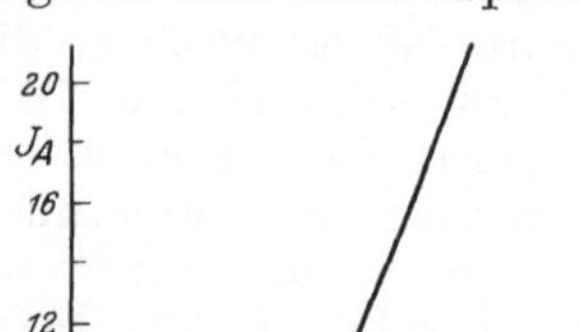

Abb. 101.

Die ganze Apparatur ist in Abb. 102 wiedergegeben. Links außen befindet sich die Ionisationskammer mit dem gleich zu besprechenden „Wasserphantom", in der Mitte der Tisch mit dem Verstärkerkasten und der Registriervorrichtung und rechts der Schalttisch.

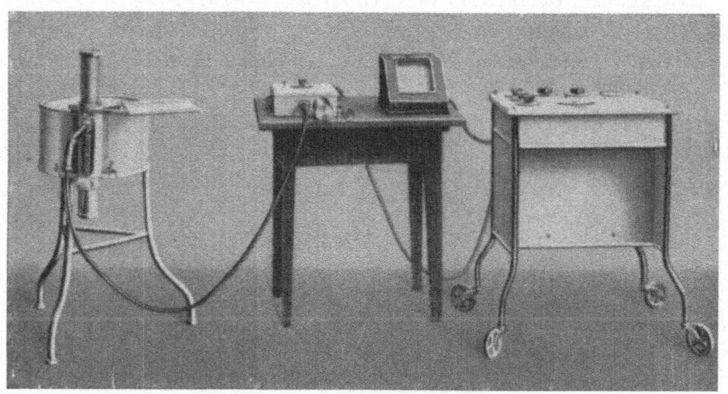
Abb. 102. Siemens-Dosimeter.

Phantome und Felderwähler.

Bei der Tiefentherapie muß dem Arzt bekannt sein, wie groß die verabreichte Dosis in der zu behandelnden Gewebstiefe ist. Eine einfache Berechnung genügt nicht, da die Streuung der Röntgenstrahlen nicht genau genug berücksichtigt werden kann. Das Experiment muß hierüber Auskunft geben. Natürlich wird nicht der Mensch selbst für die Versuche — der Schädigungen wegen — herangezogen, sondern Stoffe, welche ihn ersetzen können. Diese müssen die gleichen Eigenschaften den Röntgenstrahlen gegenüber haben wie er, insbesondere möglichst gleiche Absorption und Streuung aufweisen. Diesen Bedingungen kommen Paraffin und Wasser am nächsten. Paraffin wird für solche Versuche in mehr oder weniger dicke Blöcke gegossen und mit Bohrungen versehen, in welche die kleinen Ionisationskammern (Fingerhutkammern) eingeführt werden können. Da für jede bestimmte Tiefe ein Block Paraffin zur Verfügung stehen muß, wird das Arbeiten hiermit umständlich. Bequemer ist Wasser. Bei ihm kann die Ionisationskammer leicht in jede gewünschte Tiefe gebracht werden, vorausgesetzt, daß sie wasserdicht gekapselt ist.

Paraffin und Wasser bezeichnet man als Phantome. An ihnen wird vor der Behandlung eines Patienten eine Messung ausgeführt, die genau Aufschluß über Strahlenhärte und Dosis gibt.

Bei einer Tiefenbehandlung ist auch die Strahlung, welche an der Körperoberfläche absorbiert wird, in Betracht zu ziehen. Liegt beispielsweise eine relativ weiche Strahlung vor, so wird der größte Teil in den obersten Körperschichten stecken bleiben und die Oberflächendosis wird im Verhältnis zur Tiefendosis sehr groß. Eine Tiefenbestrahlung in hohen Quantitäten wird in solchen Fällen direkt unmöglich gemacht, weil ja für die Oberfläche eine Entzündungen hervorrufende Dosis wesentlich überschritten werden kann, während in der Tiefe vielleicht der zehnte oder ein noch geringerer Teil zur Wirkung kommt.

Die Tiefenwirkung läßt sich aber gegenüber der Hautwirkung wesentlich
steigern durch Verwendung von Filtern, welche die weichsten Strahlen
absorbieren. Hierzu dienen Aluminium- oder Kupferbleche von verschiedener Dicke je nach der vorzunehmenden Bestrahlung.

Jedoch diese Vorsichtsmaßregel allein genügt nicht. Bei intensiver
Tiefenbestrahlung, die keine Oberflächenschädigung hervorrufen soll,

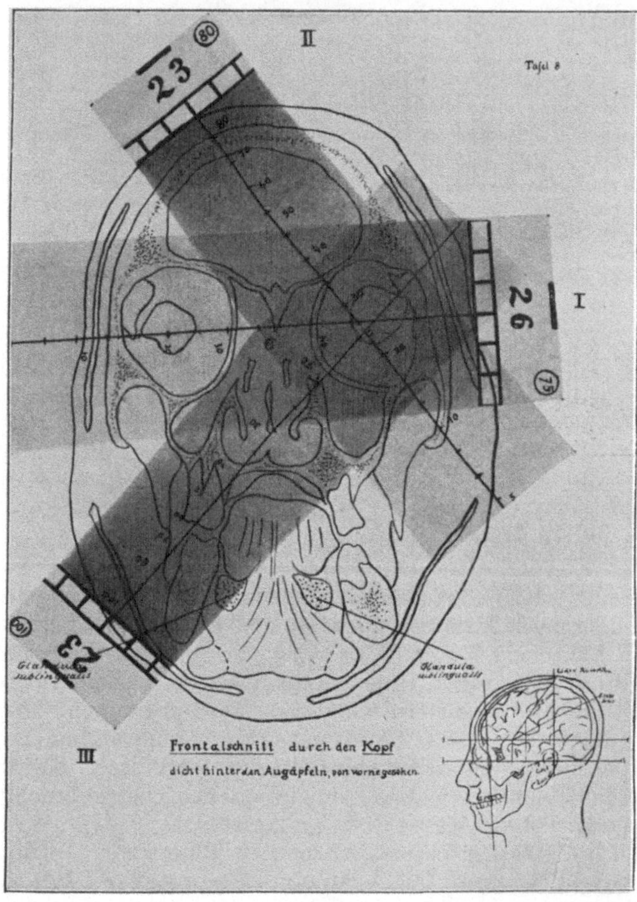

Abb. 103.

verwendet man deshalb einen Kunstgriff, die sogenannte Teilfelder-
bestrahlung. Sie beruht darauf, daß von verschiedenen Seiten her
der zu behandelnde innere Körperteil bestrahlt wird. Er wird unter
ein „Kreuzfeuer" von Röntgenstrahlen genommen. Der Übersichtlichkeit und raschen zuverlässigen Dosenbestimmung wegen ist für diese
Methode von H. HOLFELDER der *Felderwähler* ausgearbeitet worden.
Er gibt ein Bild über die Dosenverteilung in der Körpertiefe und

gestattet, sie so zu wählen, daß keine Körperschädigungen auftreten (vgl. Abb. 103).

Hohlfelder, H.: Atlas von Körperdurchschnitten für die Röntgentherapie in 38 durchsichtigen Gelatinetafeln. Berlin: Julius Springer 1924.
— Strahlenther. **12** (1921); Münch. med. Wschr. **1920**, H. 32.

Diagnostik.

In der Diagnostik beschäftigt sich der Arzt damit, Durchleuchtungen und photographische Aufnahmen des menschlichen Körpers mit Hilfe von Röntgenstrahlen vorzunehmen zwecks Erkennung von Erkrankungen, Verlagerungen, Beschädigungen usw. innerer Organe.

Diese Möglichkeit liegt in der verschieden starken Absorption der Röntgenstrahlen durch die einzelnen Gewebe begründet. Maßgebend hierfür ist die Dichte bzw. das Atomgewicht der die Gewebe bildenden Substanzen. Sind die Unterschiede in den Atomgewichten groß, so sind es auch die Unterschiede in der Strahlenabsorption. Sie ermöglichen auf dem Fluoreszenzschirm bzw. der photographischen Platte eine leichte Unterscheidung einzelner Körperteile. Das gilt insbesondere von Knochen und Fleischteilen. Schwieriger liegen die Verhältnisse bei Organen, deren Bestandteile einen nur geringen Atomgewichtsunterschied haben. Hier ist bei Aufnahmen oder Beobachtungen genau eine bestimmte Strahlenhärte innezuhalten. Relativ weiche Strahlen ergeben große Kontraste, harte kleine. Sollen innere Organe während ihrer Funktion photographiert werden, so ist zur Erzielung einer scharfen Aufnahme, neben einer richtigen Orientierung von Kassette, aufzunehmendem Organ und Röntgenröhre, die Belichtungszeit sehr kurz zu wählen. Für die Kürze der Belichtungszeit ist die Strahlungsintensität, -qualität und die Güte der photographischen Platten maßgebend.

Diagnostikröhren. Die „Lichtquelle" bei Röntgenaufnahmen bildet der Brennfleck (Fokus) auf der Antikathode, innerhalb welchem die Kathodenstrahlen abgebremst werden. Ist der Fokus punktförmig, so erhält man von einer absorbierenden Substanz, welche in den Strahlengang der Röntgenstrahlen gebracht wird, auf einem Fluoreszenzschirm einen scharf begrenzten Schatten. Ist der Fokus aber von endlicher Breite, so ist dies nicht mehr der Fall; denn die von der einen Seite des Brennflecks ausgehenden Röntgenstrahlen ergeben eine andere Strahlenrichtung, also auch anderen Schatten des Gegenstandes auf dem Film, als die von der anderen (vgl. Abb. 104a und b). Man erhält auf der Aufnahme Halbschatten statt scharf begrenzte Konturen.

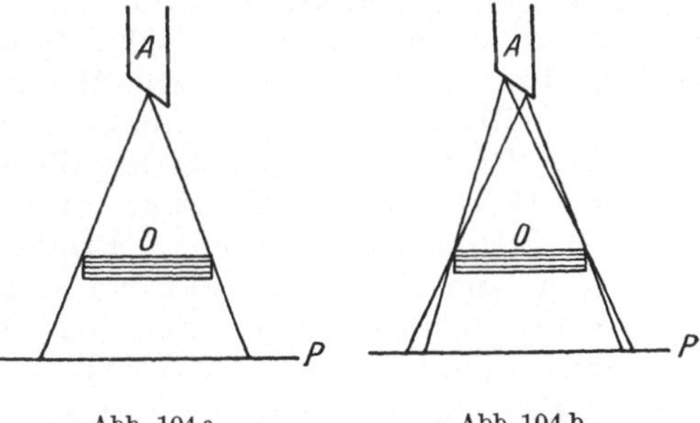

Abb. 104 a. Abb. 104 b.

Damit ist schon die Hauptsache der Diagnostikröhren skizziert: es wird ein möglichst kleiner Brennfleck auf der Antikathode verlangt. Ein kleiner Brennfleck zieht aber eine hohe lokale Belastung (Erhitzung) und die Gefahr des „Anstechens" der Antikathode nach sich. Bei den Therapieröhren spielt die Größe des Brennfleckes eine untergeordnete Rolle. Er wird bei ihnen relativ groß gemacht, damit bei der hohen langandauernden Belastung, welcher diese Röhren ausgesetzt sind, das Anstechen vermieden wird.

Bei den Diagnostikröhren treten hohe Belastungen nur kurze Zeit bei den Momentaufnahmen auf. Eine Beschädigungsgefahr besteht für sie eigentlich nur bei längerer okularer Beobachtung mittels Leuchtschirm. Zur Erreichung einer langen Lebensdauer von Diagnostikröhren hat man aber doch ein Interesse daran, einen möglichst großen Brennfleck — ohne Verschlechterung der Bildschärfe der Aufnahmen — verwenden zu können. Dies kann durch einen Kunstgriff auch geschehen.

Bildet man die Kathode, welche ja für die Form des Brennfleckes maßgebend ist, so aus, daß auf der Antikathode als „Brennfleck" ein Strich erscheint und neigt nun die Röhre so, daß von der aufnehmenden photographischen Platte aus eine solche Brennfleckprojektion zu sehen ist, daß der Strich in einen kleinen „Punkt" zusammengezogen ist, so hat man beiden Bedingungen genügt (Prinzip von GOETZE). Die Strichform des Brennfleckes wird erzielt durch die Anwendung eines glühenden Wolframbandes als Kathode bei den Coolidge-Röhren (an Stelle der sonst üblichen Spiralen).

Ein weiterer Ausweg ist der, daß man als Kathode zwei voneinander unabhängige Heizdrähte benutzt, von welchen der eine einen großen und der andere einen kleinen Brennfleck liefert. Man bezeichnet hiermit ausgerüstete Röhren als „Doppelfokusröhren" (Dofoc-Röhren).

Blenden. Wenn aber auch der Brennfleck sehr scharf ausgebildet ist, so treten auf den Aufnahmen doch Unschärfen und Verschleierungen auf. Diese haben ihre Ursache in der vom Patienten bzw. dem durchleuchteten Organ ausgehenden Streustrahlung. Jedes von den primären Röntgenstrahlen getroffene Atom bildet den Ausgangspunkt einer Streustrahlung und kann als sekundäre Strahlungsquelle aufgefaßt werden. Um diese Strahlung nach Möglichkeit zu eliminieren, wurden von BUCKY die nach ihm benannten Blenden ausgearbeitet. Sie bestehen aus Rastern, die ähnlich den Bienenwabenzellen aussehen. Die einzelnen Wabenwände sind derart angeordnet, daß sie parallel zum primären Röntgenstrahl stehen. Bringt man diese „Wabenblende" zwischen aufzunehmendes Objekt und Film bzw. Platte, so wird von ihm in der Hauptsache nur die von der Röhre kommende primäre Strahlung ungeschwächt (abgesehen von den Kanten der Wabenwände) durchgehen, währenddem die seitliche (diffuse) Streustrahlung von ihm absorbiert wird. Während einer Aufnahme muß der Raster natürlich verschoben werden, damit sein Bild nicht auf der Aufnahme sichtbar wird. Die Verschiebung geschieht automatisch.

Ist der Raster für translatorische Bewegung bestimmt, so werden die Rasterwände als parallel nebeneinander in einem Abstande von etwa 1 mm liegende, einige Zehntel Millimeter dicke und etwa 5 mm hohe, durch leichtes Holz voneinander getrennte Bleifolien ausgeführt. Dreht sich der Raster um einen Punkt (Drehblende), so sind die Rasterwände als Wabenzellen ausgebildet. Im letzteren Falle ist der Drehpunkt auf der Aufnahme sichtbar.

Um die Wirkung der Streustrahlung weiter herabzusetzen, bedient man sich sogenannter Kompressionstuben. Es sind dies meistens entsprechend dem Strahlenkegel der Röntgenstrahlen geformte Bleiglasröhren, welche auf das zu photographierende Organ fest aufgepreßt werden und dadurch seine Schichtdicke verringern.

Das aufzunehmende Organ ist der scharfen Abbildung wegen möglichst nahe an den Film zu bringen und die Röhre möglichst weit hiervon zu entfernen.

Durchleuchtungsschirme und Aufnahmegeräte. Von den Durchleuchtungsschirmen muß verlangt werden, daß sie ein kontrastreiches und scharfes Bild des durchleuchteten Objektes liefern und möglichst wenig nachleuchten. Ersteres ist eine Selbstverständlichkeit — es hängt mit der Kristallart und seiner Korngröße zusammen — und letzteres unbedingt nötig beim Betrachten sich bewegender Objekte, wie Lunge, Magen, Herz usw. Angenehm ist ferner eine solche Farbe des Leuchtschirm-Fluoreszenzlichtes, welche schon bei geringer Intensität der die Fluoreszenz erregenden Röntgenstrahlen eine starke Wirkung auf das Auge ausübt, also gelbgrün. Schirme, welche die letztgenannte Bedingung erfüllen, werden wohl hergestellt, besitzen aber den Nachteil eines schwachen Nachleuchtens.

Eine weitere Forderung, der gute Röntgenschirme unbedingt nachkommen müssen, ist die des Strahlenschutzes. Die Schirme sollen zu diesem Zwecke mit einer Glasplatte ausgerüstet sein, welche ein Bleiäquivalent von etwa 2 mm besitzt. Die Glasplattendicke beträgt hierbei annähernd 1 cm.

Vor der okularen Schirmbeobachtung haben Röntgenaufnahmen den Vorteil, daß sie weit schärfere Bilder liefern, dauernd aufbewahrt werden können und daß der Patient nicht unnötig lange der Röntgenstrahlung ausgesetzt ist. Eine vorherige Kontrolle des aufzunehmenden Objektes mit Durchleuchtungsschirm ist zweckmäßig.

Um von einer Durchleuchtung rasch zur Aufnahme übergehen zu können, sind von der modernen Technik spezielle Schalter und Schirmbzw. Kassettenhalter ausgebildet worden. Ich habe schon bei der Besprechung einzelner Röntgenapparaturen Schalter erwähnt, welche automatisch die für eine Aufnahme vorher eingestellten Heizströme und Röhrenspannungen beim Übergang von der Durchleuchtung zur Aufnahme einschalten. Diese Schalter werden mit Vorliebe in der Nähe der Röntgenschirme bzw. Kassetten angebracht. Bei der Durchleuchtung ist die mit dem Film versehene Kassette vor der Einwirkung der Strahlen geschützt. Ein Griff am Schalter erlaubt das Auswechseln bzw. Verschieben von Schirm und Kassette und ein Knopfdruck die Einschaltung der Röntgenröhre für die Aufnahme.

Zur Herstellung mehrerer Aufnahmen in kurzen zeitlichen Abständen dienen die sogenannten *Serienaufnahmegeräte*. Bei ihnen sind mehrere Kassetten in einen dreh- oder verschiebbaren Rahmen nebeneinander angeordnet. Sie können rasch hintereinander „belichtet“ werden.

Filme. Von der auf einen Film fallenden Röntgenstrahlung wird nur ein geringer Teil absorbiert. Die Absorption hängt ab von der Wellenlänge; sie ist für große Wellenlängen kleiner als für kleine (Absorption durch die Silbersalze). Nur die absorbierte Strahlungsenergie ist photographisch wirksam; sie bestimmt die Belichtungszeit. Da man für Körperdurchleuchtungen an eine bestimmte Strahlenhärte gebunden ist — also nicht durch Verwendung langwelligerer Strahlen eine größere Absorption in der photographischen Schicht (Emulsion bestehend aus Bromsilberkörnern in Gelatine) bzw. eine größere Empfindlichkeit der Platte bewirken kann —, so existiert bei gegebenen Aufnahmebedingungen als Ausweg nur eine Vergrößerung der absorbierenden photographischen Schicht. Sie wird durch beidseitig mit Emulsion begossene Filme erhalten. Die auf beiden Schichten entstehenden photographischen Bilder sind nur getrennt durch die dünne Zelluloidschicht des Filmes und überdecken sich bei der Betrachtung.

Zur weiteren Erhöhung der Filmempfindlichkeit bzw. Abkürzung der Belichtungszeit verwendet man einen Kunstgriff. Er besteht darin, daß Substanzen, welche durch Röntgenstrahlen zu optisch sichtbarem Fluoreszieren gebracht werden, auf die photographischen Schichten gelegt werden. Man nutzt also neben der Absorption von Röntgenstrahlen in der photographischen Schicht noch diejenige von Fluoreszenzlicht aus. Als fluoreszierende Substanz, welche sich vorzüglich für solche Zwecke eignet, dient Kalziumwolframat. Es wird fein pulverisiert auf dünnen gummierten Karton gestreut und für die Aufnahme mit der Schichtseite auf den Film gelegt. Bei doppelseitig mit Emulsion versehenen Filmen kommt auf beide Seiten eine solche „Kalziumwolframat-Verstärkungsfolie“. Mit ihrer Hilfe kann die Belichtungszeit auf den etwa zehnten Teil gekürzt werden. Die Verstärkungsfolien sind abwaschbar.

Der Vorteil einer Belichtungsabkürzung wird bei Anwendung von Verstärkungsfolien leider mit einem Nachteil erkauft. Er beruht darauf, daß die Aufnahmen unschärfer werden. Selbstverständlich ist dies, wenn die Folien nicht in innigem Kontakt mit dem Film sind. Die Aufnahmen werden aber auch gegenüber solchen, bei welchen keine Folien verwendet wurden, unschärfer infolge der Größenunterschiede zwischen den Kalziumwolframatkörnern des Verstärkungsschirmes und den Bromsilberkörnern der photographischen Schicht. Die ersteren sind bedeutend größer als die letzteren und bewirken durch das von ihnen ausgestrahlte Fluoreszenzlicht eine Verschlechterung der Konturen. Verschlechtert werden kann die Schärfe der Aufnahmen auch durch das Nachleuchten, das Phosphoreszieren der Verstärkungsschirme.

Filme und Verstärkungsfolien werden fest aneinander gepreßt in den heute üblichen Kassetten für Röntgenaufnahmen. Die Kassetten bestehen aus Aluminium, einem die Röntgenstrahlen sehr wenig absorbierenden Metall.

Belichtungszeit. Die Belichtungszeit zur Erzielung einer guten Röntgenaufnahme hängt neben der Empfindlichkeit des Filmes auch von der Belastung der Röntgenröhre, dem Abstand der photographischen Platte vom Fokus und der Art des durchleuchteten Körperteils ab. In welcher Größenordnung sie sich bewegt, zeigt folgende kleine Zusammenstellung.

Momentaufnahmen für sehr große Röhrenbelastungen erhält man u. a. dadurch, daß der Transformator, welcher die Röhrenhochspannung liefert, für Bruchteile von Sekunden direkt an das Netz gelegt wird. Vor den Transformator wird eine Schmelzsicherung geschaltet, die bei einer bestimmten Strombelastung durchbrennt und dadurch Transformator und Röhre in geringen Bruchteilen einer Sekunde wieder stromlos macht.

Belichtungszeiten für Agfa-Röntgenfilme.

Objekt	Röhren-abstand cm	Härte in Kilo-Volt	Milli amperes	Expositionzeit (Sekunden)		
				ohne Verstärker-Folie	mit 2 V.-Folien	mit 2 V.-Folien u. Bucky-Blende
Schädel von vorne	60	53—55	20			3—4
Lunge	60	53—56	80—100		0,1—0,2	
Magen	60	62 67	150		0,2—0,3	
Becken	60	52—58	20			3—5
Knie	50	16 17	20	2,5—3,5		
Fuß	50	43—45	20	1—2		
Hand, Finger	50	43—44	20	0,5—1		
Zähne	25	41—42	20	0,1—0,2		

Die Angaben sind den Expositionstabellen der Agfa-Film-Gesellschaft entnommen und gelten für beidseitig mit Emulsion versehene Röntgenfilme der erwähnten Gesellschaft.

Entwickeln und Fixieren von Röntgenaufnahmen. Das Entwickeln und Fixieren von Röntgenplatten oder -filmen wird auf die gleiche Art und Weise wie bei den gewöhnlichen photographischen Aufnahmen vorgenommen. Während man aber bei Landschafts-, Porträt- usw. Aufnahmen weich arbeitende Entwickler benutzt, welche das ganze Bild fast gleichzeitig in den „Lichtern“ und „Schatten“ erscheinen lassen, sind bei den Röntgenaufnahmen, bei welchen es auf möglichste Kontrastwirkungen ankommt, hart arbeitende Entwickler am Platze. Diese Entwickler wirken intensiver auf die Lichter als auf die Schatten ein.

Die Entwicklung kann als Trog- oder Schalenentwicklung ausgeführt werden. Die Trogentwicklung ist dort besonders vorteilhaft, wo täglich viele Aufnahmen zu entwickeln sind, die Schalenentwicklung eignet sich speziell für kleine Betriebe und Einzelentwicklung.

Der Film wird in die Entwicklerschale eingelegt, und zwar so, daß er rasch vollständig in der Flüssigkeit untertaucht. Wird dies nicht beachtet, so können über den ganzen Film sich hinziehende Streifen die Folge sein. Dies gilt für alle Entwickler-, Fixier- usw. Bäder. Die Schalen werden vorteilhaft während der Entwicklung und Fixierung leicht hin und her bewegt. Man vermeide nach Möglichkeit ein zu häufiges Berühren der Filme mit den Händen, weil die Gelatine schmelzen kann und unangenehme Flecken auf dem Bilde zurückbleiben. Auch ein zu häufiges Betrachten bei Dunkelkammerlicht wird besser unterlassen. Die Entwicklung braucht eine bestimmte Zeit, welche durch die Betrachtung nicht verkürzt werden kann.

Als Entwickler für Röntgenaufnahmen ist der folgende sehr empfehlenswert.

Entwickler: 3 g Metol, 180 g Natriumsulfit crist., 7 g Hydrochinon, 50 g Pottasche, 5 g Bromkali.

Die Substanzen sind in der angegebenen Reihenfolge in 800 ccm lauwarmem, womöglich destilliertem Wasser zu lösen. Dann ist die Lösung auf 1 Liter zu ergänzen und unverdünnt zu benutzen. Bei 18° C Entwicklertemperatur ist die Entwicklung in 5 Minuten beendet. Die Aufnahmen kommen hierauf nach kurzer Wässerung (etwa 1 Min.) in das Fixierbad.

Zum Fixieren kann jedes saure Fixierbad verwendet werden. Günstig ist aber speziell für die beidseitig begossenen Röntgenfilme ein *Härtefixierbad*, welches die Gelatineschicht widerstandsfähiger gegen mechanische Eingriffe, z. B. Berühren mit den Fingern, macht, sie — wie man sagt — härtet. Das Härtefixierbad wird in zwei getrennten Lösungen angesetzt, welche für den Gebrauch zu gleichen Teilen gemischt werden.

Fixierbad. Lösung I: 250 g Fixiernatron, 1000 g Wasser. Lösung II: 75 g Wasser, 30 g Natriumsulfit crist., 45 g Essigsäure (etwa 30%), 15 g Kalialaun.

Die Aufnahmen sind mindestens 10—15 Minuten in der Lösung zu lassen, damit alles noch in der Schicht befindliche gelöste und durchsichtige Silber entfernt wird. Erst dann dürfen sie dem Tageslicht ausgesetzt werden. Sie sind nach dem Fixieren $^1/_2$ Stunde gründlich zu wässern.

Ist die Aufnahme *unterexponiert*, so kann folgender *Verstärker* gute Dienste leisten:

Lösung I: 20 g Sublimat (Quecksilberchlorid, giftig!) 20 g Kochsalz, 1000 g Wasser. (Im Dunkeln aufbewahren.) Lösung II: 100 g Natriumsulfit crist., 1000 g Wasser.

Das gut ausfixierte und gründlich gewässerte Negativ wird solange in der Lösung I gebadet, bis die geschwärzten Partien völlig weiß geworden sind. Dann wird es etwa 1 Minute gewässert und in die Lösung II gelegt, bis es wieder vollständig geschwärzt ist. Hierauf wird es nochmals gründlich gewässert und schließlich getrocknet. Die Prozedur kann bei Tageslicht vorgenommen werden. Ist der Film vor der Verstärkung trocken, so wird er zweckmäßig zuerst etwa 2 Minuten zur Aufweichung in ein reines Wasserbad gebracht.

Bei *überexponierten* Aufnahmen kann jeder im Handel befindliche „Abschwächer" zur Klärung des Bildes Verwendung finden. Um ein gutes Bild zu erhalten, ist jedoch völlige Ausentwicklung Bedingung.

Das einfachste und sicherste ist es in jedem Fall, bei der Entwicklertemperatur von 18° C den Film 5 Minuten mit dem oben angegebenen Entwickler zu entwickeln und ihn dann ohne weiteres aus dem Bade zu nehmen. Man erreicht bei unter- und überexponierten Aufnahmen mehr durch Anwendung von Verstärkern und Abschwächern als bei übermäßig langer Entwicklung (gibt Schleier) oder bei vorzeitiger Abbrechung des Entwicklerprozesses (gibt zu dünne Negative), da bei der angegebenen Entwicklungszeit die beste Kontrastwirkung auf dem Film erhalten wird.

Besondere Vorsicht muß man beim Umgehen mit der Fixierbadlösung walten lassen. Es darf kein Tropfen davon in den Entwickler gelangen. Die Hände sind jedesmal nach Benetzung durch Fixierbadlösung zu waschen. Andernfalls erhält man fleckige oder verschmierte Filme.

Stereoskopische Röntgendurchleuchtung und -aufnahme. Die stereoskopische Betrachtung ist überall da von Vorteil, wo es sich darum handelt, die räumliche Lage zweier oder mehrerer Objekte zueinander festzustellen. Sie beruht darauf, daß die Objekte unter einem bestimmten Sehwinkel betrachtet werden bzw. daß jedes Auge den Gegenstand unter einer anderen Perspektive sieht. Beim Betrachten einer Landschaft z. B. sieht das linke Auge die Häuser usw. von einem Standpunkt aus, der um den Augenabstand vom Standpunkt des rechten Auges entfernt ist. Man beobachtet räumlich. Photographiert man die Landschaft mit einer gewöhnlichen Kamera oder betrachtet man das Landschaftsbild auf der Mattscheibe, so sieht man sie nur als Fläche, also zweidimensional. Will man den räumlichen Eindruck beibehalten, so müssen zwei Aufnahmen hergestellt werden, bei welchen der aufnehmende Apparat zwei um den Augenabstand (6—$7^1/_2$ cm) voneinander entfernte Standpunkte einnimmt (Stereoskopapparate), und hierauf die Bilder durch zwei Linsen für die betrachtenden Augen zu einem einzigen, plastisch wirkenden Bilde vereinigt werden.

Bei der Betrachtung von Röntgenbildern liegen ähnliche Verhältnisse vor. Die Röntgenröhre ersetzt die photographische Kamera. Sie entwirft von dem durchleuchteten Objekte ein Bild (Fläche) auf dem Röntgenschirme bzw. dem Filme. Soll ein räumlicher Eindruck hervorgerufen werden, so muß als zweite „Kamera" die Röntgenröhre um den Augenabstand verschoben und ein zweites Bild des Objektes aufgenommen werden.

An Stelle der früher üblichen Verschiebung der Röntgenröhre werden heute zwei um 6—$7,5$ cm mit ihrem Fokus voneinander abstehende Röntgenröhren benutzt und die beiden Aufnahmen mit speziellen Rollfilmkassetten schnell ($0,1$—$0,2$ Sekunden) hintereinander gemacht. Bei jeder Aufnahme ist natürlich nur je eine Röhre im Betriebe.

Für die direkte stereoskopische Betrachtung auf dem Fluoreszenzschirme tritt die Schwierigkeit hinzu, daß jedes Auge für sich das entsprechende Bild sehen muß ohne vom andern beeinflußt zu werden, d. h. wird z. B. mit der rechts befindlichen Röntgenröhre belichtet, so soll nur das rechte Auge das Bild sehen, und wird mit der links befindlichen Röhre belichtet, so soll nur das linke Auge den Bildeindruck empfangen. Hierbei dürfen die einzelnen Bildabstände zeitlich nicht größer sein als der Lichteindruck im Auge vorhanden ist. Für jedes Auge ist also eine Art „Röntgenkinematographie" anzustreben.

Die Frage ist heute auf folgende Art gelöst. Zwei Röntgenröhren werden so nebeneinander aufgestellt, daß ihr Fokusabstand dem normalen Augenabstand (6—7,5 cm) entspricht. Beide Röhren sind an denselben Hochspannungstransformator gelegt derart, daß die eine auf die positive und die andere auf die negative Halbwelle des Wechselstromes anspricht. Vor diesen Röhren befindet sich der Patient und der Röntgenschirm. Der Beobachter wird zur Betrachtung der auf dem Schirm entworfenen Röntgenbilder mit einer „Brille" ausgerüstet, welche rotierende Blenden enthält, die bald das eine und bald das andere Auge abdecken. Der Antrieb der rotierenden Blenden erfolgt durch zwei kleine Synchronmotoren, welche an dasselbe Netz angeschlossen sind wie die Röntgenröhre (mittels kleinem Transformator, Motorenspannung 5—8 V). Setzt man die kleinen Synchronmotoren in Betrieb, so wird im selben Takte wie die Röntgenröhren umgeschaltet werden auch die Blendenumschaltung vor dem entsprechenden Auge vorgenommen. Die Umschaltung erfolgt bei 50periodigem Wechselstrome 100mal pro Sekunde, so daß also jedes Auge pro Sekunde 50 Bildeindrücke erhält und ein sicheres flimmerfreies stereoskopisches Sehen ermöglicht wird. Hohe Ansprüche werden bei dieser Betrachtungsart an den Röntgenschirm gestellt. Er darf kein merkliches Nachleuchten zeigen, da jedes Bild nach 0,01 Sekunden vollständig erloschen sein muß.

Gefahren und Schutzmaßnahmen im Röntgenbetriebe.

Beim Röntgenbetriebe treten in der Hauptsache drei Gefahrenmomente auf:

1. Schädliche Gase.
2. Hochspannung.
3. Unbeabsichtigte Röntgenbestrahlung.

Schädliche Gase. Sie bestehen aus Ozon und nitrosen Gasen und treten überall als Folge von Funkenentladungen auf. Bei Röntgenapparaturen sind solche Gasquellen in den Funkenstrecken, wie sie für Meß- und Sicherungszwecke benutzt werden, in den rotierenden Gleichrichtern von Transformatorapparaten und im Sprühen zu dünn gewählter Hochspannungsleitungen vorhanden. Ist die ganze Apparatur in einem einzigen Raume vereinigt, so hilft nur öfteres Lüften dagegen. Besser stellt man den rotierenden Gleichrichter in einem besonderen Raume auf.

Die Hochspannungsleitungen werden heute allgemein aus Rohren (Kupfer vernickelt) von 1—2 cm Durchmesser hergestellt und jede rauhe Kante vermieden. Hierdurch wird erreicht, daß kein Sprühen, also keine Spitzenentladungen auftreten.

Hochspannungsgefahr. Es ist eine allgemeine Erscheinung, daß derjenige, welcher sich oft in Gefahr befindet, diese nicht mehr achtet. Dies gilt sozusagen für jeden, der viel mit hohen Spannungen zu tun hat. Besonders gefährlich sind Röntgenapparaturen, weil die bei ihnen vorkommenden Spannungen derart hoch sind, daß eine Leitungsberührung oft mit dem Leben bezahlt werden muß.

Ist ein Pol der Hochspannungsquelle geerdet, und berührt man auch auf nur mittelmäßig leitenden Boden, z. B. Holz, stehend den anderen Pol, stellt also einen durch den Körper geschlossenen Stromkreis her, so kann die Stromstärke genügend groß werden, daß tödliche Wirkung die Folge ist. Ziemlich sicher ist dies bei relativ gut leitendem Boden, z. B. Stein, der Fall. Bei nirgends geerdeter Hochspannungsquelle ist die Gefahr weniger groß, vorausgesetzt, daß die Isolation aller Leitungsteile gegen Erde wirklich sehr gut ist und nicht etwa im Momente des Berührens eines Leitungsteiles durch Funkenübergang an einer Stelle schwacher Isolation hergestellt wird.

Neuerdings werden Sicherungsapparate fabriziert, welche bei Berührung der Hochspannungsleitung automatisch entweder das Netz abschalten oder es kurzschließen. Auch wenn diese an einer Apparatur angebracht sind, verlasse man sich nicht darauf, sondern halte Selbstdisziplin: Nicht berühren und den nötigen Abstand wahren!

Ein bekannter Sicherungsapparat ist der „Securo" der Firma Sanitas in Berlin. Er stellt einen Relai-Schalter dar, der beim ein- oder doppelpoligen Berühren der Hochspannungsleitung den Primärkreis des Hochspannungstransformators vom Netze abschaltet und somit den Berührenden schützt (vgl. Abb. 90). Wie wir vorher gesehen haben, braucht bei einer einpoligen Berührung noch kein Stromfluß durch den Körper (bei ungeerdeter Sekundärwicklung des Transformators!), also keine Gefahr aufzutreten. Anders liegen die Verhältnisse beim doppelpoligen Berühren. Da fließt ein Strom durch die zwischen den beiden Berührungsstellen liegenden Körperteile und bringt die größten Gefahren mit sich.

Der „Securo" besitzt zwei — je nach ein- oder zweipoliger Berührung der Hochspannung führenden Apparateteile — voneinander unabhängig arbeitende Relais.

Bei *der einpoligen Berührung* besteht die Wirkung der Hochspannung in einer Aufladung des Berührenden. Diese Aufladung ist eine einmalige, wenn die an der Röhre liegende Spannung eine homogene Gleichspannung ist und der Fußboden sehr gut isoliert. Da aber bei den heute üblichen Röntgenapparaturen immer eine, wenn auch noch so kleine Pulsation der Gleichspannung, also eine Wechselspannung mit kleiner Amplitude, vorhanden ist, so fließt zwischen dem Körper des Berührenden und den auf entgegengesetztem Potentiale befindlichen Teilen der Apparatur, insbesondere des Hochspannungstransformators, ein das Vorzeichen fortwährend wechselnder (kapazitiver) Lade- bzw. Verschiebungsstrom. Dieser Verschiebungsstrom wird zur Betätigung des 1. Relais benutzt. Er wird, um ein promptes Einsetzen des 1. Relais zu erhalten, auf eine bestimmte Größe gebracht. Dies geschieht durch Erden des Eisenkernes und Gehäuses des Transformators und durch Legen von Metallplatten auf den Fußboden (z. B. unter den Teppich). Wird nun eine Hochspannungsleitung einpolig berührt, so schließt sich folgender Wechselstromkreis: Hochspannungsleitung, Körper des Berührenden, Fußboden bzw. Bleche, Erdleitung, Relai, Transformatorkasten — Eisenkern, Sekundärspule des Hochspannungstransformators. Durch ihn fließt der schwache für den Körper noch nicht gefährliche Wechselstrom und setzt das Relai in Betrieb, das nun den Primärschalter des Hochspannungstransformators ausschaltet.

Das 2. Relai zum Schutze gegen *doppelpolige* Berührung stellt nichts anderes dar als einen Maximalschalter. In die Anodenzuführung zur Röntgenröhre ist ein kleiner „Sicherheitstransformator" eingebaut, dessen Sekundärwicklung zum 2. Relais führt. Da im Betriebe immer ein Strom durch die Primärwicklung dieses Transformators fließt, so ist auch das Relai dauernd unter Strom. Es tritt erst in Funktion, wenn der Strom eine bestimmte Größe erreicht hat. Es wird für jede Apparatur besonders eingestellt. Berührt man die Hochspannungsleitungen doppelpolig, so tritt zum normalen Röhrenstrom noch der durch den Körper des Berührenden fließende Strom hinzu, und das Relai schaltet aus. Bei doppelpoliger Berührung erhält also der Berührende einen mehr oder weniger heftig wirkenden kurzdauernden „elektrischen Schlag".

Es tritt wohl nur selten der Fall ein, daß beide Hochspannungspole genau gleichzeitig berührt werden. Immer wird eine kleine Zeitdifferenz zwischen ein- und doppelpoliger Berührung liegen. Ist sie größer als $^3/_{50}$ Sekunden, so besorgt das erste Relai die Abschaltung. Es stellt einen besseren Schutz gegen Hochspannungsgefährdung als das zweite dar. Das zweite Relai schützt speziell die Apparatur vor Stromüberlastung. Es kann vom Schalttische aus den verschiedenen Röhrenströmen bei Durchleuchtung und Aufnahme angepaßt werden.

In neuester Zeit wurden an Stelle der durch die Apparatur gebildeten Kapazität zur Relaibetätigung eine aus Spezialkondensatoren bestehende Kondensatorkette hergestellt. Infolge ihrer genau gleichbleibenden Kapazität ist eine exaktere Relaieinstellung als im ersten Falle möglich.

Unbeabsichtigte Röntgenbestrahlung. Das gefährlichste bei im Betrieb befindlichen Röntgenanlagen ist der Einfluß der unbeabsichtigten Röntgenbestrahlung auf den menschlichen Körper. Sie ist ähnlich einem schleichenden Gift, da sich ihre Wirkungen mit nur kleinen Verlusten fortwährend addieren und oft erst nach vielen Jahren voll zur Geltung kommen. Aus diesem Grunde ist der täglich mit Bestrahlungen Beschäftigte am meisten gefährdet. Die Folgen zu großer, dem Körper zugeführter Dosen sind Körperverbrennungen, am meisten der Hände, also oberflächliche Gewebsschädigungen, Blutveränderungen und Störungen der inneren Organe.

Um auf diese Gefahren aufmerksam zu machen und die nötigen Schutzmaßnahmen anzugeben, sind „*internationale Strahlenschutzbestimmungen*" aufgestellt worden.

Sie befassen sich neben dem Strahlenschutz, auch mit Vorschriften betreffend Hochspannungsschutz, Entlüftung von Röntgenlaboratorien und Schutz bei Radiumtherapie. Die Strahlenschutzbestimmungen machen im wesentlichen auf folgendes aufmerksam:

Im *Therapiebetriebe* ist nicht nur Rücksicht auf die primäre, sondern auch auf die gestreute Strahlung zu nehmen. Bei der Primärstrahlung trachtet man danach, schon aus der Röntgenröhre nur einen relativ schmalen Strahlenkegel herauszulassen. Dies wird durch die sog. Strahlenschutzelektroden erreicht. Die Antikathode wird mit einem zylindrischen Schutzmantel umgeben, welcher an einer Stelle zum Durchlassen der Strahlen mit einem Berylliumfenster versehen ist (vgl. Abb. 105, hierzu auch Abb. 79).

Einen noch besseren Strahlenschutz erzielt man durch den Einbau der ganzen Röntgenröhre in die „Bestrahlungskästen". Die Wände dieser Kästen bestehen aus etwa 6 mm starkem Bleiblech und besitzen nur eine kleine regulierbare Öffnung. Ihr Nachteil liegt einzig in der Unbeweglichkeit der Röhre. Der Patient muß mittels speziell gebauter Liegevorrichtungen in die gewünschte Lage gebracht werden (vgl. Abb. 106).

Ist die Röntgenröhre nicht eingebaut oder nicht mit Strahlenschutzelektroden versehen, so muß sie mindestens im Strahlenschutzbehälter gelagert werden. Es ist dabei zu beachten, daß die Röhre auch in ihrer Längsrichtung Strahlen emittiert (sog. Stielstrahlung), und daß diese Strahlung beim Auffallen auf Wände, Boden usw. eine Streustrahlung hervorruft. Gegen diese primäre und gestreute Strahlung bieten einfache, wenn auch 4—5 mm dicke Bleiwände nur ungenügenden Schutz. Am sichersten ist in solchen Fällen ein Schutzhaus, das mit einer Bleiglasscheibe von 3 mm Bleiäquivalent versehen ist. Die Wände des Schutzhauses,

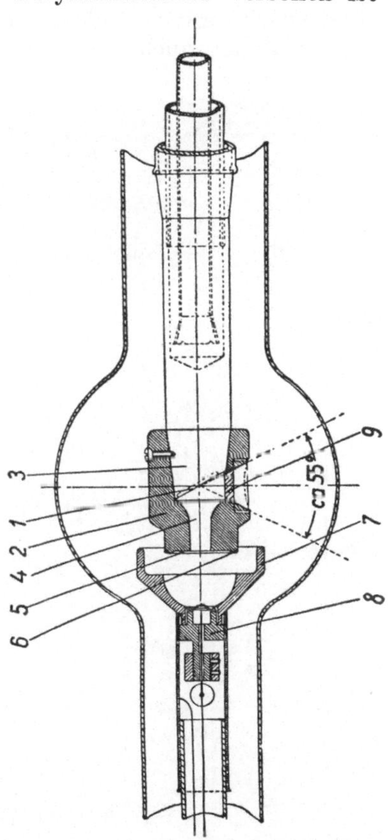

Abb. 105. Strahlenschutz-Röntgenröhre.

wie auch die des ganzen Röntgenzimmers sind am vorteilhaftesten als sog. „Kämpe-Lorey-Wände" zu bauen. Diese bestehen aus barythaltigen Mauersteinen und gewährleisten den sich in benachbarten Räumen aufhaltenden Personen vollständigen Schutz.

Beim *diagnostischen Betriebe*, wo leicht und allseitig bewegliche, infolgedessen auch weniger Schutz bietende Röhrengestelle zur Verwendung kommen, sind die Primär- und die Streustrahlung besonders stark vorhanden. Sie sind aber weniger gefährlich, da man der Bestrahlung naturgemäß nur kurze Zeit ausgesetzt ist. Auf jeden Fall benutze der Arzt Röntgenschirme, die auf der Rückseite mit einer starken Bleiglasplatte zum Schutze gegen direkte Bestrahlung ausgerüstet sind. Ein weiterer guter und unbedingt nötiger Schutz besteht in einer Schürze und Handschuhen aus mehreren Millimeter dickem Bleigummi.

Gegen die *Streustrahlung* bietet unzweifelhaft ein Schutzhaus die größte Sicherheit. Man beachte, daß die Streustrahlung immer vorhanden ist; denn sie hat ihren Ursprung in jedem von den primären Strahlen getroffenen Molekül. In der Therapie ist die hauptsächlichste Streustrahlungsquelle der Patient. Um sich dagegen zu schützen, wird der zu Behandelnde am besten — bei Ermangelung eines Schutzhauses — mit einer dicken Bleiwand umgeben und auch auf einer solchen gelagert. Letzteres ist nötig, da die harte Therapiestrahlung, durch den menschlichen Körper nur wenig geschwächt, hauptsächlich auf dem unter den Patienten befindlichen Fußboden Streustrahlung hervorruft.

Naturgemäß hängt der Ausbau der Schutzvorrichtungen von der maximal benutzten Strahlenhärte ab. Die Schutzwände usw. für maximale Spannungen von 100 KV können schwächer gewählt werden als solche für 150 KV. Sie sollen jedenfalls so bemessen werden, daß nach

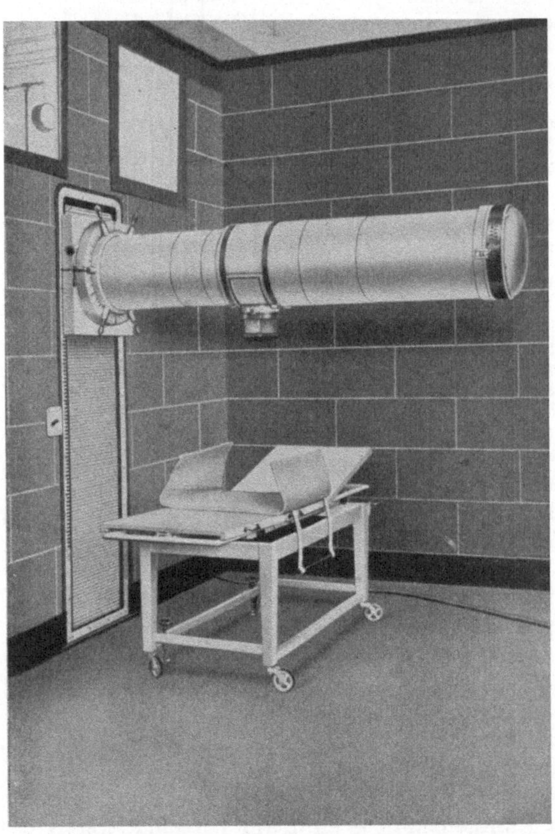

Abb. 106. Bestrahlungskasten.

Messungen von Mutscheller (vgl. Lit.) der Arzt oder das Röntgenpersonal nicht mehr als etwa $\frac{1}{100}$ Erythemdosis pro Monat erhalten.

Dies ist die sog. Toleranzdosis, die ein Röntgenologe ohne Schädigung jahrelang ertragen kann.

Der *Schutz des Patienten* vor ungewollter Bestrahlung ist am sichersten gewährleistet durch Härtebestimmung der Strahlung vor jeder Behandlung. Ältere und neuere Vorkommnisse in der Praxis zeigen, daß oft vergessen wird, die Filter in den Strahlengang einzuschalten, und daß als Folge hiervon sehr schwere Verbrennungen und — gerichtliche Nachspiele auftreten. Härtebestimmungen sichern hiervor. Die Technik hat zudem sog. Filtersicherungen konstruiert. Diese werden mit dem Primärstromkreis verbunden und gestatten nur dann eine Inbetriebnahme der Röntgenröhre, wenn ein Filter im Strahlengang vorhanden ist. Sie schützen aber nicht vor der Verwendung eines falschen Filters.

Oft sind die Filtersicherungen auch in Verbindung mit Zeitschaltern, die automatisch nach einer bestimmten einstellbaren Zeit das Netz von der Röntgenapparatur abschalten und somit durch zu lange Bestrahlung hervorgerufene Hautverbrennungen vermeiden.

Literatur zum Kapitel „Röntgenstrahlen".

Bücher.

ARZT, L., u. FUHS: Röntgenhauttherapie. Berlin: Julius Springer 1925.

ASSMANN, H.: Klinische Röntgendiagnostik der inneren Erkrankungen. Leipzig: F. Vogel 1922.

CHRISTEN, TH.: Messung und Dosierung der Röntgenstrahlen. Hamburg: Gräfe & Sillern 1913; vgl. auch Strahlenther. 1, H. 3 (1912).

FASSBENDER, H.: Die technischen Grundlagen der Elektromedizin. Braunschweig: Vieweg, 1916.

FRANKE, H.: Der Doppelfilm und seine Technik. Hamburg 15: Selbstverlag d. Firma C. H. F. Müller.

FÜRSTENAU, R., M. IMMELMANN u. J. SCHÜTZE: Leitfaden des Röntgenverfahrens für das röntgenologische Hilfspersonal. Stuttgart: F. Enke 1921.

GLASSCHEIB, S.: Die Röntgentechnik in Diagnostik und Therapie. Berlin: Julius Springer 1929.

GROSSMANN, G.: Physikalische und technische Grundlagen der Röntgentherapie. Bd IX der Strahlentherapie. Berlin: Urban & Schwarzenberg 1925.

Handbuch d. gesamten medizin. Anwendungen d. Elektrizität, Bd III. Leipzig: W. Klinkhardt 1922.

HERZ, R.: Die photographischen Grundlagen des Röntgenbildes. Leipzig: Thieme 1929.

MÜLLER, O.: Die medizinische Röntgentechnik. Leipzig: Hachmeister & Thal 1925.

Lehrbuch der Strahlentherapie Bd I, Die wissenschaftl. Grundlagen der Strahlentherapie. Berlin: Urban & Schwarzenberg 1925.

ROSENTHAL, J.: Praktische Röntgenphysik und Röntgentechnik. Leipzig 1925.

SCHUMANN, W. O.: Die elektrische Durchbruchfeldstärke von Gasen. (Enthält die Messungen von PEEK). Berlin: Julius Springer 1923.

STRAUSS, O., u. O. MÜLLER: Leitfaden der Röntgentechnik, -diagnostik und -therapie für den praktischen Arzt. Halle (Saale): C. Marhold.

VOLTZ, F.: Die physikalischen und technischen Grundlagen der Messung und Dosierung der Röntgenstrahlen. Berlin 1921.

— Dosierungstafeln für die Röntgentherapie. München: J. Lehmann 1928.

WETTERER, J.: Internationale Radiotherapie (Besprechungswerk auf dem Gebiete der Röntgen-, CURIE, Licht- und Elektrotherapie).

Spezialpublikationen.

BEHNKEN, H.: Die Absolutbestimmung der Dosiseinheit „1 Röntgen" in der physikal.-techn. Reichsanstalt, Charlottenburg. Wiss. Veröff. physik.-techn. Reichsanstalt XI, H. 1, 215; vgl. auch Strahlenther. 26, 76 (1927).

— Die Vereinheitlichung der Röntgenstrahlen-Dosismessung und die Eichung von Dosismessern Z. techn. Physik 5, 3, (1924).

DUANE, W., u. F. L. HUNT: Physic., Rev. 6, 166 (1915).

HAMMER, W.: Verh. dtsch. Röntgen-Ges. **13**, 99 (1923).
KÜSTNER, H.: Verh. dtsch. Röntgen-Ges. **13**, 3 (1923).
— Strahlenther. **17**, 1 (1924).
MARCH, A., K. STAUNIG u. O. FRITZ: Fortschr. Röntgenstr. **28**, 420 (1922).
MARTIUS, H.: Strahlenther. **16**, 277 (1923).
MUTSCHELLER: Amer. J. Roentgenol. **13**, 65 (1925).
RÖNTGEN, W. C.: Wied. Ann. **64**, 1 (1898).
SEEMANN, H.: Physik. Z. **22**, 580 (1921).
ULREY, C. T.: Physic. Rev. **11**, 401 (1918); vgl. auch
WAGNER, E.: Jb. Radioakt. u. Elektron. **16**, 190 (1920) [Bericht über d. kontinuierl. Röntgenspektrum].
WILSON, C. T. R.: Jb. Radioakt. u. Elektron. **10**, 34 (1913).

IV. Radioaktivität.

BECQUEREL entdeckte im Jahre 1896, daß Uranpräparate durchdringende Strahlen emittieren, welche die Eigenschaft haben, die photographische Platte zu schwärzen, fluoreszenzfähige Substanzen zum Leuchten zu bringen und Gase zu jonisieren. Aus den verschiedenen Messungen an mannigfachen Präparaten ergab sich, daß die jonisierende Wirkung nicht immer dieselbe war beim gleichen Gewichte Uran. Hieraus schloß Mme. CURIE-SKLODOWSKA, daß eine spezielle Substanz im Uran enthalten sein müsse, welcher diese Eigenschaften in ausgezeichnetem Maße zukommen. Die zur Elimination dieser Substanz von ihr ausgeführten mühsamen Experimente führten zum Radium.

Am Radium wurde von den verschiedensten Forschern, unter denen W. H. GEIGER, W. RAMSAY, E. RUTHERFORD, E. v. SCHWEIDLER und F. SODDY zu nennen sind, die Arbeiten ausgeführt, welche eine neue Anschauung vom Begriff des chemischen Elementes zeitigten. Langwierige Messungen ergaben, daß vom Radium bzw. seinen Salzen dreierlei Strahlenarten ausgesendet werden, nämlich:

α-Strahlen,

β-Strahlen,

γ-Strahlen.

Eine Untersuchung im elektrischen und magnetischen Felde führte zum Schlusse, daß die α-Strahlen eine Korpuskularstrahlung mit positiver Ladung, die β-Strahlen eine solche mit negativer Ladung und die γ-Strahlen keine Korpuskularstrahlung, sondern eine elektromagnetische Schwingung wie die optischen- oder die Röntgenstrahlen nur von bedeutend kürzerer Wellenlänge sind.

Die Fortpflanzungsgeschwindigkeit der γ-Strahlen ist genau dieselbe wie die der optischen Lichtwellen. Die α-Strahlen haben eine Geschwindigkeit von 15000 bis 20000 km pro Sekunde und die β-Strahlen eine solche von 100000 bis fast 300000 km pro Sekunde. Dies repräsentiert die größte bisher bekannte und mögliche Geschwindigkeit, welche eine Korpuskel erhalten kann.

Was die Größe der elektrischen Ladung anbetrifft, ist ein α-Teilchen Träger von zwei positiven Elementarladungen, welche der Ladungsgröße zweier entgegengesetzt, also negativ geladener Elektronen entspricht.

Das α-Teilchen ist identisch mit dem Kerne des Helium-Atomes und besteht aus Materie. Die doppelte positive Ladung rührt davon her, daß das Heliumatom seine zwei (entsprechend der Ordnungszahl des Heliums im periodischen System) Elektronen abgegeben hat. Nur eine positive Ladung trägt der Wasserstoffkern. Sie kommt nach außen zur Geltung, wenn das Wasserstoffatom sein Valenzelektron verloren hat. Die β-Strahlen sind nichts anderes als Elektronen und besitzen eine negative Elementarladung.

Zur näheren Erforschung der Radioaktivität ist die grundlegende Frage nach der Herkunft der α- und β-Teilchen zu beantworten.

Für die β-Strahlen könnte angenommen werden, daß sie — nach unseren früheren Betrachtungen bei den Röntgenstrahlen — mit den um den Atomkern kreisenden Elektronen identisch sind, und für die α-Strahlen, daß sie aus dem positiv geladenen Kerne stammen. Daß diese Ansicht, was die β-Teilchen anbetrifft, nicht richtig ist, zeigen genaue Messungen. Aus ihnen folgt, daß es radioaktive Substanzen gibt, die nur β-Teilchen emittieren und die hierdurch ihre Ordnungszahl im periodischen System ändern (vgl. weiter unten), was nur durch Änderung der Kernladung bewirkt werden kann. Macht man nämlich aus einem Atom durch äußere Einwirkung, wie z. B. Erhitzen oder durch Bestrahlung mit ultraviolettem Lichte, Elektronen frei, so tritt keine Änderung der Kernladung auf. Die auf diese Art ausgelösten Elektronen sind aber mit den beweglichen, um den Kern kreisenden Elektronen identisch. Hieraus folgt zwangsläufig, daß von einer Identität der um den Kern kreisenden Elektronen und der bei radioaktiven Prozessen emittierten keine Rede sein kann. Die einzige Möglichkeit ist nur noch die, daß die β-Strahlen aus dem Atomkerne selbst stammen.

Der Atomkern enthält also nicht nur positive, sondern auch negative Ladungen, reagiert aber nach außen je nach der Stellung des Atomes, dem er angehört, im periodischen Systeme als mehr oder weniger positiv geladen. Daß im positiv geladenen Kerne noch negativ geladene Elektronen vorhanden sein müssen, lehrt eine energetische Betrachtung. Der Kern besitzt einen Durchmesser von nur etwa 10^{-12} cm. Auf dem, diesem Durchmesser entsprechenden kleinen Raum sind z. B. beim Uran gemäß seiner Ordnungszahl 92 positive Ladungseinheiten zusammengedrängt. Berechnet man nach dem COULOMBschen Gesetze die abstoßenden Kräfte, welche diese Ladungen gegenseitig aufeinander ausüben, so kommt man zu solchen riesigen Ziffern, daß direkt eine Explosion des Kernes gefordert wird. Diese Explosion kann nur durch zusammenhaltende negative Ladungen — eben die Kernelektronen — vermieden werden.

Ebenso wie die energetische Betrachtung weist auch der Vergleich von Ordnungszahl und Atomgewicht auf die Existenz von Kernelektronen hin. Wasserstoff hat die Ordnungszahl 1 und das Atomgewicht 1, d. h. der Wasserstoffkern ist ein materielles Teilchen vom Gewichte 1 und der positiven Ladungseinheit. Uran hat die Ordnungszahl 92, sein Kern besitzt also 92 freie positive Ladungen. Wären keine Kernelektronen vorhanden, so müßte auch sein Atomgewicht 92 sein. Dies ist aber nicht der Fall, es beträgt vielmehr 238,2. Da nur die positiven Ladungen an Maße gebunden sind, so muß auch der Urankern mehr wie nur 92 α-Teilchen besitzen. Die Ladungen dieser α-Teilchen müssen aber teilweise durch die Kernelektronen nach außen neutralisiert sein.

Während also, nach unseren früheren Betrachtungen, die optischen — und die Röntgenspektren, ihren Ursprung in den Erscheinungen haben, welche von den den Kern umkreisenden Elektronen hervorgerufen werden, greift die Radioaktivität in das Innerste des Atomes, in seinen Kern ein. Sie zeigt uns, daß das Atom zerfällt unter Emission von negativen und positiven Kernladungen.

Woher kommen aber die γ-Strahlen? Sehr einfach. Wir haben früher gesehen, daß beim Abbremsen von freien fliegenden Elektronen in Materie Röntgenstrahlen entstehen. Ihre Härte hängt ab von der Geschwindigkeit der Elektronen. Da γ-Strahlen nichts anderes sind als kurzwellige Röntgenstrahlen, so ist ihre Entstehung auf dieselben Ursachen zurückzuführen. Diese ist in der Bremsung der vom zerfallenden Atomkerne emittierten Elektronen in den benachbarten Atomen zu finden. Das Radium hat, nach Bestimmungen von O. Hönigschmid das sehr hohe Atomgewicht von 225,97, ist also vorzüglich als Bremselement geeignet. Es muß sowohl ein kontinuierliches als auch ein charakteristisches „Röntgenspektrum“ von ihm ausgehen.

Messungen neueren Datums haben aber noch gezeigt, daß es auch radioaktive Substanzen gibt, bei welchen nur α-Strahlenemission vorhanden ist und trotz Fehlen von β-Emission γ-Strahlen ausgesendet werden. Dies weist darauf hin, daß schon durch Ladungsverschiebungen im Kern infolge Stabilisierung nach der α-Emission γ-Strahlen auftreten können. Diese Strahlungsursache überwiegt bei weitem diejenige durch Bremsung der β-Teilchen. Sie läßt mit der Zeit eine Lösung der Kernstruktur erhoffen.

Die Wellenlängen der γ-Strahlen bewegen sich im Gebiete von etwa $5 \cdot 10^{-9}$ und $2 \cdot 10^{-11}$ cm oder in Angströmeinheiten ausgedrückt von etwa 0,5 und 0,002 AE, vgl. Seite 120. Wir haben eine sehr harte Röntgenstrahlung vor uns, zu deren Erzeugung wir bei einer Röntgenröhre mehrere Millionen Volt Röhrenspannung brauchten, ein Unterfangen, das sich nur sehr schwer in die Praxis umsetzen läßt.

Ebenso wie in einer Röntgenröhre bei der Bremsung der β-Teilchen an der Antikathode eine sehr große Wärmentwicklung auftritt, muß auch bei den radioaktiven Substanzen infolge der β-Teilchenabsorption, wozu noch die α-Teilchenbremsung und sekundäre Effekte kommen, Wärme frei werden. In der Tat zeigt auch ein solches Präparat immer eine etwas höhere Temperatur als seine Umgebung. Bei einem Radiumpräparat beträgt beispielsweise die in Form von Wärme abgegebene Energie pro 1 g Radium, welches im Gleichgewicht steht mit seinen Zerfallsprodukten, rund 130 Grammkalorien pro Stunde. Eine Abhängigkeit dieser Größe von der Zeit konnte nicht festgestellt werden.

Ein Radiumpräparat von 1 g stellt uns also in tausend Jahren eine Wärmeenergie von etwa 1 140 000 000 Grammkalorien oder 1 140 000 Kilogrammkalorien zur Verfügung. Diese Wärmeenergie erhalten wir auch aus 142 kg bester Steinkohle, d. h. die von einem Kilogramm Radium in tausend Jahren erzeugte Wärme entspricht der bei der Verbrennung von 142 000 kg Steinkohle erhaltenen Energie. Würde es gelingen, Radium in beliebig kurzer Zeit zum Zerfall zu bringen, so ständen uns auf kleinem Raume riesige Energiemengen zur Verfügung. Versuche, die Zerfallsgeschwindigkeit radioaktiver Substanzen zu beeinflussen, fielen vollständig negativ aus. Temperaturunterschiede von mehr wie 1500° C (—250° bis 1300° C), Bestrahlung mit Röntgen- oder Kathodenstrahlen, Magnetfelder von etwa 90 000 Gauß usw. blieben vollständig wirkungslos. Man steht einer Atomeigenschaft gegenüber, gegen die man vorläufig machtlos ist.

Radioaktive Familien.

Da jeder Atomkern aus positiven und negativen Ladungen besteht, deren Zusammenhang mehr oder weniger stabil ist, so läßt sich vermuten, daß der radioaktive Zerfall eine verbreitete Erscheinung sein kann. Forschungen in dieser Richtung haben gezeigt, daß u. a. auch Kalium und Rubidium schwach radioaktiv sind. Bei anderen Elementen ist es noch nicht geglückt, einen Nachweis hierzu zu erbringen; ihre Zerfallsgeschwindigkeit ist auf jeden Fall sehr klein. Die typischen Vertreter radioaktiven Zerfalles sind drei Elemente, nämlich Radium, Aktinium und Thorium. Die ersten zwei haben als Muttersubstanz das Uran. Thorium bildet eine selbständige Zerfallsreihe.

Die drei Reihen sind in folgender Zusammenstellung gegeben. Die Buchstaben über den Verbindungsstrichen bezeichnen die Art der Emission (α- oder β-Teilchen) und die Zahlen unter den einzelnen Elementen die gleich zu besprechende mittlere Lebensdauer (a = Jahre, d = Tage, h = Stunden, m = Minuten und s = Sekunden).

Aus dieser Zusammenstellung geht hervor, daß z. B. Uran in 15 weitere Zwischensubstanzen zerfällt, bevor es seine radioaktiven Eigenschaften verliert und zu Radiumblei wird. Es darf aber nicht geschlossen werden, daß nach einer bestimmten Zeit plötzlich die gesamte, zur Untersuchung vorliegende Menge von Uran I in Uran X_1 zerfällt, dieses wieder in Uran X_2 usf. Es zerfällt vielmehr immer nur ein bestimmter Bruchteil der Menge von Uran I, ebenso von Uran X_1 und den folgenden Elementen. Da der Atomzerfall schon seit Jahrtausenden und Jahrmillionen vonstatten geht, findet man in einem Uran I-Präparat ebenso gut Radium wie Radium F oder Blei. Der Gehalt eines Uranpräparates an Abkömmlingen ist, wie ohne weiteres folgt, proportional deren Lebensdauer.

Betrachten wir das klassische Beispiel vom Zerfall des Radiums. Aus ihm entsteht ein gasförmiges Produkt, die Radiumemanation, auch „Radon" genannt. Fangen wir dieses Gas auf und untersuchen es auf seine Ionisierungsfähigkeit, so finden wir folgendes:

Bei der ersten Messung hat das Radon eine bestimmte Ionisierungsfähigkeit, die wir mit 1 bezeichnen wollen. Fortlaufende Messungen zeigen, daß sie andauernd abnimmt, und zwar beträgt sie nach 3,81 Tagen noch die Hälfte, nach weiteren 3,81 Tagen noch ein Viertel und abermals

Die radioaktiven Familien.

Ur I $\overset{\alpha}{-}$ Ur X$_1$ $\overset{\beta}{-}$ Ur X$_2$ $\diagdown\!\!\!\overset{\beta}{}$ Ur II $\overset{\alpha}{-}$ Jo $\overset{\alpha}{-}$ Ra $\overset{\alpha}{-}\!\!\overset{\beta}{}$ Ra Em $\overset{\alpha}{-}$ Ra A $\overset{\alpha}{-}$ Ra B $\overset{\beta}{-}$ Ra C $\overset{\beta}{-}\!\!\diagup\diagdown\overset{\alpha}{}$ Ra D $\overset{\beta}{-}$ Ra E $\overset{\beta}{-}$ Ra F $\overset{\alpha}{-}$ Pb.

$\diagdown$ Ur Z

Ra C$'$ (1,3·10⁻⁸ sec) / Ra C$''$ (1,9 m)

6,5·10⁹ a   34,4 d   1,7 m   9,7 h   1,5·10⁶ a   1,3·10⁵ a   2,3·10³ a   5,5 d   4,4 m   38,7 m   28 m   23 a   7,0 d   197 d

Ur Y $\overset{\beta}{-}$ Prot. Ac $\overset{\alpha}{-}$ Ra Ac $\overset{\alpha}{-}\!\!\overset{\beta}{}$ Ac X $\overset{\alpha}{-}$ Ac Em $\overset{\alpha}{-}$ Ac A $\overset{\alpha}{-}$ Ac B $\overset{\beta}{-}$ Ac C $\overset{\beta}{-}\!\!\diagup\diagdown\overset{\alpha}{}$ Pb,   Ac C$'$ (2·10⁻³ s) / Ac C$''$ (6,9 m)

35,5 h   1,7·10⁴ a   29 a   16,2 d   5,6 s   2·10⁻³ s   51,9 m   3,1 m

Th $\overset{\alpha}{-}$ Ms Th$_1$ $\overset{\beta}{-}$ Ms Th$_2$ $\overset{\beta}{-}$ Ra Th $\overset{\alpha}{-}\!\!\overset{\beta}{}$ Th X $\overset{\alpha}{-}$ Th Em $\overset{\alpha}{-}$ Th A $\overset{\alpha}{-}$ Th B $\overset{\beta}{-}$ Th C $\overset{\beta}{-}\!\!\diagup\diagdown\overset{\alpha}{}$ Pb.   Th C$'$ (10⁻¹¹ sec) / Th C$''$ (87,3 m)

2,4·10¹⁰ a   9,7 a   8,5 h   2,7 a   5,2 d   79 s   0,2 s   15,3 h   4,6 m

nach 3,81 Tagen noch ein Achtel des ursprünglichen Wertes. Im selben Verhältnisse wie die Ionisierungsfähigkeit nimmt auch die Menge an Radiumemanation ab, da beide einander proportional sind. Diese Abnahme sagt aus, daß die Zahl der zerfallenden Atome pro Sekunde proportional ist der in jedem Zeitmoment vorhandenen Atome der Ausgangssubstanz. Mathematisch wird dies in einer logarithmischen Funktion ausgedrückt von der Form:

$$N = N_0\, e^{-\lambda t}.$$

Hierin bedeutet N die Zahl der nach einer bestimmten Zeit t noch vorhandenen nicht zerfallenen Atome, wenn anfangs eine Zahl N_0 vorhanden war. λ bezeichnet man als *Zerfallskonstante* und $\frac{1}{\lambda}$ als *mittlere Lebensdauer*.

Trägt man in einem Koordinatensystem auf der Abszisse die Zeit t und auf der Ordinate die zur entsprechenden Zeit noch vorhandene unzerfallene Substanzmenge N auf, so erhält man eine abfallende logarithmische Kurve (vgl. Abb. 107).

Diejenige Zeit, nach welcher die Substanz zur Hälfte zerfallen ist, bezeichnet man als *Halbwertszeit*. Sie ist

$$\frac{N_0}{2} = N_0\, e^{-\lambda t}$$

oder

$$t = \frac{\ln 2}{\lambda} = \frac{0,6931}{\lambda} = 0,6931 \cdot \frac{1}{\lambda}.$$

In unserem vorigen Beispiel ist also die Halbwertszeit für Radon 3,81 Tage und die Zerfallskonstante

$$\lambda = \frac{0,6931}{t} = 2,1 \cdot 10^{-6}\ \text{sec}^{-1}.$$

Interessant ist der Zusammenhang zwischen der Halbwertszeit und der Reichweite der emittierten α- bzw. β-Strahlen. Es hat sich herausgestellt, daß die Lebensdauer eines Elementes im allgemeinen um so kürzer ist, je größer die Reichweite bzw. die ihr proportionale Geschwindigkeit der von ihm ausgehenden α- und β-Strahlen ist. Beispielsweise emittiert Thorium C'', welches nur eine Halbwertszeit von einigen Minuten hat, β-Strahlen, deren Teilchengeschwindigkeit sich bis auf wenige Prozent der Lichtgeschwindigkeit nähert.

Infolge ihrer schon früher erwähnten enormen Geschwindigkeiten haben die α- bzw. β-Teilchen, welche von einem radioaktiven Präparate ausgehen, ein viel größeres Durchdringungsvermögen als die Kanal-

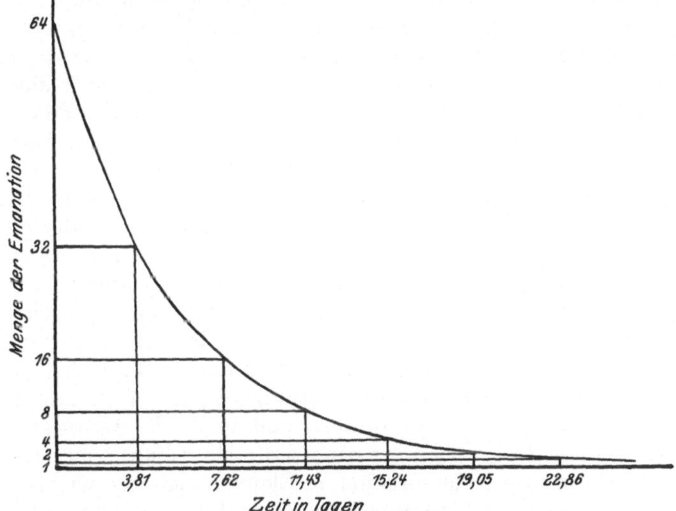

Abb. 107. Zerfall der Radiumemanation.

strahlen oder die in einer Röntgenröhre auf die Antikathode fliegenden Elektronen. Auch die γ-Strahlen sind infolge ihrer kurzen Wellenlänge bedeutend härter als die härtesten Röntgenstrahlen. Die „Halbwertsdicke" von Aluminium, d. h. diejenige Aluminiumschicht, welche die Strahlungsintensität auf die Hälfte herabsetzt, beträgt für:

α-Strahlen etwa 0,0035 mm Aluminium.

β-Strahlen etwa 0,5 mm Aluminium.

γ-Strahlen etwa 55 mm Aluminium oder etwa 12 mm Blei.

Die Isotopen. Für den Physiker und Chemiker ist das Studium der α- und β-Emission das Interessanteste. Bei einer α-Emission gibt der Kern, wie wir gesehen haben, zwei positive Elementarladungen ab. Da die Kernladung maßgebend ist für die Ordnungszahl, d. h. die Stellung des Elementes im periodischen System, so muß infolgedessen eine Verschiebung des Elementes nach kleinen Ordnungszahlen um zwei Einheiten erfolgen. Emittiert dieses Produkt nun zwei Elektronen, also zwei negative Elementarladungen, so ist der Ladungsunterschied wieder wettgemacht, d. h. das neue Zerfallsprodukt hat wieder dieselbe Ordnungszahl wie das erste, steht also im periodischen System an derselben Stelle. Durch die Abgabe des α-Teilchens hat aber sein Kern ein geringeres Gewicht wie derjenige der Ausgangssubstanz. Sein Atomgewicht ist kleiner. Wir treffen hier den Fall, daß zwei Elemente im periodischen System an der gleichen Stelle stehen, daß aber ihr Atomgewicht verschieden groß ist. Elemente dieser Art nennt man „Isotope" und eine dieselbe Ordnungszahl besitzende Gruppe von Isotopen eine „Pleiade". Isotope sind chemisch und spektroskopisch sozusagen nicht voneinander zu trennen. Eine relativ leichte Unterscheidungsmöglichkeit besteht nur im radioaktiven Verhalten und im Atomgewicht.

Für die Chemie bedeutet das Auftreten von Isotopen eine Revolution, ist doch der Begriff des Elementes erschüttert. Nach der heutigen Auffassung sind viele als chemische Elemente bezeichnete Substanzen aufgebaut aus mehreren Isotopen oder Atomarten, deren jede ein eigenes Atomgewicht hat. Die Bestimmung des Atomgewichtes eines chemischen Elementes liefert den Mittelwert aus demjenigen sämtlicher in ihm enthaltenen Isotopen. Hieraus folgt, daß je nach der verschiedenen Quantität der ein chemisches Element bildenden Isotopen sein Atomgewicht verschieden ausfallen muß. Da aber der Kern jeder einzelnen Atomart nur aus positiven und negativen Ladungen besteht, so ist anzunehmen, daß jede Isotope ein ganzzahliges Atomgewicht besitzt und somit auch sämtliche chemischen Elemente, wie sie sich aus der Isotopenlehre ergeben. Durch diesen Schluß, der schon an vielen Elementen experimentell erhärtet wurde, gewinnt die Hypothese des englischen Arztes Prouth, der diese Ganzzahligkeit zuerst vermutete, stark an Wahrscheinlichkeit. Insbesondere konnte F. W. Aston mit Hilfe seines Massenspektrographen zeigen, daß das Chlor, das der Ganzzahligkeit am meisten widersprechende Element (Atomgewicht = 35,46) aus zwei Isotopen vom Atomgewicht 35 und 37 besteht. Auf Grund dieser und mehrerer anderer, hier nicht zu besprechender Resultate nimmt man heute wohl mit dem größten Rechte an, daß sämtliche Elemente aufgebaut sind aus Helium-, Wasserstoffkernen und Elektronen.

Experimentelles. Beim Arbeiten mit radioaktiven Substanzen sind dieselben Vorsichtsmaßregeln wie bei den Röntgenstrahlen geboten. Man setze sich nicht unnötigerweise den schädlichen Wirkungen radioaktiver Präparate aus, insbesondere vermeide man längeres In-der-Hand-Halten oder gar In-der-Tasche-Tragen. Schwerheilende Verbrennungserscheinungen sind die Folge. Präparate, welche nicht gebraucht werden, sind in starken, mit überlappendem Deckel versehenen, womöglich mehrere Zentimeter dicken Bleikapseln zu verschließen und vor Unberufenen zu bewahren. Sie sollen ausnahmslos in dünnwandigen kleinen und vakuumdicht verschmolzenen Glasröhrchen eingeschlossen sein, da andernfalls infolge Entwicklung von Emanation ganze Räume radioaktiv „verseucht" und in ihnen keine einwandfreien Messungen mehr ausgeführt werden können.

An Messungen kommen für den Mediziner wohl nur folgende in Betracht:

1. Bestimmung, ob bei einem Präparat Radioaktivität vorliegt.

2. Vergleich der unbekannten Radioaktivität eines Präparates mit einem Normalpräparat.

3. Bestimmung der Radioaktivität von Quellwasser (vgl. 1).

1. Die Bestimmungen eventuell radioaktiver Eigenschaften einer Substanz sind am leichtesten auszuführen. Am einfachsten legt man das Präparat auf eine in schwarzes Papier eingewickelte und im Dunkeln aufbewahrte photographische Platte. Die Schichtseite der Platte muß dem Präparat zugekehrt sein, da andernfalls die am stärksten auf die Bromsilberschicht wirkenden α-Strahlen im Glase vollständig absorbiert werden. Je nach dem radioaktiven Gehalte des Präparates wird nach einigen Minuten, Stunden oder Tagen beim Entwickeln eine Plattenschwärzung beobachtet werden können. Die Wirkung eines einzigen, auf die Platte gefallenen α-Teilchens ist mikroskopisch schon sichtbar.

Eine weitere Methode beruht auf dem Beobachten der sog. Szintillationen, d. h. dem Aufblitzen von durch α-Teilchen getroffenen fluoreszenzfähigen Molekülen. Die Beobachtung der schwachen Lichtblitze geschieht mit einem schwach vergrößernden Mikroskop in verdunkeltem Raume und mit Hilfe eines kleinen Fluoreszenzschirmes, den man sich leicht selbst herstellen kann. Man nimmt eine unbelichtete photographische Platte, fixiert sie, wässert sie gut aus und streut durch ein feines Sieb (Leinwand) auf die noch feuchte Gelatineschicht Zinksulfid (Sidotblende). Das Zinksulfid darf nicht chemisch rein sein und wird am einfachsten bezogen von Buchler & Co., Braunschweig. Statt dessen kann auch Bariumplatinzyanür, Uranylfluorid-Fluorammonium oder Wolframsaures Kalzium verwendet werden. Legt man die mit einem dieser fluoreszenzfähigen Substanzen bestreute Platte unter das Mikroskop und setzt sie den Strahlungen eines radioaktiven Präparates aus (α-Teilchen gehen nicht durch das Glas!), so kann man im Finstern das Aufblitzen der von den α-Teilchen getroffenen Partikel gut beobachten. Einen für mikroskopische Zwecke unter Umständen noch besseren Schirm kann man aus einem Objektivträger herstellen. Man rührt die fluoreszierende Substanz mit Zaponlack, Wasserglas oder verdünntem Kanadabalsam zu einem Teige an und streicht ihn in dünner Schicht auf das Glas. Bei einigermaßen dünner Schicht kann der Schirm mit der Glasseite dem Objektiv zugekehrt und das radioaktive Präparat von unten an den Schirm gebracht werden.

Eine dritte, quantitative Resultate liefernde Methode ist durch Verwendung der im Abschnitte „Röntgenstrahlen" besprochenen Ionisationskammern und Elektrometer gegeben. Mit ihr wird auch

2. der Vergleich zweier radioaktiver Präparate durchgeführt.

Handelt es sich um absolute Bestimmungen von radioaktiven Präparaten, so wird ein Vergleich mit dem offiziellen Radium-Standard-Präparat in Paris durchgeführt. Dieses Normal enthielt im Jahre 1911 21,99 Milligramm Radiumchlorid ($RaCl_2$) und wurde von Madame Curie hergestellt. Bei Präzisionsmessungen wird sein zeitlicher Zerfall natürlich berücksichtigt.

12*

Für die Thoriumreihe läßt sich Thor als Normal benutzen, wenn sein Gleichgewichtszustand mit den Zerfallprodukten bekannt ist. Zu Gehaltsbestimmungen in der Aktiniumreihe sind andere Methoden üblich.

Die Eichung bzw. der Vergleich von Radiumpräparaten kann vorgenommen werden durch Messung der von den α-Teilchen oder von den γ-Strahlen hervorgerufenen Ionisation. Die ionisierende Wirkung der α-Teilchen zu derjenigen der γ-Strahlen verhält sich bei Radium wie etwa $10\,000:1$. Bei starken Präparaten zieht man deshalb die γ-Strahlenionisation und bei schwachen die α-Strahlenionisation zu Meßzwecken heran. Es ist darauf zu achten, daß Radiumpräparate nur dann einwandfrei miteinander verglichen werden können, wenn sie sich im Gleichgewichtszustande mit ihren Folgeprodukten befinden. Dies ist annähernd 6 Wochen nach ihrer Herstellung der Fall.

Als Ionisationskammern verwendet man am besten Metallgefäße (Messingzylinder) von etwa 1 Liter Inhalt, in welche das Elektrometer (Goldblatt- oder Fadenelektrometer) eingebaut ist. Das Goldblatt wird von außen mit einem im Gefäß eingebauten, schwach vergrößernden und mit Okularmikrometer versehenen Mikroskope beobachtet (vgl. Abb. 108).

Der Boden der Ionisationskammer ist vorteilhaft auswechselbar. Für die Messung der α-Teilchenionisation besteht er aus dünnster Aluminiumfolie (einige 1000stel mm dick) und für die γ-Strahlenionisation aus etwa 2—3 mm dickem Blei. In letzterem Falle ist es noch besser, die ganze Ionisationskammer mit einem Bleimantel zu umgeben. Soll ausnahmsweise die von den β-Strahlen hervorgerufene Ionisation bestimmt werden, so muß der Boden so stark sein, daß die α- Teilchen von ihm absorbiert werden. Dies wird schon durch ein Blatt Papier oder durch 0,05 mm dicke Aluminiumfolie erreicht.

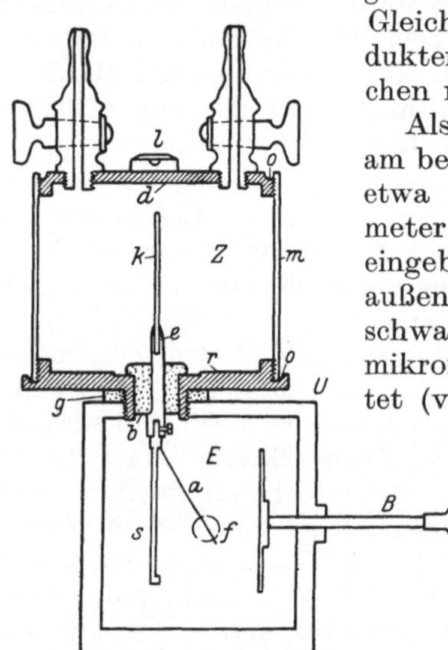

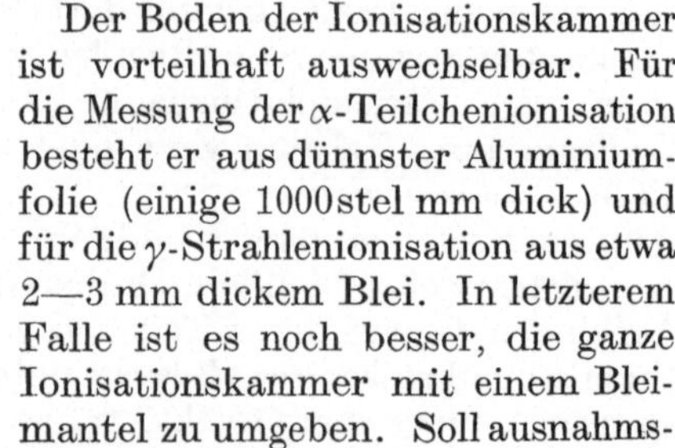

Abb. 108. Ionisationskammer für Emanationsmessungen.

Für die Messung wird das Elektroskop mit einer Spannungsquelle, z. B. Akkumulatoren, geladen. Dies geschieht durch Anlegen des positiven Poles an das Goldblattsystem und des negativen, geerdeten, an das Gehäuse der Ionisationskammer. Hierauf wird die positive Drahtverbindung gelöst und das Elektroskop sich selbst überlassen. Es fällt infolge der sog. natürlichen Zerstreuung, hervorgerufen durch die in der Atmosphäre immer vorhandenen Ionen, von selbst ab. Die Abfallzeit wird mit Hilfe einer Stoppuhr für eine bestimmte und gleichbleibende Zahl von Skalenteilen des Okularmikrometers bestimmt und später von der Messung mit dem Radiumpräparat in Abzug gebracht. Hierauf wird das Elektrometer wieder aufgeladen, das erste Radium-

präparat unter den Boden der Ionisationskammer gelegt, die Drahtverbindung zum Elektrometer gelöst und der Abfall des Elektrometers
für dieselben Skalenteile des Okularmikrometers wie vorher wieder
bestimmt. Dasselbe geschieht für das zweite Radiumpräparat.

Zu beachten ist, daß beide miteinander zu vergleichenden Präparate
möglichst denselben kleinen Abstand vom Boden der Ionisationskammer
haben. Sie dürfen natürlich für eine Ionisationsmessung der α-Teilchen
nicht in Glasröhrchen eingeschlossen sein, da andernfalls die α-Partikel
schon in der Glaswand stecken bleiben.

Der Abfall des Elektrometers erfolgt um so schneller, je mehr Ionen
in der Kammer vorhanden sind, je stärker also das Präparat ist. Gelangen doppelt soviel Ionen in die Kammer, so fällt das Elektrometer
doppelt so rasch ab, d. h. die Entladungsgeschwindigkeit ist der Stärke
des Präparates proportional, oder die Stärken zweier Präparate verhalten
sich umgekehrt zueinander wie die Zeiten, welche für den Abfall des
Elektrometers um eine bestimmte Anzahl Skalenteile gemessen werden.

Dasselbe gilt für die Ionisation, welche durch die γ-Strahlen hervorgerufen wird. Die Messung wird ebenfalls auf die beschriebene Art
vorgenommen. Zu beachten ist auch hier, daß die miteinander zu
vergleichenden Präparate denselben Abstand vom Boden der Ionisationskammer haben. Sie sind sofort nach Gebrauch in Bleikapseln zu
verschließen, damit keine Messungsbeeinflussung stattfindet.

Bei Messungen mit Goldblattelektroskopen ist genau zu untersuchen,
ob das Blättchen einen gleichmäßigen Gang zeigt, oder ob sein Abfall
ruckweise erfolgt. Nur ersteres ist zu gebrauchen. Das zweite rührt
davon her, daß das Goldblatt Knicke aufweist. Man wähle ein anderes
Skalengebiet, in welchem gleichmäßiger Abfall erfolgt. Die Isolation
des Blattsystemes vom Gehäuse besteht am besten aus Bernstein. Damit kein „Überkriechen" der Elektrometerladung auf das Gehäuse stattfindet, wird oft ein von Blattsystem und Gehäuse isolierter geerdeter
Schutzring angebracht. Die Isolation ist trocken zu halten und von
Ladungsrückständen durch rasches „Bespülen" mit einer Bunsenflamme
zu befreien.

**3. Emanationsmessungen und Bestimmung der Radioaktivität von
Quellwasser.** Zur Bestimmung der Radioaktivität von Quellwasser benutzt man die Emanation. Man bläst durch das zu untersuchende Wasser
einen Luftstrom, welcher die Emanation mitreißt, und leitet ihn in eine
Ionisationskammer. Die Messung geschieht wieder elektrometrisch.

Soll eine absolute Emanationsbestimmung ausgeführt werden, so
können die von der physikalisch-technischen Reichsanstalt in Charlottenburg hergestellten und beziehbaren Normallösungen mit einem
Radiumgehalt von $3{,}33 \cdot 10^{-9}$ g Radium als Standard benutzt werden.
Die Maßeinheiten, auf welche man sich bei diesen Messungen bezieht,
seien kurz angegeben.

Man bezeichnet die mit einem Gramm Radium im Gleichgewicht
stehende Radiumemanationsmenge mit „1 Curie" und 10^{-10} Curie mit
„1 Eman" (1 Curie $= 0{,}66$ mm³ bei 0° C und 760 mm Quecksilbersäule
oder $6{,}51 \cdot 10^{-6}$ g Emanation). Diejenige Emanationsmenge, welche

ohne ihre Zerfallsprodukte einen Sättigungsstrom von $1 \cdot 10^{-3}$ El. Stat. Einheiten aufrechtzuerhalten vermag, bezeichnet man als „1 Mache-Einheit". Ihr entspricht $3{,}64 \cdot 10^{-10}$ Curie im Liter.

Praktische Ausführung einer Emanationsmessung. Mit Hilfe einer Emanationsmessung sollte der Radiumgehalt einer wäßrigen radioaktiven Lösung festgestellt werden. An Apparatur wurde gebraucht (vgl. Abb. 109):

1. Goldblattelektrometer nach Günther & Tegetmeyer mit Ablesevorrichtung, aufgestellt in großem verschließbarem Metallgefäße G (etwa 7 Liter Inhalt), dessen oberer Teil von der Grundplatte abgehoben werden konnte. Die Kapazität des Elektrometers betrug 10,7 cm. Es

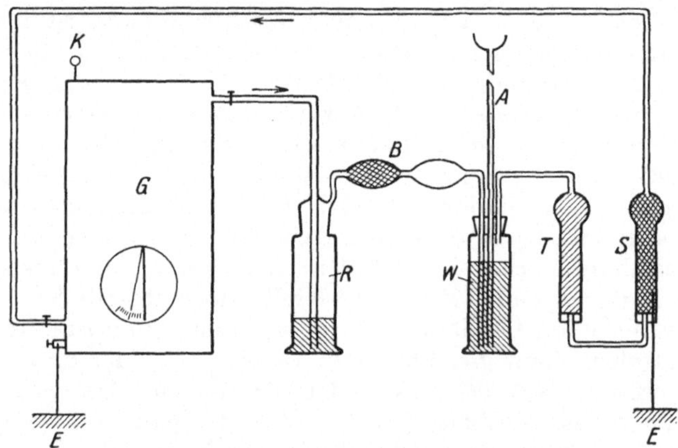

Abb. 109. Apparaturenschema für Emanationsmessungen.

konnte mit Hilfe des isoliert aus dem Metallgefäße geführten Knopfes K geladen werden.

2. Zwei Waschflaschen, Glasstopfen sorgfältig mit Pizein verkittet; die eine R enthielt die zu untersuchende Lösung, die andere W diente als Druckausgleichflasche.

3. Gummigebläse B, zum Durchtreiben der Luft bzw. Emanation durch die Apparatur.

4. Zwei weite Glasröhren (sog. Chlorkalziumröhren), die eine mit $CaCl_2$ versehen (T) zum Trocknen der aus der Druckausgleichflasche kommenden emanationshaltigen Luft, die andere (S) mit Kupferspänen gefüllt und durch einen in sie eingeführten Draht geerdet, zum Abfangen der durch Reibung des durchströmenden Gases entstehenden Ionen.

5. 220 V Gleichstrombatterie (bzw. Maschine) mit Potentiometer und Voltmeter zur Eichung des Elektrometers.

Zuerst wurde die Eichung des Elektrometers vorgenommen und zu diesem Zwecke das Elektrometergehäuse geerdet und an das Goldblattsystem verschieden hohe positive Spannungen gelegt. Die Skalenausschläge wurden als Funktion der angelegten Spannung gemessen und notiert zu:

Volt	Skalenteile Ausschlag	Volt	Skalenteile Ausschlag
180	10,3	130	6,6
170	9,2	120	6,1
160	8,7	110	5,5
150	8,0	100	5,0
140	7,1		

Hierauf wurde in den das Elektrometer enthaltenden Kessel ein schwaches radioaktives Präparat gebracht (alte Gasglühstrümpfe), um die Spannung festzustellen, bei welcher Sättigung vorhanden ist, d. h. bei welcher alle durch das Präparat erzeugten Ionen an der Stromleitung beteiligt sind. Dies war der Fall bei 120 V. Der Vorsicht halber, d. h. um sicher Sättigung zu haben, wurde aber immer mit 180 V gearbeitet.

Nach vorsichtigem Reinigen des Kessels und mehrtägigem offenen Stehenlassen begannen die endgültigen Versuche. Zuerst wurde der Abfall des Elektrometers in Luft, d. h. in geschlossenem Kessel bestimmt, ohne daß ihn emanationshaltige Luft passiert hätte. Er betrug 0,24 V pro Minute. Hierauf wurden die Hähne am Kessel geöffnet und während 15 Minuten mit Hilfe des Gummigebläses Luft durch die radioaktive Lösung gepumpt. Nach Ablauf dieser Zeit begannen die Ablesungen, welche folgende Werte lieferten (in der dritten und sechsten Kolonne ist der natürliche Voltabfall vom totalen subtrahiert):

Minuten nach Pumpbeginn	Totaler Voltabfall pro Minute	Voltabfall durch Emanation hervorgerufen	Minuten nach Pumpbginn	Totaler Voltabfall pro Minute	Voltabfall durch Emanation hervorgerufen
20	2,80	2,56	97	3,76	3,52
29	2,98	2,74	115	3,82	3,58
33	3,06	2,82	130	3,87	3,63
52	3,35	3,11	141	4,09	3,85
71	3,62	3,38	158	4,02	3,78
77	3,72	3,48	176	4,13	3,89
82	3,68	3,44	186	4,07	3,83
92	3,64	3,40			

Trägt man diese Werte in ein Koordinatensystem ein, so erhält man die Kurve I in Abb. 110. Aus ihr ist ersichtlich, daß der Voltabfall des Elektrometers, m. a. W. die Größe der Ionisation im Kessel andauernd steigt bis zu einem nach etwa 3 Stunden erreichten Maximum. Diese Endionisation rührt her sowohl von der Emanation als auch von ihren Folgeprodukten RaA, RaB, RaC usw. Soll der Wert der Ionisation, hervorgerufen durch die Emanation allein, erhalten werden, so muß derjenige der Folgeprodukte eliminiert werden. Dies geschieht auf einfache Weise durch „Ausblasen" der Emanation aus dem Kessel und nachheriges Messen des durch die Folgeprodukte hervorgerufenen Elektrometerabfalles. Das Ausblasen der Emanation muß rasch und gründlich geschehen, damit die Größe der durch die Folgeprodukte hervorgerufenen Ionisation möglichst genau bestimmt werden kann, und damit durch etwa von ihr zurückgebliebene Reste keine zusätzliche Ionisation auftritt.

Um diesen Bedingungen zu genügen, wurde nach Feststellung des Ionisierungsmaximums der Emanation plus deren Folgeprodukte, der Kessel von seiner Grundplatte abgehoben, einige Male im Zimmer schnell hin und her bewegt und rasch wieder aufgesetzt. Nach neuer Aufladung des Elektrometers wurden nebenstehende Ablesungsresultate erzielt:

Zeit nach Abheben des Kessels in Minuten	Voltabfall total	Voltabfall für Folgeprodukte
2	2,2	1,78
4	2,0	1,76
10	1,56	1,32
17	1,30	1,06
41	0,69	0,45

Tragen wir auch dies in Abb. 110 ein (Kurve II) und extrapolieren auf den Zeitpunkt Null, d. h. auf den Zeitpunkt, in welchem der Kessel abgehoben wurde, so erhalten wir damit den Wert der nur durch die Folgeprodukte der Emanation hervorgerufenen Ionisation. Die Differenz der beiden Ionisationsmaxima von Kurve I und II ergibt den durch die Emanation allein bewirkten Voltabfall.

Um hieraus den Radiumgehalt der Lösung zu errechnen, greifen wir auf die auf S. 182 angeführte Beziehung zurück, wonach diejenige Emanationsmenge, welche ohne ihre Zerfallsprodukte einen Sättigungsstrom von $1 \cdot 10^{-3}$ El.-Stat.-Einheiten zu unterhalten vermag, als eine Mache-Einheit bezeichnet wird. Ihr entspricht ein ganz bestimmter Radiumgehalt der Lösung, aus welcher die Emanation stammt.

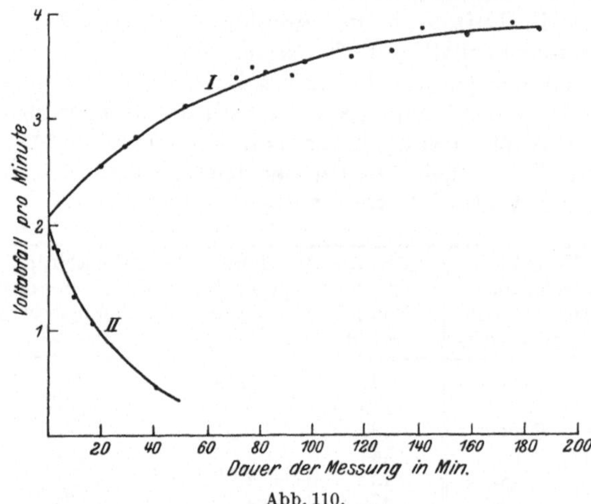

Abb. 110.

Der Sättigungsstrom läßt sich leicht berechnen, wenn man bedenkt, daß

$$i = \frac{Q}{t} \qquad Q = \text{Elektrizitätsmenge}, \; t = \text{Zeit}$$

und

$$Q = C \cdot V \qquad C = \text{Kapazität des Systems}, \; V = \text{Potentialdifferenz}.$$

also folgt:

$$i = \frac{C \cdot (V_2 - V_1) \cdot 1000}{(t_2 - t_1) \cdot 300},$$

wobei $V_2 - V_1$ den Voltabfall des Elektrometers in $(t_2 - t_1)$ Sekunden für die Emanation allein bedeutet. Setzen wir unsere Werte ein, so folgt:

$$i = \frac{10{,}7 \cdot (3{,}85-1{,}95) \cdot 1000}{1 \cdot 60 \cdot 300} = 1{,}13 \text{ Mache-Einheiten.}$$

Rechnen wir den Sättigungsstrom um auf 1 Liter Flüssigkeit, so folgt, da die verwendete Lösung 100 ccm hatte

$$i = \frac{1{,}13 \cdot 1000}{100} = 11{,}3 \text{ M. E.}$$

Die Lösung enthält also, da einer M. E. $3{,}64 \cdot 10^{-10}$ Curie/Liter entsprechen, $41{,}13 \cdot 10^{-10}$ Curie/Liter.

Literatur zur Radioaktivität.

BOTHE, W.: Über Radiumnormallösungen (Mitteilung aus d. phys.-techn. Reichsanstalt, Charlottenburg). Z. Physik **46**, 896 (1928).

— Physik. Z. **16**, 33 (1915).

FAJANS, K.: Die Radioaktivität und die neueste Entwicklung von der Lehre der chemischen Elemente. Braunschweig: Vieweg 1922.

GEIGER u. MAKOWER: Meßmethoden auf dem Gebiete der Radioaktivität. Braunschweig: Vieweg 1920.

GOCKEL, A.: Die Radioaktivität von Boden und Quellen. Braunschweig; Vieweg 1914.

GUTZENT, F.: Grundriß zum Studium der Radiumtherapie. Berlin und Wien: Urban und Schwarzenberg.

HERTWIG, G.: Methodik der Radium- und Röntgenbestrahlung von Keimzellen. Abderhalden, Handb. biol. Arbeitsmeth., Abt. II, Tl 3 A, Lief. 69.

MEYER, ST.: Die radioaktiven Substanzen. Abderhalden, Handb. biol. Arbeitsmeth., Abt. II, Tl 2, Liefg. 209.

MEYER, ST., u. E. v. SCHWEIDLER: Radioaktivität. Leipzig: B.G.Teubner 1926.

SCHMIDT, H. W., u. K. H. KURZ: Physik. Z. **7**, 209 und 375 (1906). (Transportabler Apparat f. Quellwasseruntersuchungen).

Lehrbuch der Strahlentherapie, Bd I, Die wissenschaftlichen Grundlagen der Strahlentherapie. Berlin: Urban & Schwarzenberg 1925.

V. Hämodynamik.

Das Herz in Verbindung mit den Adern und allen blutführenden Gefäßen stellt ein Pumpensystem dar, bestehend aus Pumpe und Rohrleitungen. Im Gegensatze zu einem gewöhnlichen mechanischen Rohrsysteme sind aber bei ihm die Leitungen nicht starr, sondern dehnbar. Sie lassen sich am besten mit Gummischläuchen vergleichen.

Man unterscheidet Arterien und Venen. Die Arterien bilden ein immer feiner werdendes, zuletzt in Kapillaren endigendes Leitungsnetz, welches das vom Herz kommende Blut zu den Verbrauchsstellen führt (Lungen- und Körperarterien). Die Venen, ein ähnliches Leitungsnetz wie das der Arterien bildend, besorgen die Rückleitung des Blutes zum Herz und zur Lunge (Lungen- und Körpervenen).

Durch dieses Schlauchsystem wird vom Herz das Blut hindurchgepumpt, und zwar beim gesunden Organismus mit einer bestimmten Pumpfrequenz und einem bestimmten mittleren -drucke. Im Zusammenhang mit Pumpfrequenz und -druck steht bei einem gegebenen

Leitungs- bzw. Aderquerschnitte und bei gegebenem Leitungszustande (Elastizität) ein bestimmtes durch die Querschnittseinheit hindurchgepumptes Blutvolumen.

Die Verhältnisse bei diesem Pumpensysteme liegen keineswegs so einfach, wie es auf den ersten Moment scheint. Zu beachten sind insbesondere die relativ kurze Dauer des Pumpenstoßes (Pulses), dessen Form und Größe, sowie die beträchtliche und mit dem Querschnitte ständig wechselnde Elastizität der Leitungen (Adern).

Das Herz pumpt bei jeder Kontraktion (Herzsystole) ein gewisses Quantum Blut (etwa 60 ccm) in das Leitungssystem und erzeugt dadurch einen Überdruck in ihm. Dieser Überdruck dehnt die Arterienwandungen aus, bewirkt also eine dem eingepumpten Blut entsprechende Volumzunahme der Leitungen und pflanzt sich als Druckwelle mit 6 bis 10 Meter pro Sekunde in den Arterien fort. Nicht eben so rasch aber das frisch hineingepumpte Blut. Es schiebt gewissermaßen das alte, schon in den Arterien befindliche vor sich her. Die Druckwellengeschwindigkeit und die Verschiebungsgeschwindigkeit der einzelnen Blutteilchen sind also verschieden. Beide hängen ab von der Elastizität der Arterien.

Nach der durch das frisch hinzugekommene Blutquantum hervorgerufenen Ausdehnung der Arterien erfolgt die Arterienkontraktion, d. h. die Rückbildung des normalen Aderquerschnittes, welche bis zum Eintreten der nächsten Herzkontraktion das eingepumpte Blutquantum durch die Kapillaren zum Ausströmen bringt. Die elastischen Adern wirken hierbei wie ein Windkessel bei einem starren mechanischen Rohrsystem und verhindern einen zu hohen plötzlichen Blutdruckanstieg; sie verkleinern die Druckwirkung der Herzsystole durch Verteilung auf einen längeren Zeitraum.

Da vor dem vollständigen Druckabfall eine neue Herzkontraktion einsetzt, steigt der Blutdruck in den Arterien nicht von Null bis zu einem der Druckwelle entsprechenden Maximalwerte an, sondern er behält einen bestimmten „Minimaldruck" bei (diastolischer Druck), welchem sich nun die Druckpulsationen überlagern (z. B. die reflektierten Druckwellen). Der Minimaldruck repräsentiert also eine dauernde Belastung der Arterienwände. Er hängt u. a. ab von der Beschaffenheit der Adern und ist größer bei starren (verkalkten) wie bei normal elastischen Adern.

Zur Beurteilung der in den Blutbahnen vorliegenden Verhältnisse ist es nötig, neben der Pump- bzw. Pulsfrequenz auch die Pulsformen, die -drucke und womöglich die Größen des bei jedem Pulsschlage beförderten Blutvolumens zu bestimmen (sog. Pulsvolumen). Die Pulsfrequenzmessungen sind sehr einfach. Schwieriger sind die Pulsform, -druck und -volumenmessungen.

Die Pulsfrequenz.

Die Pulsfrequenz hängt von vielen Faktoren ab. Sie ist größer bei körperlicher oder geistiger Anstrengung als beim ausgeruhten Organismus und in letztem Falle größer, wenn das Individuum sitzt statt liegt oder steht statt sitzt. Als Mittelwert kann bei stehenden Individuen eine Frequenz von 84 pro Minute gelten, wie aus den Beobachtungen von HENSELER, Berlin, an 50 normalen Individuen hervorgeht.

Bekanntlich bestimmt man die Pulsfrequenz eines Individuums derart, daß man auf die Arterie in der Nähe des Handgelenkes (arteria radialis) mit den Fingerspitzen drückt, bis die Blutdruckschwankungen deutlich fühlbar werden. Bestimmt man die Pulsfrequenz als Funktion der Zeit, so findet man nicht nur tägliche bzw. stündliche Schwankungen, sondern auch solche, die sich über Intervalle von Minuten erstrecken. Normalerweise betragen sie etwa ± 5% des Mittelwertes. Das Schwankungsintervall bezeichnet man wohl auch als „Aktionsbreite". Zur Feststellung der Aktionsbreite sind Registrierungen über größere Zeitintervalle nötig.

Zur Registrierung nur der Pulsfrequenz kann der Pulsresonator nach GOLDSCHMIDT dienen. Sein Funktionsprinzip ist folgendes:

Am Arme wird mit einem Gummiband oder einer mechanisch festen Bindevorrichtung eine mit einer Gummimembran verschlossene Kapsel (Pelotte) befestigt. Die Kapsel ist gefüllt mit Quecksilber und besitzt am Deckel ein mit der Pelotte kommunizierendes Glasrohr. In das Glasrohr ist von oben her eine Platinspitze eingeführt, welche im normalen Zustande die Quecksilberoberfläche nicht berührt. Wird nun die Pelotte mit der Gummimembran etwas auf die Radialis aufgedrückt, so bewegt sich mit jedem Pulsschlage das Quecksilber und berührt die Platinspitze. Diese Berührung schaltet einen Stromkreis ein, bestehend aus 4 Volt (Taschenlampen)-Batterie und Elektromagnet. Hat man z. B. 84 Pulsschläge in der Minute, so wird der Stromkreis 84mal ein- und 84mal ausgeschaltet, m. a. W. im Stromkreise fließt ein Wechselstrom von 84 Perioden pro Minute. Stellt man dem Elektromagneten ein System von in der Schwingungszahl abgestimmten Eisenstäbchen gegenüber, so wird dasjenige Stäbchen, dessen Eigenfrequenz mit der Frequenz des durch die Spule des Elektromagneten fließenden Wechselstromes übereinstimmt, in besonders starke Schwingungen geraten. Die genaue Pulsfrequenz kann also mit Hilfe der schwingenden Stäbchen festgestellt werden. An dem Apparate sind 24 Stäbchen angebracht, deren Eigenfrequenz sich zwischen 90 und 176 bewegt. Da diese Stäbchen auch auf die halbe Schwingungszahl ansprechen, so kann auch eine Pulsfrequenz zwischen 45 und 176 gemessen werden. Ein Vorversuch mit der gewöhnlichen Methode (Puls fühlen) zeigt, in welchem Gebiete die gesuchte Pulsfrequenz liegt.

Mit diesem Pendelsystem ist eine Schreibvorrichtung verbunden, derart, daß das maximal ausschlagende, sich mit der festzustellenden Pulsfrequenz in Resonanz befindliche Stäbchen einen zweiten Stromkreis schließt, in welchen chemisch präpariertes Papier eingeschaltet ist. Der Strom durchfließt das feuchte Papier und bewirkt infolge Elektrolyse eine Färbung an der zur bestimmten Frequenz gehörigen Stelle. Da sich das Papier mit einer sekundlichen Geschwindigkeit von 2,5 Millimeter bewegt, erhält man auf ihm eine Serie neben-

einanderliegender Punkte bzw. Striche, welche durch eine Kurve, die
Pulsfrequenzkurve, miteinander verbunden werden können.

Pulsform.

Wie aus obigem hervorgeht, ist mit dem Pulsresonator nur die Puls-
frequenzbestimmung möglich. Ein Anhaltspunkt für die Pulscharakte-
ristik kann aus der Frequenzkurve nicht gewonnen werden. Apparate,
welche die Pulsform zu messen gestatten, bezeichnet man als „Sphygmographen".

Die Sphygmographen sind nichts anderes als Meßinstrumente für
rasch verlaufende Druckänderungen. Sie müssen, wenn sie richtig
funktionieren sollen — ebenso wie die im nächsten Abschnitte zu besprechenden eigentlichen Manometer — bestimmten Bedingungen genügen. Diese sind insbesondere:

1. Geringe Trägheit des schwingenden Systemes.
2. Genügende Dämpfung des schwingenden Systemes.
3. Große Empfindlichkeit.

Die Trägheit eines schwingenden Systemes ist gegeben durch dessen
Masse. Durch sie und durch die Größe der Direktionskraft, d. h. derjenigen Kraft, welche das System in seine Gleichgewichtslage zurück-
führt, ist seine Eigen-Schwingungsdauer bestimmt.

Soll ein solches schwingungsfähiges System als Anzeigeinstrument
einer es erregenden Schwingung benutzt werden können, d. h. die erregende Schwingung naturgetreu wiederzugeben vermögen, so muß seine
Eigenfrequenz größer sein als die zu registrierende Frequenz. Ist dies
nicht der Fall, so hinkt das Anzeigeinstrument nicht allein der erregenden
Schwingung sehr viel nach (Phasenverschiebung gegenüber der erregenden Schwingung), sondern es ist auch nicht imstande, die Größe (Amplitude) der erregenden Schwingung richtig wiederzugeben.

Ist die Bedingung erfüllt, daß die Eigenfrequenz des Systemes höher
liegt als die Frequenz der erregenden Schwingung, so muß für eine
einwandfreie Registrierung ein weiterer Punkt berücksichtigt werden,
nämlich die Dämpfung. Schwingt das System fast dämpfungslos, d. h.
bleiben seine Schwingungen, wenn es einmal angestoßen ist, sehr lange
aufrechterhalten, so wird diese Eigenschwingung auch irgendeiner
äußeren, das System erregenden (und zu registrierenden) Schwingung
überlagert sein, m. a. W. das System zeichnet eine Kombination seiner
Eigenschwingung mit der äußeren erregenden Schwingung auf.

Bildet man aber das zu erregende System so aus, daß eine länger
andauernde Eigenschwingung bei ihm nicht auftreten kann (z. B. durch
Luftdämpfung), daß es also sehr stark gedämpft schwingt, so folgt es
der erregenden Schwingung ohne Überlagerung einer Eigenschwingung
und zeichnet sie je nach der Größe der Dämpfung mehr oder weniger
naturgetreu auf.

Die Empfindlichkeit des zu erregenden Systemes auf die erregende
äußere Kraft, also die Größe des Ausschlages der Anzeigevorrichtung
auf die erregende Schwingung hängt ab von der das System in die Ruhe-

lage zurücktreibenden Kraft. Da diese bei gegebener Eigenfrequenz von der Masse des Systemes abhängt, so ist mit letzterer auch die Systemempfindlichkeit verbunden. Je größer die rücktreibende Kraft, desto kleiner ist cet. par. die Empfindlichkeit des Systemes. Soll also ein Schwingungsvorgänge registrierendes Instrument eine große Empfindlichkeit besitzen, so muß seine Direktionskraft möglichst klein gemacht und deshalb auch seine schwingende Masse auf ein Minimum reduziert werden.

Diese Tatsachen lassen sich aus der Schwingungsgleichung ableiten. Sie sind schon lange bekannt und wurden mit Erfolg speziell bei den elektrischen Meßinstrumenten (Saiten-, Schleifen- usw. Galvanometer vgl. auch „Elektrokardiographie" S. 205) verwertet. Auf die Sphygmographen und Sphygmomanometer wurden sie von O. FRANK angewendet. Die FRANKschen Folgerungen erlauben eine kritische Sichtung der teilweise sehr ungünstig gebauten Blutdruckmeßinstrumente. Wir wollen im folgenden einige der heute üblichen Apparate besprechen.

Es werden mit Vorliebe folgende Sphygmographensysteme gebraucht:

In Amerika und England: Systeme von Mackenzie & Erlanger.
In Deutschland: Systeme von Frank, Lehmann und Zunz.
In Frankreich: Systeme von Marrey & Pierron.
In der Schweiz: Systeme von Jaquet.

Man kann unterscheiden:

1. Sphygmographen, welche samt Registriervorrichtung am Arme (Radialis) befestigt werden können.

2. Sphygmographen mit separater Schreibhebelregistrierung.

3. Sphygmographen mit separater optischer Registriervorrichtung.

Beim ersten Typ befindet sich am Ende eines Hebels ein Knopf. Dieser Knopf wird auf die Radialis aufgesetzt. Er macht die in der Arterie verlaufenden Druckschwankungen mit und überträgt sie auf den Hebel, der seinerseits ein Schreibhebelsystem betätigt. Der Schreibhebel zeichnet die Blutdruckschwankungen in Form von Kurven auf einem laufenden berußten Papierbande auf (vgl. Abb. 111).

Den anderen Konstruktionen liegt folgendes Prinzip zugrunde: Eine auf der einen

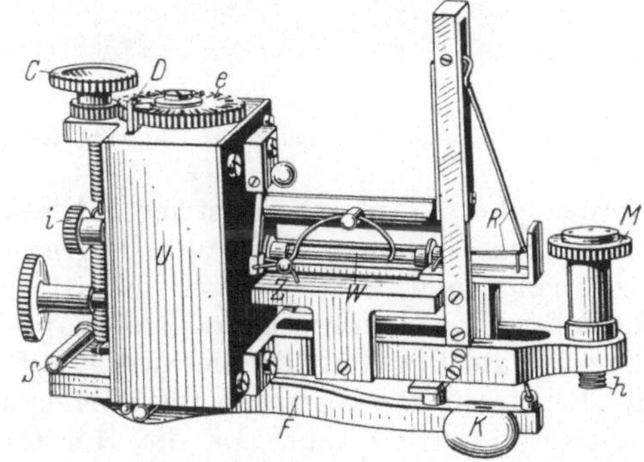

Abb. 111. Sphygmograph nach JACQUET (oberer Teil). K auf die Radialis aufzusetzender Knopf, Z Zeitkurvenschreiber. R Pulskurvenschreiber, W Transportwalze für das berußte Papier, S Scharnier zum Einhängen des Apparates in den unteren Teil (Manschette), C Knopf zur Regulierung des Pelottenknopfdruckes auf die Arterie, e Skala zur Ablesung des eingestellten Pelottenknopfdruckes.

Seite mit einer dünnen Gummimembran bespannte Pelotte wird mit der Membran auf die Arterie aufgesetzt. Die Pelotte ist auf

der der Membran gegenüberliegenden Seite mit einem Ansatzrohre
versehen, an welches mit Hilfe eines Gummischlauches eine zweite,
ähnlich gebaute Kapsel angeschlossen wird. Die zweite Kapsel, deren
Membran die Schwankungen der ersten genau mitmacht, trägt die
Registriervorrichtung. Diese kann wieder als Hebelsystem ausgebildet
sein (vgl. Abb. 112), wird aber wegen ihres großen Energieverbrauches
und ihrer relativ großen Trägheit vorteilhaft durch eine optische Registrierung ersetzt. Bei letzterer trägt auch die zweite Kapsel eine
Gummimembran. Auf ihr ist exzentrisch ein kleiner Spiegel befestigt,
der mit einem Lichtstrahle beleuchtet wird. Die Spiegelablenkungen

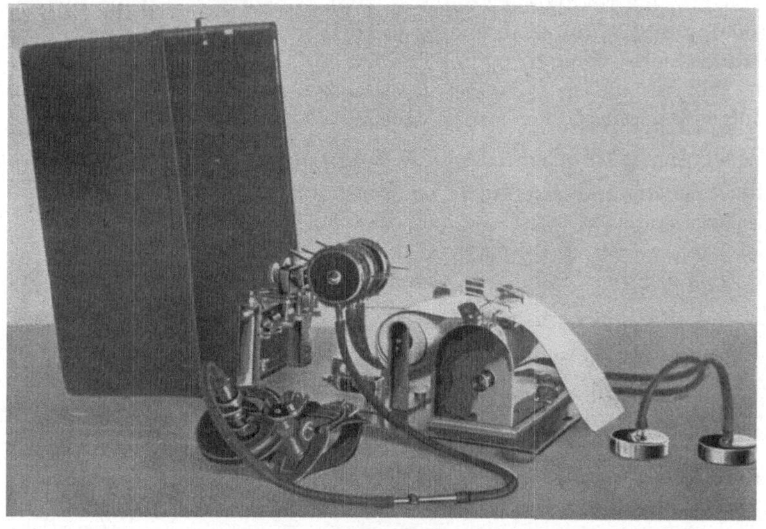

Abb. 112. MACKENZIE-Sphygmograph.   Luftpelotten mit separater Schreibhebelregistrierung.

werden photographisch registriert. Diese Ausführung wird meistens in
Verbindung mit dem Elektrokardiographen benutzt. Man hat bei den
Konstruktionen mit separater Registriervorrichtung die Möglichkeit,
nicht nur eine, sondern bis zu drei Kapseln zu verwenden, von welchen
die erste auf die Radialis, die zweite auf die Karotis und die dritte auf
die Brust zur Registrierung des Herzspitzenstoßes bzw. der Herztöne
aufgesetzt werden kann. Da die Herztöne sehr schwach sind, kommt
für ihren Nachweis nur eine sehr empfindliche Kapsel in Betracht.

Die Aufnahmekapseln haben je nach ihrem Verwendungszwecke verschiedene Formen. Ihr Durchmesser beträgt 25—40 mm und ihre Höhe
etwa 10 mm (vgl. z. B. Abb. 112 rechts außen). Für Aufnahmen an
der Karotis wird die oben erwähnte einfache Kapsel und für Messungen
an der Radialis vorzugsweise eine mit Knopf versehene Membrankapsel
benutzt. Der Knopf wird direkt auf die Radialis aufgesetzt. Er bewirkt
größere Ausschläge der Membran und damit auch leichtere Lesbarkeit

der Aufnahmen. Für die Untersuchung des Herzspitzenstoßes kommen beide Kapselarten in Betracht.

Die Empfindlichkeitsregulierung der Registriervorrichtungen kann bei den Hebelapparaten entweder durch Regulierung der Hebelübersetzung (normalerweise 1:50, geht bis zu 1:150) oder an den Schreibkapseln durch Unterlage von Ringen verschiedenen Innendurchmessers, also durch Vergrößerung oder Verkleinerung der schwingenden Membranfläche bewirkt werden. Bei den optischen Schreibkapseln ist neben der Ringunterlage auch durch Variation des Abstandes zwischen Kapselspiegel und Registrierfilm eine Empfindlichkeitsänderung in weiten Grenzen möglich.

Eine originelle Lösung für die Messung des zeitlichen Verlaufes der Blutgeschwindigkeit und des Druckes in oberflächlich gelegenen oder freigelegten Gefäßen stellt der Sphygmograph von BRÖMSER dar.

BRÖMSER benutzt die Tatsache, daß vor einer in ein strömendes Gas oder eine strömende Flüssigkeit senkrecht zur Stromrichtung eingebrachte Platte ein Flüssigkeitsstau (Stau) und hinter ihr eine Saugwirkung (Sog) eintritt, für die Konstruktion seines Differentialsphygmographen.

Ein durch eine Zwischenwand in zwei Teile geteilter und mit einer Gummimembran überspannter Keil wird auf die Arterie aufgesetzt derart, daß die Zwischenwand senkrecht zur Strömungsrichtung steht. Auf der einen Seite des Keiles tritt nun der Stau, auf der anderen der Sog ein. Zwischen Stau und Sog besteht eine von der Strömungsgeschwindigkeit des Blutes abhängende Druckdifferenz. Da der Überdruck des Staues fast genau gleich groß ist wie der Unterdruck des Sogs, so erhält man bei der Summierung der absoluten Druckwerte des Staues und des Sogs mit großer Genauigkeit den Druck im blutführenden Gefäße. Abb. 113, die schematisch den Differentialsphygmographen darstellt, macht dies deutlich.

S stellt den auf das blutführende Gefäß aufzusetzenden Keil vor. Nehmen wir an, links von der Trennungswand sei der Stau und rechts von ihr der Sog. Dann tritt auf der linken Seite ein bestimmter Druck auf, der höher ist wie derjenige auf der rechten Seite. Die Differenz wirkt sich aus durch eine Ausbiegung der Membran K_1. Die Membran befindet sich unter einem äußeren

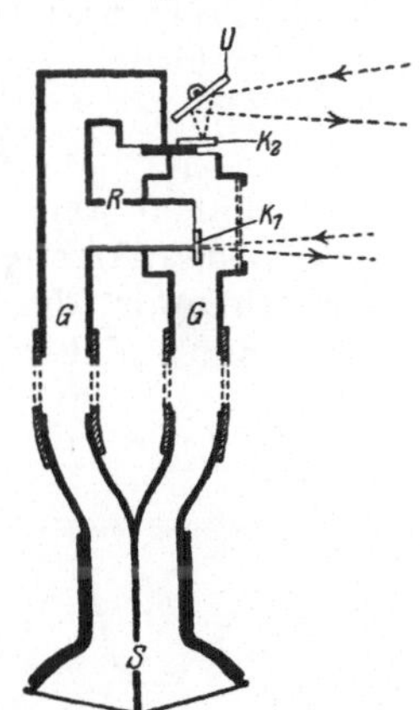

Abb. 113. Schema des Differential-Sphygmographen nach BRÖMSER.

minimalen Gegendrucke, welcher dem Sogdrucke entspricht. Mit ihr wird die Strömungsgeschwindigkeit des Blutes festgestellt.

Zur Messung des Blutdruckverlaufes dient die Kapsel K_2. Die Membran wird sowohl vom Stau als auch vom Sog im selben Sinne ausgelenkt. Es wird mit ihr die Summe des Stau- und des Sogdruckes festgestellt. Sie befindet sich unter einem Minimaldrucke, der dem jeweiligen Barometerstande entspricht.

Die Ausbiegungen der Membranen werden mit Hilfe kleiner Spiegel optisch bzw. photographisch registriert.

Zu den Sphygmographen ist zu bemerken, daß die Naturtreue der wiedergegebenen Kurven — wie wir eingangs dieses Abschnittes gesehen haben — um so besser wird, je höher die Eigenfrequenz des Registrierinstrumentes bei entsprechender Dämpfung ist. Ein mechanisches Hebelsystem kann den für eine naturgetreue Abbildung geforderten Bedingungen nicht genügen. Relativ leicht lassen sich diese aber durch Instrumente mit optischer Registrierung erfüllen. Die optische Registrierung ergibt infolge der geringeren Systemträgheit bedeutend einwandfreiere Resultate wie die Hebelregistrierung. Trotz der Vorzüge der ersteren ist in der Praxis aber damit zu rechnen, daß die Hebelsysteme infolge ihrer einfachen und jederzeit bereiten Anwendungsmöglichkeit für den ambulanten Gebrauch vorherrschend bleiben, während die optischen Registrierinstrumente für den stationären Betrieb hauptsächlich in Betracht kommen.

Auf Grund dieser Überlegungen haben O. Frank und J. Petter einen nach ihnen benannten Feder- bzw. Hebelsphygmographen konstruiert, genau nach den theoretisch geforderten Grundsätzen, der heute als das beste für den ambulanten Gebrauch bestimmte Instrument anzusprechen ist. Seine Eigenfrequenz beträgt 32 — ist also gegenüber früheren Modellen, die nicht über 20 Schwingungen je Sekunde hinauskommen, sehr hoch und günstig —, wobei seine Empfindlichkeit gleichzeitig das bisher erreichte Maximum darstellt.

Absolute Druckmessungen.

Wir haben am Anfange dieses Kapitels gesehen, daß der Blutdruck in den Arterien keinen konstanten Wert hat, sondern zwischen einem Minimum (diastolischer Druck) und einem Maximum (systolischer Druck) hin und her pendelt. Tragen wir den Druck als Funktion der Zeit auf, so erhalten wir die Kurve der Abb. 114. Entsprechend 84 Pulsschlägen pro Minute tritt eine solche Druckschwankung 84 mal pro Minute auf.

Bei den absoluten Druckmessungen kann es sich nun darum handeln, die Größe nur des Minimal- oder nur des Maximaldruckes oder auch den vollständigen

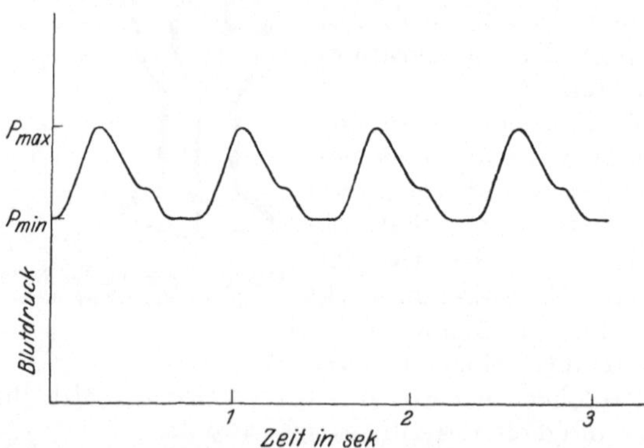

Abb. 114. Schematische Darstellung des Blutdruckverlaufes bei Herzsystole und -diastole.

Druckverlauf absolut zu bestimmen. Kennt man die absolute Größe des Minimal- und diejenige des Maximaldruckes, so kann auch mit Hilfe der im vorigen Abschnitte besprochenen Sphygmographen die zwischen diesen beiden Werten liegende Druckvariation nur relativ aufgenommen und dann in absoluten Einheiten eingezeichnet werden. Die Aufgabe beschränkt sich in diesem Falle auf die absolute Bestimmung des Minimal- und des Maximaldruckes.

Kann die Arterie angestochen werden, so kann auch das Manometer direkt in die Blutbahn eingeschaltet werden und das Zwischenmedium die Druckschwankungen aufnehmen. (Über Vorsichtsmaßregeln zur Erzielung eines genauen Meßresultates vgl. H. STRAUB, Bestimmung des Blutdruckes; ABDERHALDEN, Handb. d. biol. Arbeitsmethoden, Lfg. 75.) Soll aber das Arteriensystem nicht angestochen werden, so ist eine Druckmessung nur auf Umwegen möglich.

Offenbar kann sie so ausgeführt werden, daß dem Blutdruck, der die Adern expandiert (positiv gerechnet) ein äußerer bekannter bzw. meßbarer Druck entgegengerichtet wird (negativ gerechnet), welcher dann dem Blutdrucke gleich ist, wenn die Resultierende gleich Null geworden ist. Da aber dynamische Vorgänge vorliegen, ist nach der Schwingungsgleichung neben der statischen Druckkraft auch die Trägheitskraft der in Bewegung zu setzenden Teile der Druckmeßvorrichtung und die Reibungs- bzw. Dämpfungskraft zu berücksichtigen.

Nehmen wir an, wir sollten einen variablen Druckverlauf in einer Schlauchleitung absolut bestimmen. Nach obigem könnte dies einfach so geschehen, daß wir den Schlauch an einer Stelle mit einer meßbaren Kraft solange komprimieren, bis hinter der Kompressionsstelle kein Druck mehr konstatierbar ist. Dann haben wir offenbar den Schlauch vollständig abgeschlossen, und der in ihm auftretende Maximaldruck vermag nicht mehr den äußeren Kompressionsdruck zu überwinden, d. h. der Innendruck ist gleich dem Außendruck. Dies gilt allerdings nur dann genau, wenn der für die Kompression des ungefüllten Schlauches nötige Druck gleich Null ist. Ist dies nicht der Fall, so wird der Außendruck um den Kompressionsdruck für den leeren Schlauch größer sein als der wirkliche Innendruck.

Bei den normalen ungefüllten Arterien beträgt der Kompressionsdruck etwa 1 mm Hg, bei verkalkten etwa 5 mm Hg. Dazu kommt noch der Kompressionsdruck für die Weichteile (etwa 8 mm Hg bei den üblichen Pelotten).

Nach unserer Voraussetzung soll der Druck im Schlauche nicht konstant, sondern variabel sein. Dies gilt dann auch für den zur vollständigen Schlauchkompression nötigen Gegendruck. Die Druckschwankungen im Schlauche sind für uns offenbar nicht konstatierbar, wenn wir den äußeren Druck gleich dem maximalen Innendrucke machen. Setzen wir einen konstanten inneren Minimaldruck voraus, dem die Druckschwankungen überlagert sind (wie beim Adersystem), so können wir die Schwankungen wohl messen, wenn wir den äußeren Druck gleich (oder kleiner) dem Minimaldrucke machen. Voraussetzung ist dabei allerdings, daß das zur Messung verwendete Manometersystem trägheitslos den Druckschwankungen folgt und den entsprechenden Meßbereich besitzt.

Bevor wir mit unseren Betrachtungen weitergehen, wollen wir ein viel verwendetes Druckmeßinstrument der Praxis besprechen, und zwar das Sphygmomanometer von Riva-Rocci (vgl. Abb. 115).

Es beruht auf dem eben beschriebenen Prinzip, daß der arterielle Druck durch einen von außen her ausgeübten Gegendruck kompensiert und dieser Gegendruck an einem Hg-Manometer abgelesen wird. Die Apparatur setzt sich aus folgenden Teilen zusammen:

1. Armmanschette,
2. Quecksilbermanometer,
3. Gummiballonpumpe zur Erzeugung des Gegendruckes,
4. Verbindungsschläuche.

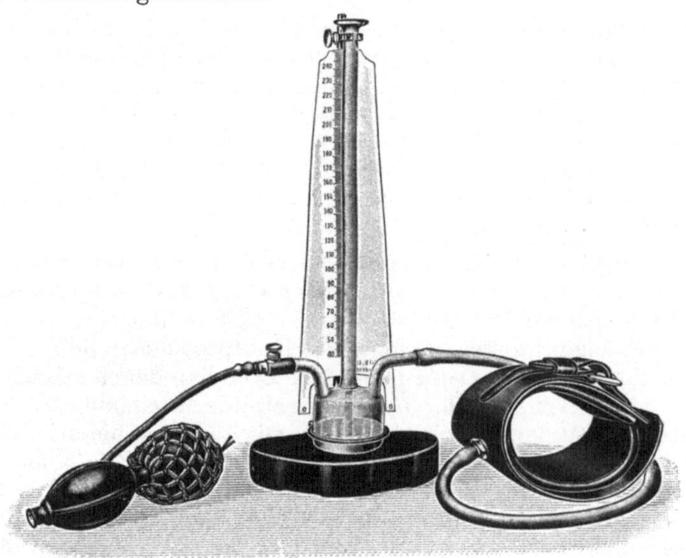

Abb. 115. Sphygmomanometer nach Riva-Rocci.

Die aus einem auf der einen Seite mit Leinwand überzogenen Gummisack bestehende Armmanschette wird um den nackten Oberarm gebunden derart, daß der nicht mit Leinwand überzogene Teil des Gummisackes auf der Haut aufliegt. Ein mit dem Gummisack in Verbindung stehender Schlauch wird mit dem Quecksilbermanometer verbunden. Das Manometer besteht aus einem geschlossenen etwa zur Hälfte mit Quecksilber gefüllten Glasgefäße, auf dessen Oberseite drei Glasrohransätze luftdicht eingeschmolzen sind. Der mittlere Ansatz ist ein gerades, etwa 30 cm langes, mit einer Skala versehenes fast auf den Boden des Gefäßes gehendes Glasrohr. Es taucht in das Quecksilber ein und bildet das offene Manometerrohr. Die beiden äußeren Rohransätze sind mit dem oberen Teil des Glasgefäßes verschmolzen und endigen über der Quecksilberoberfläche. Mit dem einen ist die Armmanschette verbunden, mit dem andern mit Hahn verschließbaren die kleine Gummiballonpumpe.

Zum Messen des Blutdruckes fühlt man mit der einen Hand den Puls (an der Radialis) des zu Untersuchenden und mit der andern betätigt man die Ballonpumpe. Im Momente, in welchem man den Puls nicht mehr spürt, ist der im Gummisack der Armmanschette vorhandene Druck so groß, daß er den arteriellen Druck kompensiert, d. h. der dann am Hg-Manometer abgelesene Druck entspricht dem maximalen arteriellen Blutdrucke.

Am Hg-Manometer kann man, entgegen der früheren Behauptung, bei der Messung noch die dem Maximaldrucke überlagerten Druckschwankungen konstatieren. Wir kommen auf diesen Punkt gleich zu sprechen.

Wir wollen nun zuerst kontrollieren, inwieweit die Messungen mit dem RIVA-ROCCI-Apparat unseren bei den Messungen am Gummischlauch gemachten Voraussetzungen genügen.

Beim Gummischlauche haben wir stillschweigend vorausgesetzt, erstens, daß der Abfluß des Schlauchinhaltes in keiner Weise durch unsere Messung gehindert ist, und zweitens, daß die Kompression nur an einer Stelle stattfinde. Bei der RIVA-ROCCI Methode wird durch die Manschette der gesamte Oberarm komprimiert, also neben den Arterien auch die den Blutabfluß besorgenden Venen. Für die Messung hat dies schon eine Bedeutung, solange das fließende Blut sowohl durch die Arterien als auch die Venen unter demselben Drucke hindurchgepreßt wird (siehe weiter unten: Einfluß der Manschettenbreite). Der die Messung fälschende Einfluß wird noch größer, wenn der treibende Druck in letzteren kleiner oder die Venenelastizität größer als die der Arterien ist, was beim Adersystem beides gleichzeitig zutrifft. In diesem Falle werden die Venen offenbar an der Kompressionsstelle vor den Arterien geschlossen. Dies hat zur Folge, daß durch die Arterien mehr Blut in den Unterarm hineingepumpt wird als normalerweise in ihm vorhanden ist, d. h. der Druck in den Arterien hat einen größeren Gegendruck zu überwinden, er fällt also gegenüber einer Messung, bei welcher nur die Arterie komprimiert wird, größer aus.

Der zweite Punkt betrifft die Abhängigkeit des Kompressionsdruckes von der Größe der Kompressionsfläche, d. h. der Breite der Manschette. Wird eine Arterie auf eine größere Strecke im Durchmesser verkleinert, so muß das fließende Blut auf dieser Strecke einen größeren Reibungswiderstand überwinden (POISEUILLEsches Gesetz). Hierdurch erfolgt aber gegenüber den normalen Verhältnissen ein größerer Druckabfall in der verengten Leitung und damit auch eine Verkleinerung des äußeren zur vollständigen Aderkompression nötigen Druckes. Würde die Kompression bzw. der Aderabschluß am obersten dem Herz am nächsten gelegenen Rande der Armmanschette erfolgen, so würde keine Druckabhängigkeit von der Manschettenbreite vorhanden sein, weil ja dann die Aderverengung keine Rolle mehr spielte. Daß dieser Aderabschluß am oberen Manschettenrande aber nicht eintritt, zeigen erstens Messungen und zweitens die noch nach der vollständigen Kompression am Hg-Manometer konstatierbaren Höhenschwankungen.

Da durch die Stauung des Blutes im Unterarm der gemessene Gegendruck gegenüber dem wirklichen Blutdrucke erhöht und durch breiter werdende Manschetten erniedrigt wird, so könnte man daran denken, durch geeignete Wahl der Manschettenbreite die beiden Einflüsse zu kompensieren. Beide Erscheinungen verlaufen aber nach verschiedenen Gesetzen, und deshalb ist eine Kompensation nur für einen bestimmten Fall möglich. Vergleichende Messungen an verschiedenen Individuen lassen sich aber nicht einwandfrei ausführen. Heute übliche Manschettenbreiten sind 13 cm.

Will man weiter nicht nur den Maximaldruck, sondern auch die Druckschwankungen und den mit ihnen verbundenen Minimaldruck absolut bestimmen, so braucht man — wie schon erwähnt — trägheitslos arbeitende Manometer. Für die Trägheitslosigkeit des Manometers kommt hier nicht nur diejenige des Manometers allein, sondern auch die des ganzen Kompressionsinstrumentariums in Betracht. Jeder Apparateteil, der die im Innern der Arterie auftretenden Pulsationen mitmacht, kann als zum Manometer gehörig betrachtet werden. Man hat infolgedessen ein Interesse daran, die ganze Meßeinrichtung so leicht und klein wie möglich zu machen.

Aus obigen Bemerkungen ist ersichtlich, daß eine Druckmessung mit der Apparatur von RIVA-ROCCI nicht einwandfrei ausgeführt werden kann. Trotzdem wird sie ihrer Bequemlichkeit wegen fast allgemein gebraucht.

In neuerer Zeit sind Instrumentarien geschaffen worden, welche die hauptsächlichsten Fehler der eben besprochenen Apparatur vermeiden und zum Teil schon vor RIVA-ROCCI durch v. BASCH angegeben wurden. Die wichtigste Verbesserung besteht in der Anwendung von Pelotten. Wir kommen im nächsten Abschnitte auf eine solche Meßeinrichtung zu sprechen.

Bestimmung des Minimal- und des Maximaldruckes nach der Schwingungsmethode.

Bei unseren Versuchen mit dem Gummischlauche haben wir gesehen, daß der äußere Kompressionsdruck dann dem innern Maximaldrucke entspricht, wenn gerade keine Flüssigkeit mehr hinter der Kompressionsstelle austritt und wenn das den Druck angebende Manometer keine Schwankungen mehr zeigt. Verkleinern wir den Kompressionsdruck, so fließt wieder Flüssigkeit aus, und das Manometer läßt Pulsationen erkennen. Diese Pulsationen erreichen mit abnehmendem äußeren Drucke auf den Schlauch eine maximale Größe, werden wieder kleiner und hören dann ganz auf, wenn wir keinerlei Druck mehr auf den Schlauch ausüben.

Damit ist das Prinzip der Bestimmung des Minimal- und des Maximaldruckes (vgl. aber weiter unten) skizziert. Es beruht darauf, daß die Schwingungen am Manometer beobachtet werden und aus ihrem Verhalten der Minimal- und der Maximaldruck in den Arterien bestimmt wird.

Denken wir uns auf eine Arterie eine mit einer Gummimembran überspannte Pelotte aufgesetzt, mit welcher eine Pumpvorrichtung und ein nur geringe Trägheit besitzendes Manometer verbunden ist. Pressen wir mit Hilfe der Pumpvorrichtung die Gummimembran mit wachsendem Drucke auf die Arterie, so zeigt das Manometer bei schwachem Drucke nur geringe Pulsationen an. Diese rühren her von der Expansion der Arterienwände über den normalen Querschnitt unter dem Einflusse des Pulses. Geben wir mit unserer Pumpvorrichtung mehr Druck auf die Gummimembran, so tritt der Moment ein, wo die Arterienwände unter ihren normalen Querschnitt komprimiert werden und die Schwingungen am Manometer plötzlich um ein beträchtliches ansteigen. Der nun am Manometer abgelesene Druck ist der Minimaldruck.

Steigern wir den Druck auf die Gummimembran bzw. Arterie weiter, so werden die Oszillationen am Manometer immer größer, bis derjenige Außendruck auf die Arterie wirkt, welcher sie beim „Wellental" der in ihr vorhandenen Pulsationen schließt. Wird jetzt der Druck weiter erhöht, so nehmen die Manometeroszillationen an Größe wieder ab. PACHON bezeichnet den in diesem Momente vorhandenen Außendruck als Maximaldruck. Offenbar ist der wirkliche Maximaldruck aber erst dann erreicht, wenn auch beim „Wellenberg" der Blutdruckschwankungen die Arterie vollständig geschlossen bzw. komprimiert ist. Der hierfür nötige Druck läßt sich aber nicht gerade leicht bestimmen, da auch bei einer gewöhnlichen Pelotte die gleiche Erscheinung wie bei der Armmanschette auftritt, daß nämlich nur der zentrale Teil der Pelotte die Arterie vollständig komprimiert, während auf die äußeren, dem Membranrande am nächsten liegenden Membranteile die Blutdruckschwankungen noch wirken können (Randwirkung).

Bei der von PACHON angegebenen Apparatur wird die Armmanschette verwendet, wodurch die Messungen — wie wir gesehen haben — ungünstig beeinflußt werden. Als Manometer dient eine Kapsel wie bei den Aneroidbarometern (Plattenfedermanometer). Es wird als Differentialmanometer verwendet, d. h. es zeigt bei jedem Außendrucke die Druckschwankungen in der ihnen entsprechenden Größe an. Ein zweites Manometer gibt die absoluten Druckwerte.

Infolge der bei der eben beschriebenen Methode auftretenden Schwierigkeiten der Maximaldruckmessung benutzt man heute hierfür die einfachere Methode der vollständigen Aderkompression verbunden mit dem Pulsfühlen an der Radialis. Statt des Pulsfühlens (Palpation) hinter der Kompressionsstelle, welches nicht immer einwandfreie Resultate ergibt, kann ein Sphygmograph zum Anzeigen des Aufhörens der Druckschwankungen oder eine auskultatorische Methode, mit welcher das Verschwinden der „Pulsgeräusche" festgestellt wird, verwendet werden. Für die Minimaldruckmessung ist die oben skizzierte Schwingungsmethode üblich.

Mit der einfachen Kompressionsmethode fallen die gemessenen Maximaldruckwerte gegenüber den mit der Schwingungsmethode bestimmten bedeutend niedriger aus. Dies liegt an der für die Kompression verwendeten Form der Manschette bzw. Pelotte und an der verschiedenen Wirkungsweise der fest komprimierten (statisch) und der noch unter dem Einfluß der Druckschwankungen (dynamisch)

stehenden Arterie; denn es ist klar, daß trotz der verschiedenen, aber
auf richtigen Prinzipien und Überlegungen beruhenden Meßmethoden das
Resultat bei Berücksichtigung aller maßgebenden Faktoren identisch
werden muß. Ist dies nicht der Fall, so liegt ein Fehler der Meß-
methodik vor. Ein Resultat kann solange nicht als absolut richtig
angesprochen werden, als es nicht auf verschiedenen Wegen identisch
bestätigt ist.

Die blutigen Druckmessungen zeigen, daß ein solches Kompressions-
instrumentarium die größte Wahrscheinlichkeit einer richtigen Messung
ergibt, bei welcher die Minimaldrucke sehr niedrig ausfallen. Wie stark
die Druckangaben differieren, läßt sich daraus ersehen, daß z. B. mit
der RIVA-ROCCI-Manschette (Schwingungsmethode) Minimaldrucke von
80—100 mm Hg bestimmt werden, während ein Instrumentarium von
H. SAHLI (mit Pelotten) Drucke von 30—50 mm Hg ergibt.

Die Hauptmerkmale der SAHLIschen Apparatur sind folgende:

Pelotten. A. Pelotte zur Bestimmung des Maximaldruckes, bestehend
aus einem Metallring von etwa 1 cm Breite und 3,2 cm Durchmesser,
welcher den mittleren Teil eines aus gut nachgiebigem Gummi hergestellten Ballon umfaßt. Zur Verbindung mit dem Manometer und
dem Balloninnern ist der Metallring mit einem Schlauchansatz versehen.
Beim Gebrauch wird auf die über dem Metallring befindliche Ballonhülle
mit dem Finger gedrückt, während die unter dem Ring befindliche auf
der Radialis aufliegt.

B. Hohlpelotte zur Druckbestimmung nach der Oszillationsmethode,
bestehend aus einem schwach nachgiebigen, brückenbogenartigen Hohl-
stück aus Gummi von 5 cm Länge, 2,5 cm Breite und etwa 2 cm Höhe,
auf dessen unterer ausgehöhlter Seite eine Gummimembran lose auf-
gezogen ist. Durch diese Pelotte und ihre Befestigungsvorrichtung
wird erreicht, daß fast nur die Arterie (Radialis) komprimiert und der
Blutabfluß durch die Venen in keiner Weise gestört wird.

Manometervorrichtung. Bestehend aus Quecksilber- oder Kapsel-
manometer, welchem beim früheren Modelle zur Bestimmung der Druckschwankungen ein hierauf reagierender „Flüssigkeitsindex" angegliedert
ist. Der Flüssigkeitsindex besteht aus einem Tropfen gefärbten Alkohols
(etwa 1—3 cm Länge in 2 mm-Kapillare), der sich in einer Kapillare
unter dem Einflusse der Druckschwankungen hin und her bewegt. Er
wurde beim neueren System durch ein leicht bewegliches Gummi-
membransystem ersetzt (Doppelkapsel-Bolograph), welches einen
leichten Schreibhebel (Strohhalm) betätigt.

Ein Teil der erwähnten Instrumente gehört zu dem SAHLIschen
Volumbolometer, auf welches wir im nächsten Abschnitte zu sprechen
kommen.

Volumbolometrie.

Die wichtigste Untersuchung am blutführenden Leitungsnetz unseres
Körpers ist ohne Zweifel diejenige, welche die Feststellung des durch
eine Herzsystole beförderten Blutquantums zum Ziele hat; denn dieses
ist der maßgebende Faktor für die Blutzirkulation. Mit ihm kann man

bei Kenntnis der Druckverhältnisse und der Zahl der Pulsschläge pro Sekunde — wie bei einem mechanischen Pumpensystem — die Herzarbeit und Herzleistung und damit auch den Energieverbrauch des Körpers für das Aufrechterhalten der Blutzirkulation berechnen. Diese Bestimmung der dynamischen bzw. energetischen Verhältnisse bezweckt die „Sphygmobolometrie" (H. SAHLI) und die „Energometrie" (TH. CHRISTEN) und speziell die Pulsvolumenbestimmung, die „Volumbolometrie" (H. SAHLI).

Eine Messung des Pulsvolumens, d. h. des pro Pulsschlag beförderten Blutquantums sollte an der vom Herz ausgehenden Hauptleitung, der Aorta, vorgenommen werden. Da dies nicht möglich ist, so muß sie an einer leicht zugänglichen Zweigleitung unter Berücksichtigung der Querschnittsverteilung im gesamten Arteriensystem ausgeführt und aus ihr die totale Blutmenge berechnet werden. Stellt aber die Volummessung an einer Zweigleitung einen zu großen Eingriff in die normalen Strömungsverhältnisse dar, wie z. B. Erhöhung des Leitungswiderstandes, so wird die Strömungsverteilung im System offenbar geändert. Dieser Eingriff dürfte bei allen den Arterien, welche für eine Druckusw. Messung in Betracht kommen, von untergeordneter Bedeutung sein, da der überwiegende Hauptwiderstand der Blutleitung in den Kapillaren liegt.

Um der Frage nach der pro Herzsystole beförderten Blutmenge und dem der Sphygmo- bzw. Volumbolometrie zugrunde liegenden Gedanken näherzutreten, greifen wir zu unserem alten Beispiele zurück. Die Fragestellung lautet dann: Wie können wir die durch einen Kolbenstoß der Pumpe durch unsern Schlauch beförderte Flüssigkeitsmenge bestimmen, ohne den Schlauch zu öffnen?

Wir haben gesehen, daß bei jedem Kolbenstoß durch die Schlauchleitung eine Druckwelle hindurchgeht, welcher eine Verschiebung der Flüssigkeitsteilchen folgt. Kennen wir den Schlauchquerschnitt und die Länge des im Schlauche pro Kolbenstoß vorwärts bewegten Flüssigkeitszylinders, so haben wir offenbar die Frage beantwortet. Den Schlauchquerschnitt bzw. -durchmesser können wir leicht durch Kompression mit einem fühlhebelartigen Systeme messen (Arteriometrie). Schwierig ist die Bestimmung der Länge des Vortriebes der Flüssigkeitssäule. Sie hängt ab vom treibenden Druck und — bei zeitlichen Druckänderungen — von seiner Form und Dauer sowie von der Größe des zu überwindenden Gegendruckes bzw. Leitungswiderstandes und der damit verbundenen Leitungselastizität. Kennen wir diese Faktoren, so können wir die gesuchte Größe berechnen.

Wir haben aber gar nicht nötig, diese verschiedenen Unbekannten einzeln bestimmen zu müssen, wenn wir berücksichtigen, daß mit jeder Druckwelle eine fortschreitende Änderung des Schlauchdurchmessers, also seines Volumens, verbunden ist. Diese Durchmesseränderung hängt aber noch mit der Schlauchelastizität zusammen. Je kleiner letztere ist, desto kleiner ist auch die Schlauchdehnung, desto rascher aber auch die Druckwellenfortpflanzung und die Verschiebung der Flüssigkeitsteilchen. Entweder müssen wir also den Einfluß der Schlauchelastizität genau zahlenmäßig kennen oder ihn eliminieren. Letzteres können wir bis zu einem gewissen Grade dadurch erreichen, daß wir den vom Schlauche aufgenommenen Druck auf ein anderes System übertragen und somit die Wandwirkung des Schlauches zum größten Teile ausschalten.

Die Elastizität der Adern ist einer der schwierigsten Punkte in der Hämodynamik, weil sie keine Konstante, sondern eine von äußeren Einflüssen (z. B. Temperatur), Körperzuständen und vom Durchmesser abhängige Variable darstellt. Wird die Ader über ihren normalen Durchmesser erweitert, so hat sie selbst das Bestreben, sich zu verengen, wird sie unter ihren normalen Durchmesser komprimiert, so hat sie die Tendenz, sich zu erweitern. Zwischen diesen beiden Zuständen gibt es ein beschränktes Durchmesserintervall, bei welchem diese Kräfte vernachlässigbar klein sind. Den normalen Radialisdurchmesser gibt H. Sahli für Männer zu 1,8 und für Frauen zu 1,7 mm an.

Zur Übertragung der Volumvergrößerung des Schlauches auf ein Meßsystem nehmen wir eine Pelotte, z. B. die Sahlische Hohlpelotte, und komprimieren mit Hilfe einer kleinen Gummipumpe unter ihr den Schlauch. Bei einem bestimmten Drucke (der abhängig ist vom Flüssigkeitsdrucke und der Zahl der Kolbenstöße pro Sekunde) wird die normalerweise vom Schlauch ausgeführte Durchmesserschwankung von der Pelotte aufgenommen. Den Druck, bei welchem dies der Fall ist, bezeichnet Sahli als den „Optimaldruck“. Die Durchmesserschwankungen sind bei ihm am größten.

Mit der Hohlpelotte konstatieren wir die Volumzunahme auf einer bestimmten Schlauchlänge (bei der Hohlpelotte 5 cm). Wir messen wohlverstanden nicht die durch den Schlauch infolge eines Kolbenstoßes hindurchgepreßte Flüssigkeitsmenge, sondern den Flüssigkeitszuwachs in dem unter der Pelotte befindlichen Schlauchstücke. Bei Kenntnis der gesamten Schlauchlänge und des Gesamtquerschnittes (also des gesamten Schlauchvolumens) können wir die Flüssigkeitszunahme auch für ein beliebig verzweigtes Schlauchsystem berechnen und damit angeben, wie groß das in es eingetriebene Flüssigkeitsquantum ist (Voraussetzung ist dabei allerdings, daß für alle im System vorhandenen Leitungsquerschnitte pro Querschnitteinheit die gleiche Flüssigkeitsstromdichte vorhanden ist, eine Bedingung, die beim Adersystem nur bis zu einem bestimmten Querschnitte annähernd gilt).

Als Korrektur ist dabei zu berücksichtigen, daß während des Volumzuwachses des untersuchten Arterienstückes sich ein Teil der Flüssigkeit schon weiter bewegt hat, der Zuwachs also etwas zu klein bestimmt wird (sog. Durchflußkorrektur). Dies ist das Prinzip der stark angefochtenen Sahlischen Volumbolometrie. Der zur Ausführung dieser Messung nötige „Doppelkapselbolograph“ von Sahli ist in Abb. 116 schematisch abgebildet.

Funktion des Sahlischen Doppelkapselbolographen. Für die Inbetriebsetzung der Apparatur wird zuerst der in der Mitte der Abb. 116 gezeichnete Dreiweghahn in die durch die ausgezogenen Striche angegebene Stellung gebracht (offen). Hierdurch sind sämtliche pneumatischen

Teile miteinander in Verbindung gesetzt und beim Aufsetzen der Pelotte
auf die Radialis (genau zentrieren) verteilen sich die Druckschwankungen
gleichmäßig auf alle Apparatteile. Nun gibt man mit der Pumpe f
vorsichtig etwas Kompressionsdruck, z. B. 30 mm Hg (am Manometer d
abzulesen) und bringt den Hahn
in die gestrichelt gezeichnete Stellung (geschlossen). Hierdurch wird
die Pelotte e mit ihrem Verbindungsschlauch und der aktiven
mit einer dünnen Gummimembran
überspannten Kapsel i von dem
übrigen System abgeschaltet und
die von der Radialis herrührenden
Volumschwankungen wirken jetzt
nur noch auf die aktive Kapsel i
ein und erzeugen bei ihr die entsprechenden Membranauslenkun-
gen, welche über das Hebelsystem
ABC durch den Schreiber l auf
einem laufenden berußten Papierstreifen aufgezeichnet werden.

Hat man bei dem gewünsch-
ten Kompressionsdrucke genügend
Schwingungen aufgezeichnet (z. B.

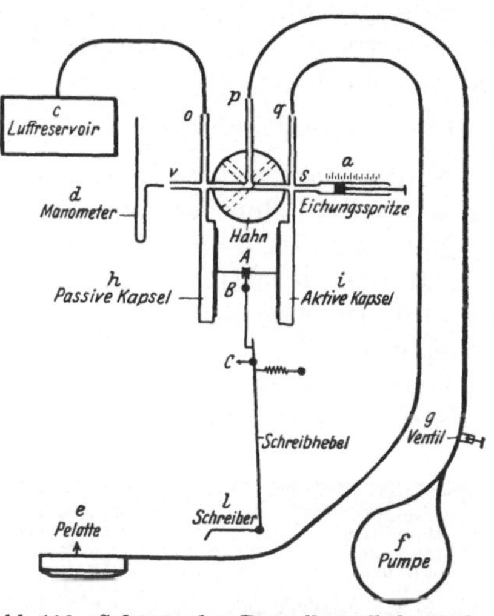

Abb. 116. Schema des Doppelkapselbolographen
nach Sahli in der Ausführung von Jaquet.

5—10 Einzelschwingungen), so öffnet man den Hahn wieder, gibt
erhöhten Druck (z. B. 40 mm Hg), schließt den Hahn und läßt den
Schreiber wieder registrieren. Um einwandfreie Vergleiche anstellen
zu können, achte man darauf, daß alle Kurven ungefähr auf derselben Höhe (vom Rande des Papierstreifens gerechnet) bleiben.

Auf die gleiche Art fährt man mit immer weiter erhöhtem Kompressionsdruck (z. B. von 10 zu 10 mm Hg) fort, bis die Amplituden der
einzelnen Schwingungen ihren Maximalwert überschritten haben. Derjenige niedrigste Druck, bei welchem — aus hier nicht weiter zu besprechenden Gründen — die Schwingungen zuerst den maximalen
Amplitudenwert erreichen, ist der Optimaldruck (auf Abb. 117 110 mm
Hg). Zum Schluß der Messung stellt man im System nochmals den
Optimaldruck her, nimmt noch ein kurzes Kurvenstück auf und eicht
hierauf mit der Eichungsspritze a die Apparatur bei geschlossenem
Hahne m. Zu diesem Zwecke drückt man den Stempel der Eichungsspritze in dem auf Volum geeichten Glaszylinder um 0,1 ccm vor und
erhält so eine Erhöhung der Kurvenachse der aufgezeichneten Volumschwankungen der Radialis gegenüber den zuletzt aufgenommenen
Kurven. Diese Erhöhung gibt ein Maß für die Volumvergrößerung von
0,1 ccm im Teile: Pelotte e, Verbindungsschlauch und aktive Kapsel i.
Aus ihr kann die maximale Auslenkung der Schwingungen beim Optimal-
drucke in Kubikzentimeter gemessen bzw. berechnet werden. Dieser
Wert gibt den gesuchten Volumzuwachs des komprimierten Arterienstückes unter der Pelotte pro Herzsystole.

In Abb. 117 ist beispielsweise der Optimaldruck mit 110 mm Hg erreicht (Amplitudengröße der Schwingungen ein Maximum). Er wurde am Schlusse der Messung nochmals hergestellt und hierauf das System geeicht. Durch die Eichung (+ 0,1 ccm) wurde die Kurvenachse um 4,5 mm gegenüber dem zuletzt aufgenommenen Kurvenstücke in die Höhe gerückt. Die Amplitude der Schwingungen beim Optimaldruck beträgt im Mittel 5,0 mm, also beträgt die Volumzunahme des untersuchten Arterienstückes $\frac{5,0}{4,5} \cdot 0,1 = 0,112$ ccm.

Kennt man nun noch den Arteriendurchmesser, so kann man die prozentuelle Volumzunahme berechnen.

Natürlich ist es möglich, mit dem Doppelkapselbolographen auch den Minimaldruck nach der Schwingungsmethode zu bestimmen. Man beginnt zu diesem Zweck einfach mit dem kleinstmöglichen Kompressionsdrucke.

Damit mit einem einzigen Instrument sowohl das herzsystolische Pulsvolumen als auch der Arteriendurchmesser bestimmt werden kann,

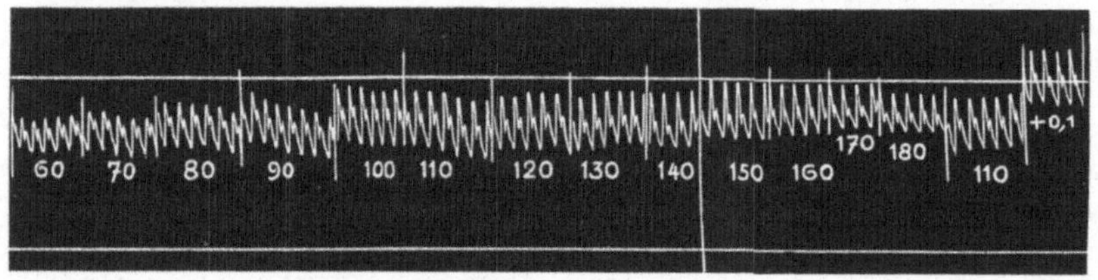

Abb. 117. Sphygmogramm.
Die Ziffern bedeuten den auf die Arterie ausgeübten Kompressionsdruck in Millimeter Hg.

hat H. SAHLI den Sphygmographen von JAQUET zu einem „arteriometrischen Sphygmobolographen" umgearbeitet. Die wesentlichsten Merkmale dieses Apparates sind folgende:

An Stelle der beim vorher besprochenen Modell benutzten Membranpelotte tritt der beim Sphygmographen übliche (Pelotten-)Knopf. Der Knopf wird mit Hilfe einer Feder, deren Spannung durch eine Schraube variiert und auf bestimmte Drucke eingestellt werden kann, auf die Arterie gedrückt. Hierdurch fällt eine spezielle, beim vorigen Volumbolometer bzw. Doppelkapselbolographen nötige Druckpumpe fort, und das Manometer wird gleichzeitig ersetzt durch die den Druck der Feder regulierende geeichte Schraube.

Am Apparat befinden sich zwei Schreibstifte; der eine zeichnet die Pulskurve und der andere die Absenkung der Pelotte auf die Arterie auf. Der letzteren Kurve kann der Arteriendurchmesser entnommen werden. Der grundlegende Gedanke, welcher hierzu führt, sei kurz angegeben.

Der Sphygmobolograph besteht wie der Sphygmograph aus zwei Teilen, einem unteren unbeweglichen am Arm zu befestigenden Basalteile und einem oberen mit diesem durch ein Scharnier verbundenen beweglichen Teil. Die Absenkung des beweglichen Teiles kann mit Hilfe einer geeichten Mikrometerschraube reguliert werden. Preßt die Spannfeder den am Ende eines Hebels montierten Pelottenknopf auf die Arterie, so hebt sich der bewegliche Teil des Sphygmobolographen und der Schreiber zeichnet die Pulskurven mit einer entsprechenden Verschiebung auf dem berußten Papierbande auf. Diese Verschiebung kann durch eine entsprechende Einregulierung der Mikrometerschraube aufgehoben werden. Es lassen sich dadurch die zu verschiedenen Federspannungen gehörenden Pulskurven auf dem Papierband genau auf die gleiche Höhe nebeneinander aufzeichnen.

Werden nun bei der geringsten Federspannung (Nr. 1 oder 2) die Pulskurven gerade sichtbar aufgezeichnet, so ist durch die Pelotte die Arterie kaum merklich eingedrückt, d. h. die Einstellung der Mikrometerschraube entspricht dem oberen Punkte des Arteriendurchmessers. Steigert man die Federspannungen weiter, d. h. vergrößert man den Kompressionsdruck, bis gerade das Maximum der Pulskurvenhöhe überschritten bzw. die Arterie beim Wellental der Pulsdruckschwankungen verschlossen wird, so hat man den untern Punkt des Arteriendurchmessers erreicht. Befinden sich die beiden aufgezeichneten Pulskurven (für den obern und den untern Punkt des Arteriendurchmessers) auf der gleichen Höhe (Basis) — die ja mit der Mikrometerschraube eingestellt werden kann —, so gibt offenbar die Differenz der beiden zugehörigen Mikrometerablesungen die Verschiebung des Pelottenknopfes, also auch den Durchmesser der Arterie an.

Der Sphygmobolograph ist nun so eingerichtet, daß die entsprechenden Einstellungen auf dem Papierstreifen — gleichzeitig mit den Pulskurven — in Form einer Treppenlinie aufgezeichnet werden, also eine Ablesung an der Mikrometerschraube unnötig ist. Mißt man die Höhendifferenz zwischen den beiden, dem obern und untern Punkt des Arteriendurchmessers entsprechenden Treppenlinien und dividiert sie durch 8 (Vergrößerung des Schreibhebelsystems), so erhält man den Arteriendurchmesser.

Für die Bestimmung des Pulsvolumens hat man nur bei den verschiedenen Federspannungen, mit den zugehörigen Mikrometerschraubeneinstellungen, einige Pulskurven aufzunehmen. Diejenige Pulskurve mit der größten Amplitude wird benutzt zur Berechnung des Pulsvolumens. Ihr ist eine bestimmte Federspannung (also äußerer Kompressionsdruck) zugeordnet. Die Höhe der optimalen Ausschläge (Ordinatenwerte) der Pulskurven in Einheiten des auf dem berußten Papierstreifen beim Laufen des Apparates durch eingestellte Rädchen gezeichneten Maßstabes gibt mit 0,005 multipliziert die unbenannte Zahl für das Pulsvolumen.

Mit dem Sphygmobolographen aufgenommene Pulskurven sehen — bei weggelassener Treppenlinie — gleich aus wie die in Abb. 117. Der einzige Unterschied in den Aufnahmen besteht darin, daß beim Sphygmobologramm der unterste Punkt jeder Schwingung (die Kurvenbasis) auf die gleiche Ordinatenhöhe, d. h. auf eine horizontale Linie gebracht ist. Dies hat seinen Grund darin, daß der Arteriendurchmesser durch die (in der Abb. 117 fehlende) Treppenlinie leicht bestimmt werden kann.

Um nun aus diesen Daten die Pulsarbeit zu erhalten, hat man die Auslenkung der Knopfpelotte für das optimale Pulsvolumen (gleich Weg der Pelotte) mit der zugehörigen Belastung durch die Federspannung (Feder ist in Gramm geeicht, Gramm $\times$ 981 $=$ Dyn $=$ Kraft) zu multiplizieren. Dividiert man diese Zahl durch den Arterienquerschnitt, so hat man die pro Einheit des Arterienquerschnittes geleistete Arbeit und damit ein Maß für die Zirkulationsverhältnisse im Adersystem.

An Stelle des arteriometrischen Sphygmobolographen ist in Abb. 118 der Doppelsphygmobolograph abgebildet. Er bietet neben dem eben beschriebenen einfachen Sphygmo-

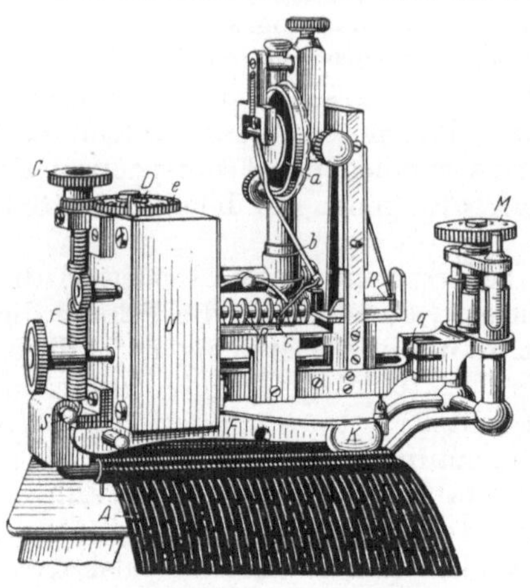

Abb. 118. Doppelsphygmobolograph nach Sahli.

bolographen noch die Möglichkeit, mit Hilfe einer Luftpelotte die Form des Karotispulses aufzuzeichnen.

In der Abbildung bedeuten:

S das Scharnier bzw. den Drehpunkt des beweglichen oberen Teils gegenüber dem festen unteren Basalteil.

M die Mikrometerschraube und C die Schraube zur Regulierung der Spannung der Spiralfeder.

K die Knopfpelotte mit dem Hebel und der Aufhängeöse für den Pulskurvenschreiber.

R (in der Abb. rechts) Schreibhebelsystem für den Radialispuls.

a, b, c Luftpelotte mit Schreibvorrichtung für den Karotispuls.

R die Rädchen zur Aufzeichnung des Ordinatenmaßstabes.

Das Hebelwerk für die Aufzeichnung der Treppenkurve ist in der Abbildung weggenommen und durch die Schreibvorrichtung für den Karotispuls ersetzt.

Literatur zu Hämodynamik.

Brömser, Ph.: Hab. Schrift, München 1918. Z. Biol. **63**, 377 (1914).

Christen, Th.: Dynamische Pulsuntersuchung. Leipzig: F. C. W. Vogel.

Frank, O.: Tigerstedts Handbuch d. physiol. Meth. **1** und **2**.

— Z. Biol. **44** bis **59**, fast jeder Band.

Frank, O., u. J. Petter: Z. Biol. **49**, 70 (1907).

Henseler: Der Pulsresonator. Berlin N 24, Friedrichstr. 131 d: Radionta-Verlag,

Jaquet, J.: Zur Technik der Pulsregistrierung. Korresp.bl. Schweiz. Ärzte **1910**, Nr 3.

Kraus, F., R. Goldschmidt u. S. Seelig: Analyse des Pulsrhythmus mit d. Pulsresonator. Z. exper. Med. **1926**, H. 1/2.

— Der Pulsresonator. Abderhalden, Handb. biol. Arbeitsmeth. Berlin-Wien: Urban & Schwarzenberg.

Kraus, F., u. S. Seelig: Der Goldschmidtsche Pulsresonator. Med. Klin. **1927**, Nr 18.

Sahli, H.: Lehrbuch der klinischen Untersuchungsmethoden. Leipzig und Wien 1920.

Sahli, H.: Die Sphygmobolometrie oder Dynam. Pulsuntersuchung. Abderhalden, Handb. biol. Arbeitsmeth., Abt. V, Tl 4, Liefg. 212.

— Über die Vereinfachung und Verbesserung der arteriometrischen Sphygmobolometrie und ihre praktische Nutzanwendung. Schweiz. med. Wschr. 1923, Nr 33.

— Über die Messung des arteriellen Blutdruckes beim Menschen. Erg. inn. Med. 24, 73 (1923).

Straub, H.: Bestimmung des Blutdruckes. Methode zur Aufnahme von Pulskurven. Die dynamische Pulsuntersuchung. Abderhalden, Handb. biol. Arbeitsmeth., Abt. V, Tl 4, Liefg 75.

— Dynamische Pulsuntersuchung. Klin. Wschr. 1927, 529, Nr 12.

VI. Elektrokardiographie.

Unter Elektrokardiographie versteht man die photographische Registrierung der durch die Herzaktion hervorgerufenen Wechselspannungen in Form von Kurven. Diese Untersuchung wird mit dem Elektro-Kardiographen vorgenommen. Die durch eine Herzaktion erzeugten Spannungen haben im allgemeinen einen relativ einfachen Verlauf, können aber in gewissen Fällen recht kompliziert und von rasch verlaufenden Spannungsänderungen überlagert sein (P- u. R-Zache, Vorhofflimmern usw.).

Sollen alle Feinheiten einer Herzaktionskurve erhalten werden, so ist ein derartiges elektrisches Meßinstrument zu verwenden, das sehr rasch reagiert — weil in etwa $^2/_5$ Sekunden der ganze Vorgang der Herzaktion abgelaufen ist — und das infolge der Kleinheit der zu messenden Spannungen bzw. bei geschlossenem Stromkreise der zu messenden Ströme sehr empfindlich ist. Hierzu ist u. a. das schon unter „Elektrische Meßinstrumente" besprochene Saitengalvanometer geeignet. Bei ihm befindet sich, um es kurz zu wiederholen, ein nur wenige Tausendstel Millimeter dicker und 6—9 cm langer Platin-, Gold- oder leitend gemachter Quarzfaden, die Saite, in einem starken Magnetfelde. Die Saite wird bei Stromdurchgang abgelenkt und die Ablenkung gemessen. Die Beobachtung der Ausschläge geschieht mikroskopisch entweder okular oder durch Projektion photographisch in Richtung der magnetischen Feldlinien. Zu diesem Zwecke sind die Magnetpole durchbohrt.

Ein anderes System hat die Firma Siemens ausgebaut. Sie ersetzt die Saite durch eine kleine drehbare Spule, an welcher ein winziger Spiegel angebracht ist zur Reflexion des für die Registrierung nötigen Lichtstrahles. Die Spule ist wie bei den Saitengalvanometern eingeschlossen und somit gegen Luftströmungen geschützt. Bei den Spulengalvanometern erübrigt sich eine Poldurchbohrung des Magneten, da die Beobachtung senkrecht zu den magnetischen Feldlinien ausgeführt wird.

Diese Spulengalvanometer dürfen nicht mit den üblichen Laboratoriums-Drehspulgalvanometer verwechselt werden. Bei letzteren ist die Spule um ein Vielfaches größer als bei ersteren. Ihr Trägheitsmoment ist so groß, daß mit ihnen nur mehrere Sekunden dauernde Spannungsschwankungen messend verfolgt werden können. Das Prinzip aber, auf welchem beide aufgebaut sind, ist dasselbe.

Ein zwischen den Saiten- und den Spulengalvanometern stehendes Instrument ist das Schleifengalvanometer. Bei ihm sind in kleinem gegenseitigen Abstande zwei parallel liegende Saiten im Magnetfelde ausgespannt. Die eine Saite besorgt die Hin- und die andere die Rückleitung des Stromes; sie bilden die Schleife. Infolge der verschiedenen Stromrichtung werden beide Saiten in entgegengesetzter Richtung abgelenkt. Diese Ablenkung wird sichtbar gemacht durch die Drehung eines kleinen, in der Mitte und über beide Saiten geklebten Spiegels. Die Beleuchtung und Beobachtung geschieht auf dieselbe Art wie beim Spulengalvanometer.

Die größten Schwierigkeiten der elektrokardiographischen Messungen liegen beim Galvanometer. Nimmt man ein bestimmtes System als gegeben an, so hat man zwei sich zum Teil widersprechende Punkte zu beachten. Diese sind: Empfindlichkeit und naturgetreue Abbildung der zu registrierenden Spannungs- bzw. Stromschwankungen. Soll eine naturgetreue Abbildung erhalten werden, so muß die Saite so stark gespannt werden, daß ihre Eigenfrequenz über die höchste zu registrierende Frequenz zu liegen kommt. Je stärker aber die Saite gespannt ist, desto kleiner wird ihr Ausschlag bei einem gegebenen sie durchfließenden Strome, mit anderen Worten ihre Empfindlichkeit.

Zu diesen beiden Punkten tritt als dritter die Dämpfung hinzu. Sie bildet einen Hauptfaktor für die Erzielung der naturgetreuen Abbildung. Sind die Saitenschwingungen fast nicht gedämpft, so schwingt die Saite nach jedem Anstoß sehr lange in ihrer Eigenfrequenz. Dies hat zur Folge, daß die zu registrierende Wechselspannung im Kurvenbild von den Eigenschwingungen der Saite überlagert wird. Diese Unannehmlichkeit vermeidet man durch Dämpfung des schwingenden Systemes. Bei der Saite wird die Dämpfung hauptsächlich durch die ihre Bewegung hemmende Luft bewirkt. Beim Spulengalvanometer tritt zur Luftdämpfung noch die elektromagnetische Dämpfung, d. h. die Induktion von die Bewegung hemmenden Strömen in der Spule hinzu. Sie überwiegt bei ihm die Luftdämpfung. Beim Schleifengalvanometer kann die Dämpfung wesentlich erhöht werden durch den Einbau des Schleifensystemes in Öl (Flüssigkeitsdämpfung) und beim Saitengalvanometer durch Verwendung eines Bändchens statt einer Saite.

Ist die Dämpfung des schwingenden Systemes zu schwach, so tritt die eben erwähnte Überlagerung der Systemeigenfrequenz über die zu registrierende Wechselspannung auf, sie ist zu groß, so vermag die Saite, Schleife oder Spule der zu registrierenden Spannungsschwankung nicht mehr zu folgen, die Abbildung wird nicht naturgetreu. Soll also ein schwingendes System eine bestimmte ihm aufgezwungene Wechselspannung genau wiedergeben, so muß es eine bestimmte Dämpfung haben. Diese richtet sich nach der Eigenfrequenz des Registriersystemes und der Frequenz des zu registrierenden Wechselstromes.

Beim Saitengalvanometer ist wohl eine Dämpfungsregulierung durch Änderung der Saitenspannung möglich; damit ist aber gleichzeitig eine Änderung der Eigenfrequenz der Saite und eine Verschiebung der naturgetreu registrierbaren Maximalfrequenz verbunden.

Fällt die Eigenfrequenz mit der Frequenz der zu registrierenden Wechselspannung zusammen, so ist von einer naturgetreuen Widergabe nicht mehr die Rede. Das in Resonanz befindliche System schaukelt sich auf eine Maximalamplitude hinauf, die oft ein Vielfaches der zu registrierenden Wechselstromamplitude beträgt, mit anderen Worten die Empfindlichkeit des Systemes kann im Resonanzgebiet ein Vielfaches der normalen außerhalb des Resonanzgebietes vorhandenen sein.

Beim Spulengalvanometer kann die Dämpfung durch Regulierung des im äußeren Stromkreise befindlichen Widerstandes und des Magneterregerstromes vorgenommen werden. Je kleiner der Gesamtwiderstand des Stromkreises und je stärker das Magnetfeld, desto größer ist die Spulendämpfung. Mit dieser Widerstandsregulierung ist nur eine Änderung der Empfindlichkeit, nicht aber eine der Eigenfrequenz verbunden. Oft wird auch die Spule auf einen in sich kurzgeschlossenen Metallrahmen aufgewickelt oder eine besondere Kurzschlußwicklung auf ihm aufgebracht. In ihnen kommen bei der Spulenbewegung im Magnetfelde die Bremsströme zustande.

Die Einstellzeit, d. h. die Zeit, nach welcher sich das schwingende System auf die aufgezwungene Schwingung — in diesem Falle den Wechselstrom — eingestellt hat, beträgt bei den üblichen Elektrokardiographen ca $^1/_{50}$ Sekunde. (Vgl. auch das bei den Sphygmomanometern Gesagte.)

Die Empfindlichkeit der Galvanometer kann in weiten Grenzen verändert werden durch Änderung der Feldstärke des Magneten, in welchem die Saite oder die Drehspule schwingt. Da für Registrierinstrumente ganz selten Stahlmagnete, im allgemeinen nur Elektromagnete benutzt werden, ist dies leicht möglich durch Schwächen oder Verstärken des den Magneten erregenden Stromes. Eine Änderung des Erregerstromes darf aber nicht während einer Aufnahme vorgenommen werden, weil sonst nach den Induktionsgesetzen im geschlossenen Stromkreise ein der Änderungsgeschwindigkeit und -größe des Magnetfeldes entsprechender Stromstoß induziert würde, der eine Zerstörung des Fadens nach sich ziehen kann. Aus demselben Grunde und zur Vermeidung jeglichen Auftretens kleiner ungewollter Ausschläge muß das Magnetfeld absolut konstant sein. Hieraus ergibt sich als zwingende Notwendigkeit die Verwendung von Akkumulatoren als Stromquelle für die Magnetfelderregung.

Eine andere Möglichkeit der Empfindlichkeitsänderung liegt im Anbringen von Nebenschlüssen zur Saite oder Spule. Die Nebenschlüsse können variabel gemacht werden und erlauben stufenweise oder kontinuierliche Variation der Empfindlichkeit, ohne daß der Feldstrom geändert werden muß. Im allgemeinen ist die für die Aufnahme von Kardiogrammen nötige Empfindlichkeit nicht gerade leicht zu erreichen. Dies wird schon rein äußerlich offenbar durch die großen Elektromagnete und die starken Vergrößerungen der mikroskopischen Systeme (bis 1000fach) bei den Saitengalvanometern.

Sollen verschiedene aufgenommene Elektro-Kardiogramme untereinander vergleichbar sein, so muß natürlich entweder die Empfindlich-

keit des Galvanometers immer dieselbe bleiben oder bei einer Änderung
muß deren Größe bekannt sein, m. a. W. das Galvanometer muß geeicht
werden können. Unter der Eichung eines Galvanometers versteht man
die Bestimmung der Abhängigkeit der Größe des Saitenausschlages bzw.
der Spulendrehung von der Stromstärke. Der Strom wird zu diesem
Zwecke einem Normalelemente oder einem Potentiometer unter genauer
Spannungsmessung der an ihm liegenden Elektrizitätsquelle entnommen
und nach Vorschaltung eines großen Widerstandes und Einschalten eines
Nebenschlusses (Shunt) durch die Saite geschickt. Gleichzeitig kann
damit eine Saitenprüfung auf aperiodische Einstellung erfolgen (vgl. die
Galvanometereichung S. 90).

Mit der Saite wird der zu untersuchende Patient leitend verbunden.
Dies geschieht u. a. so, daß er beide Hände in zwei mit Wasser
gefüllte (evtl. mit Salzzusatz zur Herabsetzung des Übergangs- und
Leitungswiderstandes) Metallwannen hält, die mit Kupferdrähten an
die Enden der Saite angeschlossen sind. Statt dessen werden auch
Bleiblech- oder Kupfergazestreifen, die von mit Kochsalzlösung (10%)
getränktem Flanell umgeben sind, um die Extremitäten gewickelt und
die Streifen durch Drähte mit dem Elektrokardiographen verbunden,
oder auch Stahlnadeln in das Fleisch des zu Untersuchenden ein-
gestochen. Es ist heute üblich, statt der beiden Hände die rechte
Hand und den linken Fuß oder die linke Hand und den rechten Fuß
oder beide rechte und beide linke Extremitäten mit dem Saitengalvanometer zu verbinden.

Beim Anschluß des menschlichen Körpers nach vorigem Schema erhält man wohl die Ausschläge der Saite, die den durch die Herzaktion
erzeugten Wechselspannungen entsprechen; sie sind aber einer konstanten einseitigen Fadenablenkung überlagert. Diese konstante Ablenkung
rührt her von dem sog. Haut- oder Nullstrom. Der menschliche Körper
wirkt als galvanisches Element. Damit die Saitenausschläge, die den
Wechselspannungen entsprechen, nicht einseitig verzerrt erscheinen,
muß dieser Nullstrom durch einen andern, ihm entgegen wirkenden
Gleichstrom kompensiert oder auf irgendeine Art
von der Saite abgehalten werden.

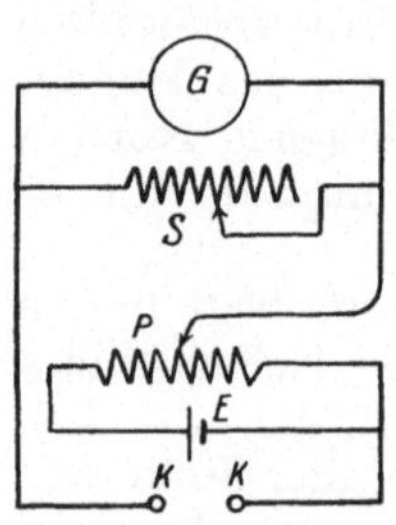

Die Kompensation geschieht in der Weise, daß in
Serie zum menschlichen Körper ein Potentiometer
geschaltet wird, über dessen Enden ein Akkumulator liegt. Die am Potentiometer abgegriffene Spannung wird so eingestellt, daß die Saite keinen einseitigen Ausschlag mehr gibt (vgl. Abb. 119).

Eine andere Methode beruht auf der Verwendung
von Kondensatoren von beiläufig 20 MF an Stelle
des Potentiometers. Ein Kondensator läßt bekanntlich nur Wechselströme passieren, hält also den Null-

Abb. 119. Schaltung zur
Kompensation des Null-
stromes.

strom — der ja ein Gleichstrom ist — vom Galvanometer ab. Er bildet
infolge seiner beträchtlichen Kapazität für die zu messenden Wechselströme nur einen geringen Widerstand (vgl. Abb. 120).

Beide Methoden haben Vor- und Nachteile. Bei der Kompensation ist die Richtung des zu kompensierenden Nullstromes gewöhnlich unbekannt. Ist die zu kompensierende Spannung gleichgerichtet wie die Kompensationsspannung, so liegt die Gefahr vor, daß die Saite, die im Maximum mit 10^{-5} Amp. (je nach Dicke und Spannung) belastet werden darf, aus dem Gesichtsfelde herausgetrieben wird und am Saitenhalter oder den Magnetpolen festklebt. Ihre Loslösung endet gewöhnlich mit dem Saitenbruche. Um dies zu vermeiden, wird anfangs parallel zur Saite ein kleiner Widerstand geschaltet, der den größten Teil des Gesamtstromes aufnimmt. Ist die Kompensationsspannung richtig angeschlossen — was durch Polwender leicht zu erreichen ist — so wird der Widerstand durch einen größeren ersetzt, der

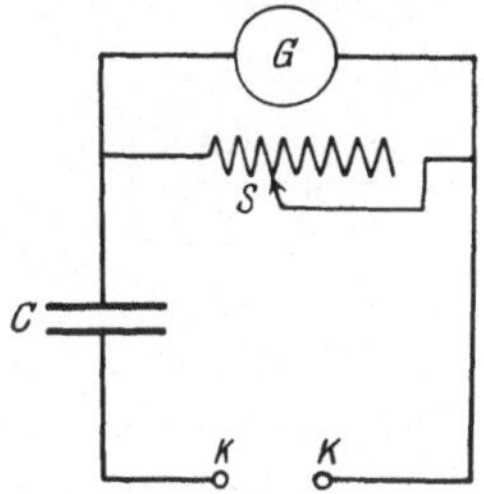

Abb. 120. Schaltung zur Kondensation des Nullstromes.

schließlich zur Erzielung der Maximalempfindlichkeit vollständig ausgeschaltet wird.

Bei der „Kondensation" fällt diese Komplikation natürlich dahin. Es ist aber bei ihrer Anwendung sorgfältig darauf zu achten, daß die Saite beim Anschluß des menschlichen Körpers im ersten Momente kurzgeschlossen ist, damit sie nicht infolge des Ladungsstoßes, welcher vor der vollständigen Aufladung der Kondensatoren auftritt, an die Pole getrieben wird oder zerreißt. Für wissenschaftliche Untersuchungen ist die Kompensation der Kondensation vorzuziehen, weil infolge der sog. Rückstandsbildung in den Kondensatoren leicht kleine hiervon herrührende Zacken in den aufgenommenen Kurven entstehen.

Apparaturen. Beim Saitengalvanometer dient als Lichtquelle eine Bogenlampe. Die stark beleuchtete, vertikal stehende Saite (d. h. ihr Schatten) wird scharf abgebildet auf einem horizontalen, mit Zylinderlinse versehenen Spalt, hinter welchem sich das lichtempfindliche Papier mit einer regulierbaren Geschwindigkeit von 1,5—6 cm pro Sekunde abrollt. Schlägt die Saite aus, so bewegt sich ihr Bild längs des horizontalen Spaltes der Kassette. Von diesem Bilde wird ein der Spaltbreite entsprechendes Stück durch die Zylinderlinse auf dem vertikal hinter dem Spalte sich abrollenden lichtempfindlichen Papierstreifen konzentriert. Durch die beiden senkrecht zueinander erfolgenden Bewegungen des Films bzw. des lichtempfindlichen Papiers und des Saitenstückes entsteht auf ersterem eine Kurve, das Elektrokardiogramm.

Der ganze Strahlengang und die prinzipielle Anordnung der Apparatur beim Saiten-Elektrokardiographen ist in Abb. 121 wiedergegeben.

Links außen befindet sich die Bogenlampe *La* mit den Kondensorlinsen *Co* und der Kühlvorrichtung *Re*, in der Mitte das Saitengalvanometer mit dem Elektromagneten *Em*, den Linsensystemen *L'*, *Con*, *Obj* und *POc* und rechts außen die Kassette mit der Zylinderlinse *Cl* und der Papiervorschubvorrichtung. Zur Bewegung des lichtempfindlichen Papierbandes hinter dem horizontalen Spalte *F* dient der unten befindliche kleine Elektromotor *Mo*.

Ein Spulengalvanometer zeigt Abb. 122.

Es besteht aus einem kräftigen Gußeisengestell, auf dessen Polen die beiden Erregerspulen für das Magnetfeld sitzen.

Zwischen den Polen befindet sich luftdicht eingeschlossen die Dreh-

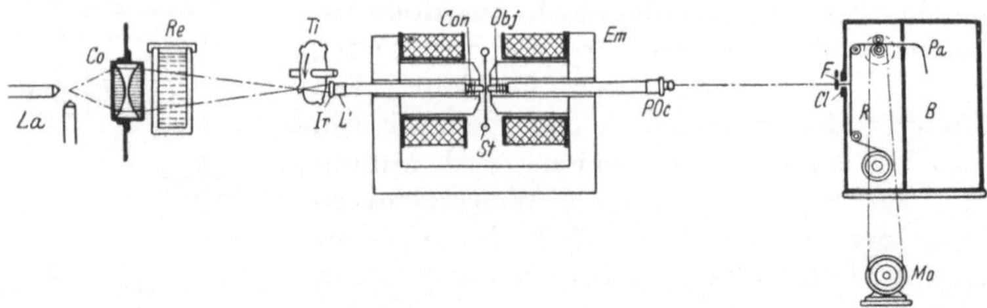

Abb. 121. Schema eines Elektrokardiographen mit Saitengalvanometer in der Ausführung von STOPPANI, Bern.

spule mit dem kleinen Spiegel. Die Beleuchtung des Spiegels erfolgt von vorne.

Eine fertige Apparatur mit Drehspulgalvanometer zeigt Abb. 123.

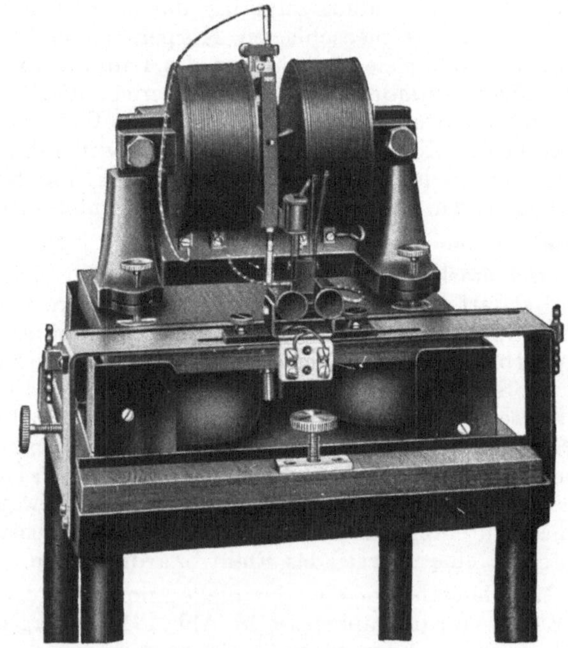

Abb. 122. Spulengalvanometer.

Der links befindliche Tisch trägt das Galvanometer und der rechts befindliche die Beleuchtungs- und Registriervorrichtung. Als Lichtquelle wird eine starke Glühbirne verwendet. Die beiden Tische werden so aufgestellt, daß der von der Lichtquelle kommende Lichtstrahl auf den Spiegel des Drehspulgalvanometers fällt und von ihm genau auf

die Spaltmitte (bei ruhender Saite) der Registriervorrichtung reflektiert
wird. Das Elektro-Kardiogramm kann sowohl photographisch aufgenommen als auch auf einer Mattglasscheibe okular beobachtet werden.

Ein Elektro-Kardiogramm ist nur dann von Wert, wenn der zeitliche
Verlauf der einzelnen Vorgänge bekannt ist. Auf dem Registrierpapier
werden deshalb Zeitmarken angebracht, welche unabhängig von der
Geschwindigkeit des Registrierpapierstreifens gleichzeitig mit den
Elektro-Kardiogrammaufnahmen zustande kommen. Zu diesem Zwecke
wird meistens eine Stimmgabel verwendet, welche an einer Zinke mit
einem kleinen Spiegel versehen ist. Dieser Spiegel wird beleuchtet und
entwirft gleichzeitig mit dem Saiten- bzw. Spulensystemspiegel auf dem

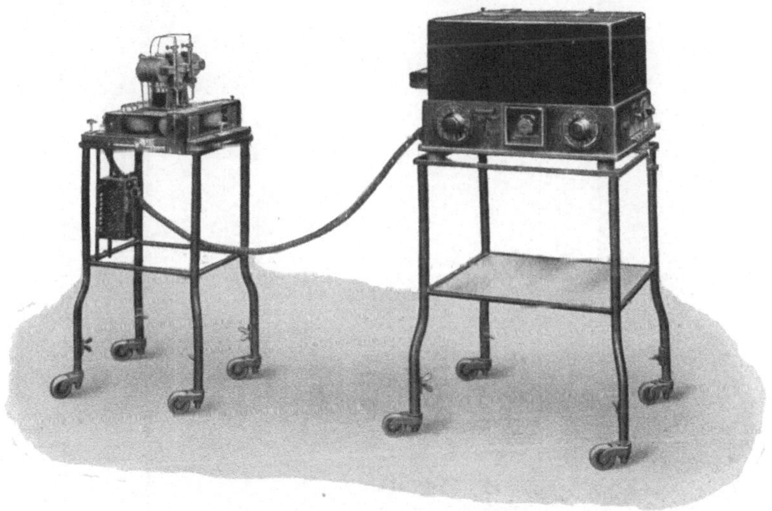

Abb. 123. Elektrokardiograph mit Spulengalvanometer.

Filme einen leuchtenden Punkt. Bei der Stimmgabelbewegung wandert
der Lichtpunkt auf dem Filme hin und her und zeichnet bei bewegtem
Filme die Zeitkurve auf. Normalerweise macht die Stimmgabel 50 Vollschwingungen je Sekunde (vgl. Abb. 124). Diese Zeitschreibevorrichtung
wird bei der Apparatur in Abb. 123 verwendet. Die aufgenommenen
Kurven sind schwarz auf weißem Untergrunde.

In Abb. 121 ist ein sog. Zeitrad (Ti) für die Zeitschreibungen verwendet. Dieses Zeitrad wird durch einen kleinen Synchronmotor an-
getrieben, der durch eine Stimmgabel gesteuert und in seiner Drehzahl
konstant gehalten wird. Das Zeitrad ist mit Speichen versehen, welche
in bestimmten Zeitintervallen die Belichtung des Registrierpapieres
unterbrechen. Die registrierten Kurven und Zeitzeichen sind weiß auf
dunklem Grunde.

Mit den Elektro-Kardiographen können gleichzeitig Apparate verbunden werden, welche die photographische Aufnahme von Puls- und Herz-
schallkurven (vgl. Hämodynamik) gestatten. Das SIEMENSsche Galvano-

14*

meter kann mit zwei Spulensystemen ausgerüstet werden und erlaubt

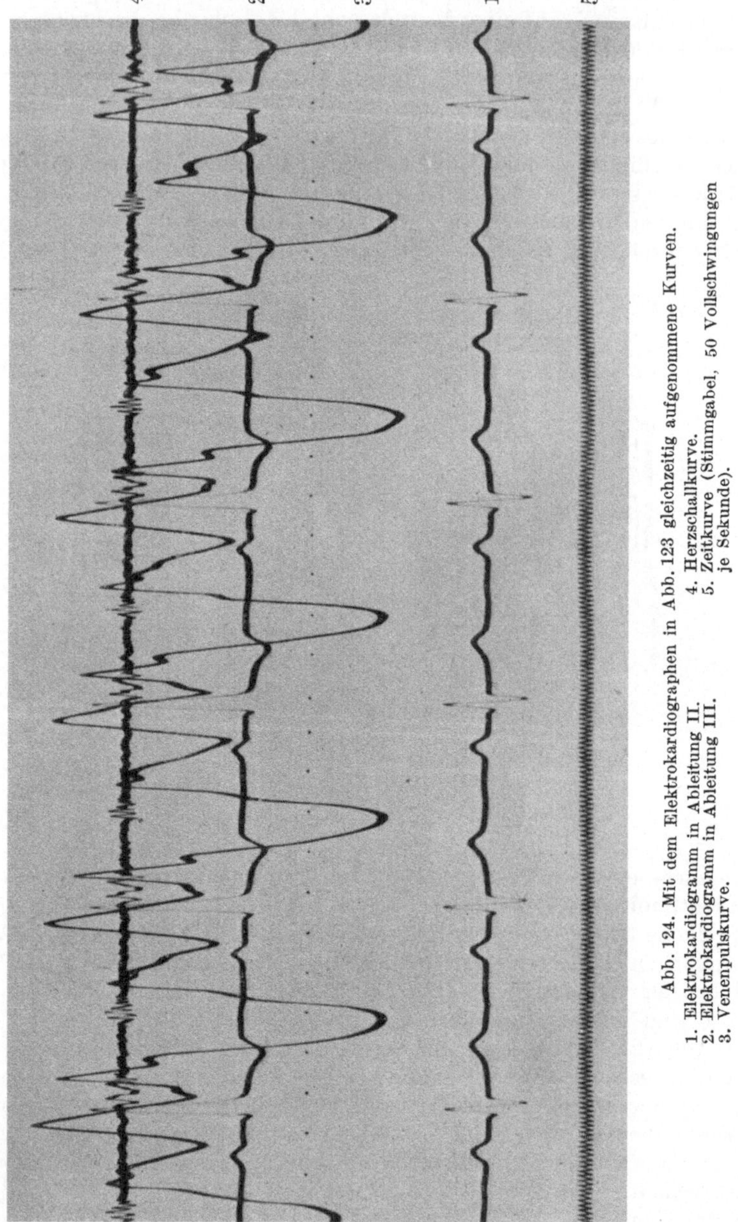

Abb. 124. Mit dem Elektrokardiographen in Abb. 123 gleichzeitig aufgenommene Kurven.

1. Elektrokardiogramm in Ableitung II.
2. Elektrokardiogramm in Ableitung III.
3. Venenpulskurve.
4. Herzschallkurve.
5. Zeitkurve (Stimmgabel, 50 Vollschwingungen je Sekunde).

infolgedessen Elektrokardiogramme bei verschiedenen Ableitungen (z. B. Stromabnahme bei beiden Händen oder an rechten und linken

Extremitäten des Patienten), welche verschiedene Kurven ergeben, gleichzeitig aufzunehmen. Eine Aufnahme mit dem SIEMENS schen Elektro-Kardiographen, bei welcher gleichzeitig vier Kurven registriert wurden, zeigt Abb. 124.

Entwickler und Fixierbad für Aufnahmen auf lichtempfindlichem Papiere. Für die rasche Entwicklung und Fixierung von Aufnahmen auf lichtempfindlichem Papiere sind die unten angegebenen Bäder sehr empfehlenswert. Bei einer Badtemperatur von 18° C ist die Entwicklung nach etwa 10 Sekunden und die Fixierung nach etwa 20 Sekunden vollständig beendet. Die Entwicklungsgeschwindigkeit ist von der Temperatur abhängig. Sie wird kleiner mit abnehmender Temperatur.

Der Entwickler wird in zwei getrennten Lösungen angesetzt. Lösung II und die Mischung sind nur einen Tag, die übrigen Lösungen sehr lange haltbar. Zu empfehlen ist — wenigstens für die Entwicklerlösungen — die Verwendung von luftfreiem (ausgekochtem) Wasser. Die Bäder sind bei Zimmertemperatur anzusetzen und in gutschließenden, möglichst gefüllten Flaschen aufzubewahren.

Rapid-Entwickler.

Lösung I: Ätznatron . . . . 25 g
Natriumsulfit (crist.) . . . . . 50 g
Wasser . . . . 960 ccm

Lösung II: Metol . . . . 8 g
Hydrochinon . . . . 40 g
Wasser . . . . 960 ccm

Schnellfixierbad.

Ammoniumchlorid . . . . 35 g
Agfa-Fixiersalz . . . . 240 g
Wasser . . . . 800 ccm

Literatur zur Elektrokardiographie.

BIEDL, A., u. J. RIHL: Die elektrokardiographische Station der Klinik, nebst Bemerkungen über die Formveränderungen der Elektrokardiographie bei Doppelableitungen. Klin. Wschr., 2. Jahrg., Nr 45.

BORUTTAU, H.: Methoden zur Aufnahme des Elektrokardiogrammes. Abderhalden, Handb. biol. Arbeitsmeth., Abt. V, Tl 4, Liefg 93.

HOFFMANN, A.: Die Elektrokardiographie. Wiesbaden 1914.

MOSLER, E., u. W. GAARZ: Zur exakten Registrierung des Elektrokardiogrammes. Klin. Wschr. **1927**, 543, H. 12.

OHM, R.: Venenpuls- und Herzschallregistrierung als Grundlage für die Beurteilung der mechanischen Arbeitsleistung des Herzens. Berlin: A. Hirschwald 1914.

RAUTENKRANTZ, J.: Die Technik der Elektrokardiographen. Z. Helios **1914**, H. 20.

RIHL, J.: Elektrokardiographische Untersuchungen (mit Literaturangaben). Wien. Arch. inn. Med. **7**.

SCHRUMPF, P., u. H. ZÖLLICH: Saiten- und Spulengalvanometer zur Aufzeichnung der Herzströme. Arch. f. Physiol. **170** (1918).

WEBER, A.: Die Bedeutung des Elektrokardiographen für den praktischen Arzt. Klin. Wschr. **1924**, H. 24.

VII. Analyse von Herztönen und Atemgeräuschen.

Bekanntlich benutzt der Arzt zur Untersuchung von Herztönen und Atemgeräuschen Stethoskope. Diese bestehen im einfachsten Falle aus Holz, haben zwei Trichter, von denen der eine dem zu untersuchenden Patienten aufgesetzt und der andere an das Ohr des auskultierenden Arztes gehalten wird. Verbunden sind beide Trichter durch ein Holzrohr. Die gesamte Länge des Stethoskopes beträgt 10—20 cm. Bei anderen Modellen besteht der Aufsatztrichter aus Metall und die Verbindung zum Ohr aus Gummi- oder Metallschläuchen, von denen jeder ein Ansatzstück trägt.

Die Schalleitung geschieht fast ausschließlich durch die in den Trichtern und in dem bzw. in den Verbindungsrohren befindliche Luft. Soll eine einwandfreie Diagnose gestellt werden können, so dürfen die Stethoskope keinerlei Verzerrung im Charakter der zu untersuchenden Töne und Geräusche hervorrufen. Dies ist nun keineswegs der Fall, da alle Stethoskope gewisse Resonanzfrequenzen in dem für die Untersuchung wichtigen Gebiete besitzen, welche Ursache von Verzerrungen sind. Trotzdem ist es dem an ein bestimmtes Stethoskop gewöhnten Arzte möglich, eine richtige Diagnose zu stellen. Den Idealfall stellt ein derartiges Instrument natürlich keineswegs vor.

Die moderne Technik hat sich nun bemüht, Apparate herzustellen, welche erstens eine einwandfreie Ton- und Geräuschanalyse ermöglichen und zweitens die nur schwache Lautstärke zu vergrößern gestatten. Das zweite allein läßt sich ohne weiteres durch die heute in der drahtlosen Telegraphie und Telephonie üblichen Verstärkermethoden erreichen. Die Verstärkung kann auf das mehrere Tausend-, ja Millionenfache getrieben werden mit Hilfe eines Mehrröhren-Niederfrequenzverstärkers und Abhörens mittels Telephon oder Lautsprecher.

Das zu verstärkende Tongebiet erstreckt sich von etwa 30—1100 Schwingungen pro Sekunde. Ein Niederfrequenzverstärker, in welchem sich Transformatoren befinden, ist außerstande sämtliche angegebenen Tonfrequenzen gleichmäßig zu verstärken. Zudem kommt noch eine Verzerrung durch die Telephon- oder die Lautsprechermembran hinzu. Die zu untersuchenden Töne werden also wohl verstärkt, aber nicht alle im gleichen Verhältnisse. Günstig sind bezüglich geringer Verzerrung die sog. Widerstandsverstärker. Sie enthalten keinerlei Transformatoren.

Eine Methode, die erlaubt, Herztöne und Atemgeräusche zu registrieren, kann in Verbindung mit den Elektrokardiographen benutzt werden. Das Prinzip ist dasselbe wie bei den Stethoskopen. Eine Dose, über welche eine ganz feine Gummimembran gespannt ist, wird dem Patienten aufgelegt und dient als Empfänger. Die Schwingungen der Gummimembran werden durch Schläuche weitergeleitet zu einer zweiten, ähnlich wie die erste gebauten Dose. Die zweite Dose trägt exzentrisch zur Membranmitte einen kleinen aufgekitteten Spiegel. Bei einer Bewegung der Membran bewegt sich auch der Spiegel und ein senkrecht auf ihn fallender Lichtstrahl wird entsprechend dem Abstande der Lichtquelle und des auffangenden Schirmes und der Größe der Membranschwingung mehr oder weniger stark abgelenkt. Setzt man die Gummimembran mit dem aufgekitteten Spiegel an die Stelle des Drehspulenspiegels, so kann die Bewegung mit dem Registrierapparat des Elektrokardiographen aufgezeichnet werden. Natürlich läßt sich diese Aufzeichnung mit dem Elektrokardiogramm kombinieren. Auf diese Weise sind die Kurven in Abb. 124 erhalten worden (vgl. auch Abschnitt „Hämodynamik"). Die Methode liefert bedeutend bessere Resultate wie das Stethoskop. Es können aber auch hier Resonanzen auftreten, welche hauptsächlich dem zwischen den beiden Membranen und den Schläuchen eingeschlossenen Luftvolumen zuzuschreiben sind.

Einen für die Analyse von Herztönen und Atemgeräuschen einwandfreien Apparat hat F. Trendelenburg geschaffen. Vom Momente der Schallaufnahme an geschieht die Übertragung und Verstärkung nur noch auf elektrischem Wege. Eine Resonanz in Schläuchen usw. fällt also fort. Den vorigen Ausführungen nach liegt eine Hauptschwierigkeit in dem die akustischen Schwingungen aufnehmenden Apparateteil. Beim Stethoskop ist es ein Trichter, bei dem Zusatzinstrument zum Elektro-Kardiographen eine mit Gummi überspannte Dose. Bei beiden treten mehr oder weniger ausgeprägte Resonanzerscheinungen auf und verhindern von vornherein die klanggetreue Wiedergabe.

Trendelenburg benutzt bei seiner Anordnung das von H. Riegger geschaffene Kondensatormikrophon. Dieses Mikrophon ist, wie schon sein Name sagt, gebaut als Kondensator. Der eine Belag wird durch eine feste Metallplatte gebildet und der andere, bewegliche, aus einer 0,0005 mm dicken Aluminiumfolie, welche zwischen zwei feinen Seidenmembranen eingespannt ist. Vor der Membran und in geringem Abstande von ihr befindet sich eine mit schmalen Schlitzen versehene Metallplatte. Die Membranspannung ist so hoch getrieben, und die Luftvolumina zwischen Membran und fester Platte und zwischen Membran und geschlitzter Platte so klein gehalten, daß die Eigenschwingung des beweglichen Systemes bei etwa 8000 Perioden pro Sekunde liegt. Bei 8000 ganzen Schwingungen pro Sekunde tritt also erst Resonanz, d. h. Verzerrung ein. Diese Frequenz liegt aber weit höher als die 1100 Schwingungen pro Sekunde, welche bei Atemgeräuschen noch in Betracht kommen. Allerdings sind hierbei die „Obertöne" nicht berücksichtigt (vgl. S. 223).

Die Verstärkung der auf das Mikrophon fallenden akustischen Schwingungen geschieht nicht auf dem üblichen Wege einer gewöhnlichen Niederfrequenzverstärkung, vielmehr wird zuerst der Weg über Hochfrequenzschwingungen gewählt, derart, daß das Mikrophon als Kapazität in einem Hochfrequenzkreise (Empfangskreise) liegt, welcher mit einem Senderkreise, dessen Erregung mit Hilfe einer kleinen Senderöhre bewirkt wird, elektrisch gekoppelt ist. Die beiden Kreise sind nicht auf dieselbe Wellenlänge abgestimmt. Die Größe der Verstimmung ist genau definiert und läßt sich mit Hilfe eines Meßinstrumentes leicht ausführen. Sie ist so klein gewählt, daß die Resonanzlage des das Mikrophon enthaltenden Schwingungskreises mit der halben Höhe der Resonanzkurve des Senderkreises zusammenfällt.

Beim Auftreffen von Schallschwingungen auf das Mikrophon ändert sich seine Kapazität und damit auch die Wellenlänge des Empfangskreises. Die Resonanzlage des Empfangskreises verschiebt sich infolgedessen, und zwar bewegt sie sich auf dem geraden Aste der Resonanzkurve des Senderkreises. Die Größe der im Empfangskreise auftretenden Amplituden der Hochfrequenzschwingungen ändert sich deshalb gleichmäßig entsprechend der Intensität der auf das Mikrophon auftreffenden Schallenergie. Verbindet man den das Mikrophon enthaltenden Empfangskreis mit einer Gleichrichterröhre, so werden die Hochfrequenzschwingungen, denen der niederfrequente, von den Schallschwingungen herrührende Strom überlagert ist, gleichgerichtet und mit Hilfe eines Niederfrequenzverstärkers wird nun der niederfrequente Wechselstrom auf eine leicht meßbare Größe gebracht.

Der Niederfrequenzverstärker ist als Widerstandsverstärker ausgebildet und hat als solcher den Vorzug, keinerlei Verzerrungen, wie sie bei der Verwendung von Transformatorverstärkern auftreten, zu bewirken. Eine spezielle Untersuchung ergab denn auch gleichmäßige Verstärkung zwischen 50 und 10000 Perioden pro Sekunde. Nach einer hinreichenden Verstärkung, wozu fünf Verstärkerstufen nötig sind, wird die niederfrequente Schwingung einer Oszillographenschleife zugeführt, deren Eigenfrequenz zwischen 5—6000 Perioden pro Sekunde liegt, und deren Ausschläge photographisch registriert werden können.

Wie man hieraus ersieht, ist in der ganzen Apparatur kein einziges Element, das eine Fälschung der Resultate infolge Resonanzerscheinungen nach sich zieht. Aus den registrierten Kurven lassen sich einwandfreie Schlüsse auf Herz- und Atmungstätigkeit eines Patienten ziehen. Die Apparatur ist in Abb. 125 wiedergegeben.

Das Stethophon. Einen anderen Apparatetypus, das Stethophon, welcher auch Verstärkungsmethoden benutzt, hat die Western Electric Co. auf den Markt gebracht. Das Ziel dabei war, unter den verschiedenen Frequenzbereichen, welche für Herz- und Atmungsuntersuchungen in Betracht kommen, nach Belieben nur diejenigen auszusieben und zu verstärken, die gerade für eine Untersuchung wichtig sind. Frequenzen, welche beispielsweise höher wie 650 pro Sekunde liegen, sind für Herzuntersuchungen belanglos, ja direkt störend. Es kommen nur solche von 30—650 pro Sekunde in Betracht (vgl. aber weiter unten die Untersuchungsresultate von TRENDELENBURG).

Die Elimination der nicht erwünschten Frequenzbereiche wird beim Stethophon durch Einbauen sog. „Siebketten" in den Verstärker erreicht. Die Siebketten bestehen aus Kombinationen von Kondensatoren und Selbstinduktionsspulen (Drosseln). Mit ihnen lassen sich folgende Möglichkeiten erreichen:

1. Es werden nur Frequenzen oberhalb oder
2. nur solche unterhalb einer bestimmten Grenzfrequenz durchgelassen oder

3. nur solche, welche sich zwischen zwei Grenzfrequenzen befinden, also ein Frequenzband.

Durch einfache Betätigung von Schaltern lassen sich die gewünschten Kombinationen leicht herstellen.

Für die Untersuchung von Herztönen und Atemgeräuschen kommen bekanntlich in der Hauptsache umstehende Tonfrequenzen in Betracht.

Entsprechend diesen Grenzfrequenzen sind Siebkreise in den Stethophonen vorgesehen, und zwar:

1. Eine Siebkette zum Durchlaß höherer Frequenzen als 130 und

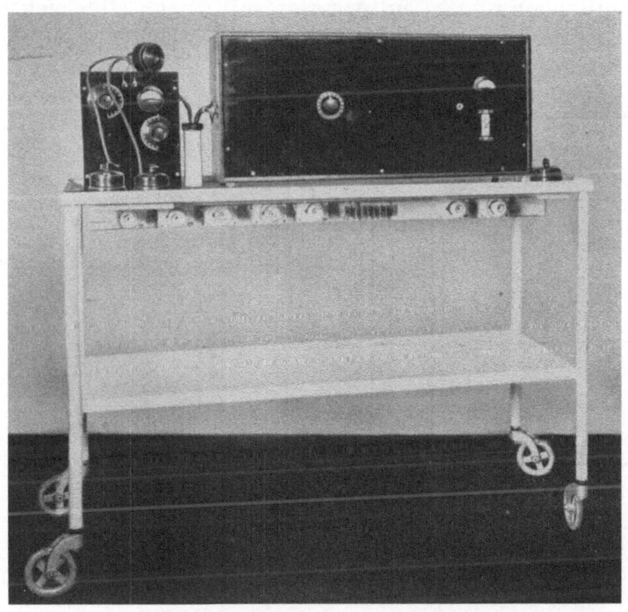

Abb. 125. Apparat nach F. TRENDELENBURG zur Aufnahme von Herztönen und Atemgeräuschen (links oben RIEGGER-Mikrophon).

2. vier Siebketten zum Durchlaß von Frequenzen, deren Höhe begrenzt ist durch 130, 400, 650 und 1100 Perioden pro Sekunde.

Durch Kombination dieser Siebketten lassen sich verschiedene zur Verstärkung ausgewählte Frequenzbänder herstellen und eine Untersuchung auf ein beschränktes Tonintervall begrenzen.

Zur Aufnahme der vom Herz usw. ausgehenden Töne dient ein spezielles elektromagnetisches Kontaktmikrophon, das direkt auf den Körper aufgelegt wird. Es bewirkt nur geringe Tonverzerrungen. Die von ihm aufgenommenen Geräusche werden an einen 3-Röhrenniederfrequenzverstärker weitergeleitet, welcher die Siebketten und ein Potentiometer zur Regulierung der Verstärkung enthält. Die verstärkten Töne gelangen schließlich an ein elektromagnetisches Telephon, das statt der gewöhnlichen Ohrmuschel mit einem besonderen Ansatzstück ausgerüstet ist, an welches die bei den gewöhnlichen Stethoskopen üblichen Gummischläuche mit den binaurikulären Enden angeschlossen werden können.

Infolge der großen Verstärkungsmöglichkeit des Apparates (laut Angaben bis zum 100-Millionenfachen der auf das Mikrophon auffallenden Schallenergie) ist man imstande, gleichzeitig mehrere Beobachter oder auch durch Anschluß eines Lautsprechers ein großes Auditorium mithören zu lassen. Natürlich lassen sich die Töne auch durch Phonographen registrieren bzw. durch ein Saitengalvanometer als Kurven aufzeichnen.

Das Stethophon ist also ein Apparat, mit dessen Hilfe sich Herztöne und Atemgeräusche verstärken lassen, und welcher erlaubt, gewisse

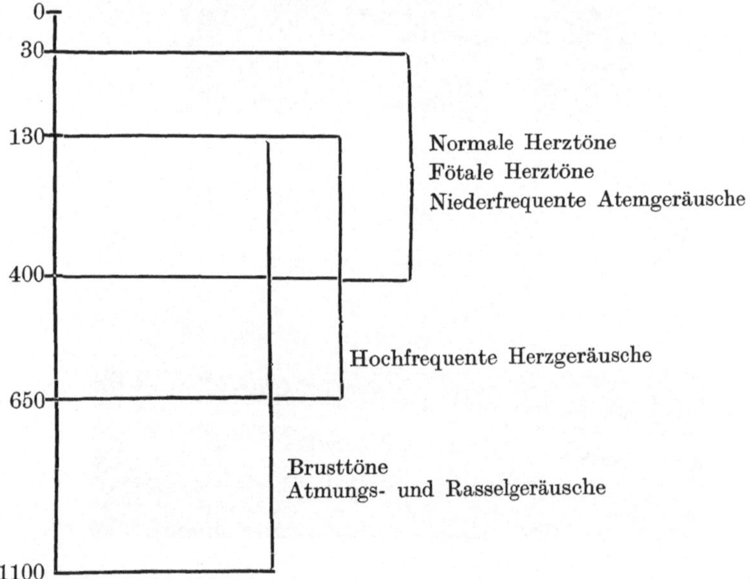

akustische Frequenzbereiche, die für einen speziellen Zweck besonders wichtig sind, auszusieben. Eine Tonverzerrung wird durch das elektromagnetische Mikrophon und durch die Verwendung binaurikulärer Gummischlauchstethoskope hervorgerufen.

Untersuchungen von Herztönen und Atemgeräuschen. Mit der Apparatur von Trendelenburg hat Trendelenburg selbst Untersuchungen von Herztönen und E. Bass solche von Atemgeräuschen gesunder und kranker Individuen ausgeführt. Das Wesentlichste dieser Arbeiten soll im folgenden kurz besprochen werden.

Herztöne. Wie wir im Abschnitt „Hämodynamik" gesehen haben, wird vom Herz das Blut durch die Arterien getrieben und durch die Venen wieder aufgenommen. Das Herz arbeitet als Pumpe. Es zieht sich zusammen, wenn das Blut aus ihm in das Arteriensystem hineingepumpt (Herzsystole), und erweitert sich (Herzdiastole), wenn das

Blut von ihm aus den Venenleitungen wieder aufgenommen werden soll. Man unterscheidet zwei in gewissem Grade voneinander getrennt arbeitende Herzteile. Der eine nimmt das Blut aus den Körpervenen auf und pumpt es durch die Lungenarterien in die Lunge, und der andere saugt das in der Lunge oxydierte Blut an und preßt es in die Körperarterien. Beim gesunden Organismus arbeiten die beiden Hälften gleichzeitig — synchron — miteinander. Abweichungen hiervon deuten auf pathologische Veränderungen.

Damit das Herz seinen Funktionen einwandfrei nachkommen kann, besitzt es Ventile in Form von Klappen. Die Klappe, welche gegen das Venensystem den periodischen Abschluß besorgt, nennt man „Atrioventrikularklappe" und diejenige gegen das Arteriensystem „Semilunarklappe". Zieht sich das Herz zusammen, so wird die Semilunarklappe geöffnet und die Atrioventrikularklappe geschlossen, erweitert es sich zur Blutaufnahme aus dem Venensystem, so öffnet sich die Atrioventrikularklappe und die Smilunarklappe wird geschlossen.

Nimmt man die Herzklappentätigkeit gleichzeitig mit dem Blutdruckverlauf in der Aorta und den Herztönen als Funktion der Zeit auf, so findet man, daß der erste Herzton mit dem Zuschlagen der Atrioventrikularklappe und der zweite mit dem der Semilunarklappe koinzidiert. Die Schallquelle für die Herztöne ist also in der Arbeit der Herzklappen zu suchen. Daneben kann aber auch der Herzmuskel bei seiner Tätigkeit als Tonerreger in Betracht kommen.

Bei einer Herzuntersuchung mit dem Stethoskop (subjektive Methode) hört der auskultierende Arzt mehr oder weniger ausgeprägte Töne, welche als paukende, klappende, betonte, klingende usw. Herztöne bezeichnet werden. Sie sind für verschiedene Anomalien charakteristisch und geben einen Anhaltspunkt für die Diagnose.

Aus ihrer Bezeichnung läßt sich erkennen, daß man es offenbar nicht mit dem, was man normalerweise unter Tönen — eine Reihe zusammenhängender, in der Frequenz genau gleichbleibender Schallschwingungen — versteht, zu tun hat, sondern mit komplizierten, aus Schwingungen verschiedener Frequenz zusammengesetzten Schallphänomenen. Welcher Art diese Zusammensetzung ist, darüber gibt die Arbeit von Trendelenburg Auskunft.

Trendelenburg untersuchte in Verbindung mit die Diagnose stellenden Ärzten verschiedene herzgesunde und -kranke Individuen. Dabei wurde das Kondensatormikrophon an verschiedenen Stellen (über Aorta, Herzspitze) direkt auf den Körper aufgesetzt und die durch die Schwingungen der Mikrophonmembran hervorgerufenen Stromschwankungen in der Apparatur mit Hilfe eines Schleifengalvanometers (vgl. Elektrokardiographie) in Kurvenform registriert. Die registrierte Kurve stellt infolge der Verzerrungsfreiheit der ganzen Apparatur eine naturgetreue Wiedergabe der Schallphänomene dar.

Die Auswertung der aufgenommenen Photogramme ergab, daß bei gesunden Individuen die Herztöne nur in beschränktem Maße Frequenzen von über 100 Hertz aufweisen. Ein schwaches, mittels Fourierzerlegung der Kurven festgestelltes Maximum liegt zwischen 80 und

100 Hertz. Bei sklerotischen Veränderungen (Verhärtungen) der Aorta oder der Semilunarklappen treten Frequenzen zwischen 130—150 Hertz in den Vordergrund. Sie sind für Verhärtungen charakteristisch. Normalerweise ist keine länger andauernde, in der Frequenz gleichbleibende Schwingungsfolge vorhanden. Ist dies dennoch der Fall, so liegt ein ausgesprochener Ton, wie z. B. der klingende Aortenton, vor. In den meisten Fällen ist die Intensität der langsamen Schwingungen größer als die der schneller verlaufenden.

Bei einem Vergleiche der objektiv und der mittels subjektiver Auskultation gefundenen Resultate ist die Abhängigkeit der Empfindlichkeit der zur Untersuchung dienenden Apparatur und des menschlichen Ohres von der Frequenz der Schallschwingungen in Betracht zu ziehen.

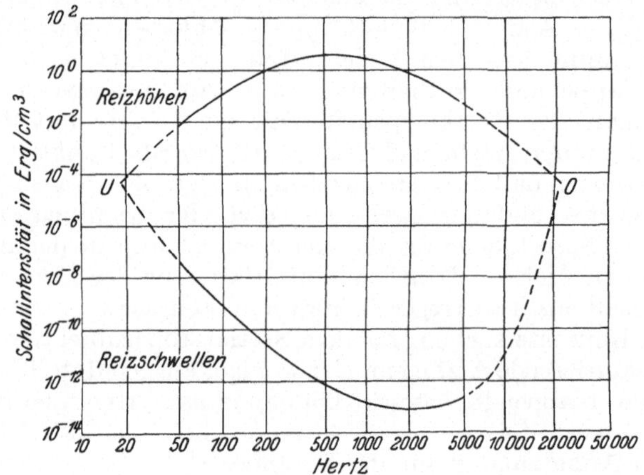

Abb. 126. Hörfläche nach WEGEL. *U* Untere und *O* Obere Hörgrenze.

Bei der TRENDELENBURGschen Apparatur ist die Empfindlichkeit für alle bei den Herztönen (und den nachher zu besprechenden Atemgeräuschen) vorkommenden Frequenzen nahezu dieselbe. Ferner besitzt die Anordnung keinen Schwellenwert, d. h. sie spricht auf die geringsten Schallintensitäten ohne weiteres an.

Anders das menschliche Ohr. Es hat erstens eine von der Frequenz stark abhängige Empfindlichkeit und zweitens eine Reizschwelle, d. h. es benötigt eine bestimmte minimale Schallenergie, um auf einen Schall überhaupt reagieren zu können. Die Verhältnisse sind anschaulich wiedergegeben durch die in Abb. 126 gezeichneten Kurven (nach WEGEL).

Aus ihnen kann man entnehmen, daß das Ohr die geringste Reizschwelle bei 2000 Hertz besitzt und daß z. B. die Reizschwelle für 100 Hertz erst durch eine 10000mal größere Energie als für 2000 Hertz erreicht wird. Bei *U* und *O* liegt die untere bzw. obere Gehörgrenze. Die Kurven zeigen auch, daß bei der subjektiven Beurteilung sehr schwacher, im Gebiete der Reizschwellen liegenden, aus verschieden periodigen Schwingungen zusammengesetzter Geräusche die gegen

2000 Hertz liegenden Schwingungen maßgebend sind. Beispielsweise wird bei der Auskultation über der Herzspitze beim gesunden Individuum der zweite Herzton meistens lauter gehört als der erste, obwohl die objektive Untersuchung in energetischer Beziehung gerade umgekehrte Verhältnisse erkennen läßt. Nur über der Aorta haben beide Töne objektiv gemessen ungefähr gleiche Intensität. Der Grund liegt in dem Vorhandensein höherer Teilschwingungen beim 2. Herzton, welche beim ersten Tone fehlen, und in der verschieden starken Absorption in den Weichteilen der den Schall weiterleitenden Körperteile.

Für eine Diskussion über den Entstehungsort bzw. die Ursache der Schallerzeugung eignet sich naturgemäß ein in seiner Frequenz konstanter und sich über mehrere Vollschwingungen erstreckender reiner Ton besser als ein aus Teilschwingungen wechselnder Frequenz bestehendes Geräusch. Ein in dieser Beziehung brauchbarer Ton ist der klingende Aortenton. Mit zwingender Notwendigkeit folgt bei Heranziehung aller Messungen und Überlegungen, daß für ihn die Schwingungen der verhärteten Semilunarklappe verantwortlich gemacht werden müssen. Die Schallerzeugung kann dabei — wie die aufgenommenen Diagramme ergeben — auf zwei Arten zustande kommen.

1. Durch Selbstschwingen der Semilunarklappe. Ist die Semilunarklappe infolge Verhärtung schwingungsfähig, so pendelt sie beim Zuschlagen um die eigentliche Ruhelage in Form einer gedämpften Welle hin und her.

2. Durch Anregung ihrer Eigenschwingung infolge der Blutströmung. In diesem Falle muß die (sichergestellte) Voraussetzung gemacht werden, daß die Semilunarklappe insuffizient ist, d. h. nicht völlig schließt. Dann vermag das Blut bei der Herzdiastole zum Teil in rückläufigem Sinne durch die Klappe zu fließen und sie wie eine Zungenpfeife zum Schwingen zu bringen.

Wir haben bisher nur über die sogenannten „Herztöne" gesprochen. Neben ihnen können auch im speziellen als Geräusche bezeichnete Schwingungen auftreten, wie die systolischen und diastolischen Geräusche. Sie rühren wohl daher, daß beim Ausströmen des Blutes in das Arteriensystem Wirbelbildungen in der Aorta zustande kommen. Die hierdurch erzeugten Geräusche geben sich in den Geräuschanalysen durch das Auftreten bedeutend höherer Frequenzen als bei den Herztönen zu erkennen. Es konnten Frequenzen bis zu 450 Hertz konstatiert werden. Spezielle Vorversuche ergaben jedoch, daß noch höhere Frequenzen vorhanden sind. Quantitative diesbezügliche Messungen sind noch im Gange.

Atemgeräusche. Die objektive Untersuchung der beim Atmen auftretenden Geräusche mit der TRENDELENBURGschen Apparatur hat sich E. BASS zur Aufgabe gemacht. Insbesondere war seine Absicht, den objektiven Unterschied zwischen dem Geräusch beim lungengesunden und beim lungenkranken Individuum festzustellen.

Neben dem Ein- und Ausatmungsgeräusch unterscheidet man Geräusche, welche für das Vesikuläratmen und für das Bronchialatmen typisch sind. Die Geräusche des Vesikuläratmens haben ihren Ursprung im gesunden Lungengewebe und diejenigen des Bronchialatmens im „Bronchienbaum". Um das Charakteristische beider Phänomene feststellen zu können, benutzte E. Bass für das Vesikuläratmen gesunde und für das Bronchialatmen lungenkranke Individuen, bei welchen das Lungengewebe infolge Infiltration für die Atmung mehr oder weniger ausgeschaltet war. Bei letzteren machten sich auch Rasselgeräusche bemerkbar.

Aus den aufgenommenen Diagrammen ergaben sich folgende Resultate:

Die Atmungsgeräusche im allgemeinen bestehen aus einem Frequenzgemisch; es tritt bei ihnen normalerweise keine zusammenhängende, in der Frequenz gleichbleibende Schwingungsgruppe auf. Feststellen lassen sich aber vorherrschende Frequenzen, die für den Lungenzustand charakteristisch sind. Die Diagramme lassen zwei Gruppen von Schwingungen erkennen und zwar eine sehr langsam verlaufende und eine große Amplitude besitzende Grundschwingung (Frequenz bis herab zu 30 Hertz) und ihr überlagerte Schwingungen höherer Frequenz (einige hundert Hertz), aber bedeutend kleinerer Amplitude. Die Amplitudendifferenzen zwischen beiden Schwingungsgruppen sind so groß, daß für die Registrierung der Grundschwingung eine wesentlich geringere Verstärkung notwendig war als für die ihr überlagerten höher frequenten Schwingungen. Beide konnten für eine brauchbare Ausmessung in ihrem richtigen Größenverhältnis gar nicht miteinander aufgenommen werden, da bei geringer Verstärkung die höher frequenten Schwingungen kaum erkennbar und bei größerer Verstärkung der Bromsilberpapierstreifen für die Registrierung zu schmal war.

Da sowohl für die Auskultation mit dem Stethoskop als auch für die in der Lunge verlaufenden Einzelphänomene die höher frequenten Schwingungen maßgebend sind, verlegte E. Bass das Hauptgewicht seiner Untersuchungen auf sie. Er konnte bei den Aufnahmen die langsamen Grundschwingungen dadurch eliminieren, daß er zwischen das Kondensatormikrophon und die Auflagestelle auf der Haut einen etwa 1 cm hohen Hartgummiring einfügte, der seitlich mit zwei Löchern versehen war. Durch diese Löcher gleichen sich die langsamen Luftkompressionen und -dilatationen nach außen hin aus und wirken deshalb nur wenig auf die Mikrophonmembran ein. Diese Ausgleichsmöglichkeit nimmt cet. par. mit zunehmender Schwingungsfrequenz ab. Bei variabler Schwingungsfrequenz tritt hierdurch aber eine mit zunehmender Frequenz abnehmende Amplitudenfälschung ein. Sie kommt aber für den Zweck der Bassschen Arbeiten nicht wesentlich in Betracht.

Die bei verschiedensten Individuen aufgenommenen Photogramme bestätigen die schon von früher (Auskultation) bekannten Tatsachen, daß bei einer gesunden Lunge fast nur beim Einatmen Geräusche auftreten und daß das Ausatmen geräuschlos erfolgt. Bei einer infiltrierten Lunge sind auch beim Ausamten Geräusche vorhanden. Alle Diagramme sind individuell verschieden.

Vesikuläratmen. Für die Untersuchung des Vesikuläratmens wurde das Kondensatormikrophon in der Gegend des rechten Unterlappens der Lunge unterhalb vom Schulterblattwinkel aufgesetzt. Dieser Ort bietet insofern einen großen Vorteil, als bei ihm die Überlagerung der Atemgeräusche durch die Herztöne ein Minimum ist.

Die Photogramme zeigen einen dauernden Wechsel von Frequenz und Amplitude. Vorherrschend sind Frequenzen bis zu 400 Hertz. Ihr sind höhere Frequenzen, deren Grenze bei etwa 1000 Hertz liegt, überlagert. Mit steigender Frequenz nimmt die Amplitude der Schwingungen ab. Die Schwingungen um etwa 200 Hertz weisen die größten Amplituden auf.

Wie schon bemerkt, treten die Geräusche fast nur beim Einatmen auf; sind sie auch beim Ausatmen vorhanden, so ergibt die Analyse die gleichen Frequenzen wie beim Einatmen. Die Amplituden sind aber stark verkleinert.

Bronchialatmen. Wie beim Vesikuläratmen sind in den Photogrammen Schwingungen von stetem Frequenz- und Amplitudenwechsel vorhanden. Im Gegensatz zu jenem liegen aber die Schwingungen des Bronchialatmens hauptsächlich im Bereiche von 600—1400 Hertz, worin speziell das Gebiet zwischen 600 und 800 Hertz die meisten und die die größten Amplituden besitzenden Schwingungen aufweist. Mit zunehmender Infiltration treten diese typischen Schwingungen immer mehr in den Vordergrund. Bei einer totalen Infiltration sind sowohl im Ein- wie im Ausatmen dieselben Frequenzen nachweisbar.

Bei lungenkranken Kindern konnten Schwingungen bis zu 3000 Perioden je Sekunde nachgewiesen werden.

Rasselgeräusche. Die beim Bronchialatmen öfters auftretenden Rasselgeräusche geben sich in den Photogrammen eindeutig zu erkennen. Sie repräsentieren sich durch (eine oder) mehrere in der Frequenz konstant bleibende Schwingungen mit großer Amplitude und starker Dämpfung. Sie sind in den Aufnahmen sofort erkennbar. Ihre Frequenz liegt vorwiegend zwischen 200 und 300 Hertz. Bei den klingenden Rasselgeräuschen sind ihnen Schwingungen höherer Frequenz (zwischen 2000 und 3000 Hertz) überlagert.

Schallursachen und Schallquellen. Für die Schallerregung beim Vesikuläratmen kommt offenbar das Lungengewebe in Betracht. Man stellt sich heute vor, daß beim Einatmen die Lungenalveolen mit Luft gefüllt und dadurch wie kleine Resonatoren zum Schwingen erregt werden. Die Resonatoren behalten aber infolge ihrer Volumvergrößerung keine bestimmte Eigenfrequenz bei, sondern variieren ihre „Tonhöhe". Die Ursache hierzu ist außer in der Volumvergrößerung in der Spannungsänderung des Gewebes zu suchen.

Neben dieser Schwingungserzeugung ist auch eine solche durch eine Wirbelbildung der eingeatmeten Luft möglich, sowohl in den Alveolen als auch in den Bronchien. Daß neben diesen den aufgezählten einzelnen Schallquellen angehörende Schwingungen auch miteinander gekoppelte auftreten können, dürfte selbstverständlich sein.

Das Fehlen oder das starke Abnehmen der Geräusche beim Ausatmen wird darauf zurückgeführt, daß das Lungengewebe aus einem Zustand stärkerer Spannung in einen solchen schwächerer übergeführt wird. Damit ist eine Verringerung der Schwingungsmöglichkeit der schwingungsfähigen Gebilde verbunden.

Bei infiltriertem Lungengewebe treten naturgemäß die dem Lungengewebe charakteristischen Geräusche mehr in den Hintergrund. Sie verschwinden ganz bei totaler Infiltration. An ihre Stelle treten die ihren Sitz im Bronchienbaum habenden Geräusche des Bronchialatmens. Ihre Entstehungsweise wird auf das „Anblasen" der einzelnen Bronchienäste durch die ein- und ausgeatmete Luft zurückgeführt. Die Luft strömt mit ziemlich großer Geschwindigkeit (nach F. Rohr z. B. in Bronchien von 6 mm Durchmesser zwischen 2,6 und 18 m pro Sekunde je nach Atmungstätigkeit) in die Verzweigungen des Bronchienbaumes und passiert dabei Kanten und Schneiden, welche von dem Luftstrom in der Art der Lippenpfeifen angeblasen werden. Es entstehen Wirbelbildungen der Luft und Schwingungen der einzelnen Luftsäulen in den Bronchien. Die Frequenz dieser Schwingungen hängt von der Länge und dem Querschnitt der einzelnen Bronchienäste und von der Geschwindigkeit des anblasenden Luftstromes ab. Je kleiner die Länge und der Querschnitt der die schwingenden Luftsäulen enthaltenden Äste ist, desto höher ist der Eigenton. Bei lungenkranken Kindern können deshalb die höchsten Eigenfrequenzen konstatiert werden.

Bei den Rasselgeräuschen muß eine intensive Schwingungserregung einzelner Bronchienäste angenommen werden. Sie kann dadurch zustande kommen, daß bei einem mit Exsudaten verstopften Bronchienaste bei einem bestimmten Über- bzw. Unterdruck die schwingungsfähige Luftsäule plötzlich frei wird und nun intensiv in ihrer Eigenfrequenz schwingt. Infolge der starken Kopplung der Bronchienäste unter sich und der Kopplung mit den Weichteilen tritt eine große gegenseitige Energieabgabe auf. Die Eigenschwingung vermag sich nicht lange aufrechtzuerhalten; sie wird stark gedämpft, klingt also rasch ab.

Literatur:

Bass, E.: Über eine neue Methode zur objektiven Aufzeichnung von Herztönen und Atemgeräuschen. Klin. Wschr. 5, 236 (1927).

— Über das Wesen der Atemgeräusche. I. Das normale vesikuläre Atemgeräusch. Z. exper. Med. 59, 133 (1928). — II. Das bronchiale Atemgeräusch bei Pneumoniekranken. Z. exper. Med. 63, 578 (1928).

— Über die Gewinnung objektiver Auskultationsbefunde bei Lungentuberkulose mittels der Schallbildermethode. Beitr. Klin. Tbk. 67, 239, H. 1/3.

Dodge, H. F.: Das Stethophon. Electrical Communication 3, 119 (1924) [Bell Telephon-Manufacturing Co. Berne].

Frey, W.: Herztöne und Herzgeräusche. Handbuch d. normalen und pathologischen Physiologie 7. Berlin: Julius Springer 1926.

Gerhartz, H.: Methodik der graphischen Registrierung der Herz-, Atem- und Muskelgeräusche. Abderhalden, Handb. biol. Arbeitsmeth., Abt. V, Tl 4, Liefg 93.

— Die Bestimmung des Herzschalles. Berlin: J. Springer 1911.

Hagenbach, A., u. A. Krethlow: Physikalische Hörrohrprüfungen. Schweiz. med. Wschr. 1928, 49.

Lullies, H.: Kardiographie. Z. Instrumentenkde 47, 380 (1927).

Martini, P.: Studien über Perkussion und Auskultation. Dtsch. Arch. klin. Med. **139**, 257 (1922).

Riegger, H.: Das Kondensatormikrophon. Wiss. Veröff. Siemens-Konzern **3**, 67 (1924).

Rohrer, F.: Der Strömungswiderstand in den menschlichen Atemwegen. Arch. f. Physiol. **162**, 182 (1915).

Trendelenburg, F.: Objektive Klangaufzeichnung mittels des Kondensatormikrophons. Wiss. Veröff. Siemens-Konzern **3**, 43 (1924). Vgl. auch Z. techn. Phys. **5**, 236 (1924).

— Über physikalische Eigenschaften der Herztöne. Wiss. Veröff. Siemens-Konzern **6**, 184 (1928).

— Über Aufzeichnung und Wiedergabe von Herztönen und Atemgeräuschen. Wiss. Veröff. Siemens-Konzern **5**, 175 (1927).

Wegel: Physik. Ber. **1923**, 168 und Proc. nat. Acad. Sci. U.S.A. **8**, 155 (1922).

VIII. Elektrische Felder physiologischen Ursprungs.

Zum Schluß seien noch die vor kurzem publizierten interessanten Versuche von F. Sauerbruch und W. O. Schumann erwähnt. Sie tendieren dahin zu ermitteln, ob von einem lebenden Organismus in seiner Umgebung magnetische oder elektrische Felder erzeugt werden. Die Untersuchungen, die sich noch im Anfangsstadium befinden, machen das Auftreten elektrischer Felder wahrscheinlich. Magnetische Felder konnten bisher nicht nachgewiesen werden.

Es ist naheliegend, daß die auftretenden Felder nicht groß sein und deswegen auch mit einfachen Mitteln nicht nachgewiesen werden können. Trotzdem bemerkte schon A. Heydweiller im Jahre 1902 beim Arbeiten mit einem empfindlichen Quadrantenelektrometer eine vom menschlichen Körper ausgehende Feldwirkung. Als Ursache hiervon hielt er ein langsames Entstehen und wieder Verschwinden statischer Ladungen. Diese Auffassung wird durch die große Trägheit des Quadrantenelektrometers, welches nicht imstande ist, rasch verlaufende elektrische Vorgänge naturgetreu wiederzugeben, gerechtfertigt.

Ohne Kenntnis von der Heydweillerschen Arbeit zu haben, unternahmen F. Sauerbruch und W. O. Schumann den Versuch, Feldwirkungen, die im lebenden organischen Körper ihren Ursprung haben, nachzuweisen. Sie rechneten von vornherein damit rasch verlaufende Vorgänge zu finden und benutzten deshalb als Anzeigeinstrument das uns schon aus der Elektro-Kardiographie bekannte Saitengalvanometer in Verbindung mit einem speziell gebauten Röhrenverstärker. Ihre Annahme von raschen Feldänderungen haben die Versuche bestätigt. Es scheint, daß A. Heydweiller den Summeneffekt der von Sauerbruch und Schumann gefundenen Einzeleffekte gemessen hat.

Der Verstärker in der Apparatur der beiden letztgenannten Autoren hatte die Aufgabe, die Effekte auf eine leicht meßbare Größe zu bringen. Er repräsentiert den kompliziertesten Teil der ganzen Versuchsanordnung und muß bestimmten Bedingungen genügen. Insbesondere sollte er für vergleichende Messungen frequenzunabhängig für das in Betracht kommende Schwingungsgebiet sein und ohne Trägheit auf rasche Feldänderungen reagieren. Für den bloßen Nachweis periodischer Vorgänge ist ersteres nicht notwendige Bedingung, wohl aber bis zu einem gewissen Grade das zweite.

Um sich über diese Punkte Gewißheit zu verschaffen, untersuchte SCHUMANN die beiden für die Versuche benutzten Verstärker (der erste mit drei, der zweite mit zwei Röhren), sowohl theoretisch als auch experimentell. Es zeigte sich, daß der eine frequenzabhängig war insofern, als er höhere Frequenzen besser hervorhob, und der andere relativ träge auf periodische Vorgänge reagierte. Die prinzipielle Schaltung des Dreiröhrenverstärkers (frequenzabhängig) zeigt Abb. 127.

Hierin bedeuten F den FARADAYschen Käfig, in welchen das Versuchsobjekt gebracht wurde, P die an das Gitter der ersten Röhre geschaltete Auffangplatte (Durchmesser etwa 3 cm), r_1, r_2 und r_3 die Gitterwiderstände in der Größenordnung von einigen Millionen Ohm;

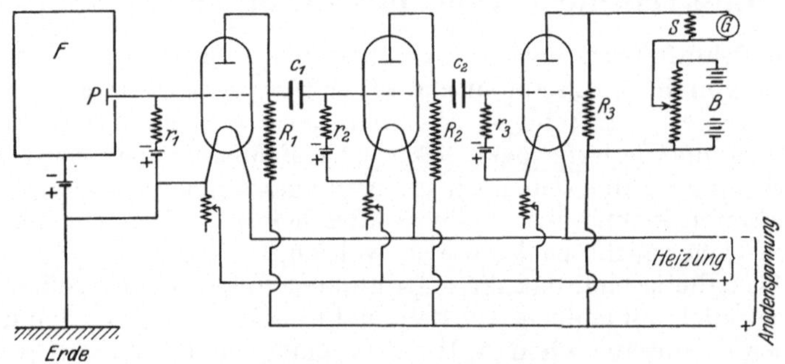

Abb. 127. Schaltung der Apparatur zur Untersuchung elektrischer Felder physiologischen Ursprunges.

von derselben Größenordnung waren die Anodenwiderstände R_1 und R_2, der letzte R_3 hatte 5000 Ohm. Über R_3 war das mit einer Kompensationseinrichtung (zur Kompensierung des die dritte Röhre durchfließenden Gleichstromes) in Serie geschaltete und mit dem Shunt S in seiner Empfindlichkeit veränderliche Saitengalvanometer G gelegt. Durch diese Parallelschaltung variierte je nach Regulierung der wirkliche Anodenwiderstand zwischen 400 und 900 Ohm. Die beiden ersten Röhren hatten die Aufgabe, die bei P auftretenden Spannungsänderungen zu verstärken (Verstärkung 40 resp. 36fach), die letzte Röhre diente als Stromverstärkerröhre. Die Kondensatoren c_1 und c_2 (Kapazität je 10000 cm) ließen die Spannungsänderungen auf die folgenden Röhren durch und hielten die Anodenspannungen von den Gittern der entsprechenden Röhren fern.

Tritt in der Nähe von P irgendeine Ladung auf, so zieht sie infolge Änderung der Platten- (P) und damit auch der Gitterspannung der ersten Röhre eine Änderung des zwischen Kathode und Anode in der Röhre fließenden Elektronenstromes nach sich. Diese Änderung wirkt in verstärktem Maße auf die zweite und durch diese weiter verstärkt auf die dritte Röhre ein. Die verstärkten Strom- resp. Spannungsschwankungen werden über dem Anodenwiderstand R_3 abgegriffen und durch das Saitengalvanometer geleitet.

Bei der zweiten Schaltungsart, welche träger als die eben beschriebene reagierte, war die zweite Röhre weggelassen und der Verbindungskondensator z. B. c_1 durch eine kleine Akkumulatorenbatterie ersetzt, welche die über dem Anodenwiderstand R_1 liegende Gleichspannung (etwa 50 Volt) kompensierte und die für eine einwandfreie Funktion der zweiten Röhre nötige negative Gitterspannung gewährleistete. Die Platte P wurde ohne Hilfsbatterie und Widerstand r_1 direkt an das Gitter der ersten Röhre gelegt.

Bringt man in den FARADAY-Käfig eine Versuchsperson, so sind alle diejenigen Punkte sorgfältig zu beachten und zu eliminieren, welche eine unbeabsichtigte Spannungsinduktion auf die Platte P bewirken. Diese sind insbesondere:

1. Erschütterungen,

2. Kontaktpotentiale zwischen Versuchsperson und FARADAY-Käfig,

3. Entstehung von Ladungen durch Reibung zwischen Körper und Luft,

4. Kapazitätsänderung zwischen Versuchsperson und Auffangplatte P.

Von diesen nachteiligen Einflüssen lassen sich Erschütterungen bei einiger Sorgfalt leicht vermeiden. Sie hatten auch nur geringen Einfluß. Kontaktpotentiale, die sich zwischen dem Körper der Versuchsperson und dem FARADAY-Käfig leicht bilden können, wurden mit Hilfe einer speziellen Vorspannung kompensiert. Dieser Punkt bereitete die größten Schwierigkeiten, da sich das Potential der Versuchsperson bei der kleinsten Bewegung änderte.

Beim dritten Punkte kommen insbesondere die Reibungen zwischen Luft, Kleider und Haaren in Betracht. Deswegen wurden die Kleider entfernt und spezielle Reibungsversuche zwischen Luft und Haaren ausgeführt. Es wurde beispielsweise ein Katzenfell direkt auf die Auffangplatte P gehängt und mit Luftströmen angeblasen. Die dadurch hervorgerufenen Strömungen waren nur gering, trotzdem die Empfindlichkeit der Apparatur für diesen Versuch so hoch eingestellt war, daß ein Durchkämmen der Haare in 2 m Abstand von der Auffangplatte eine Galvanometerzerstörung nach sich gezogen hätte, wenn die Empfindlichkeit nicht für den letzten Fall auf den etwa hundertsten Teil herabgesetzt worden wäre.

Die Kapazitätsänderungen zwischen Versuchsperson und Auffangplatte lassen sich natürlich bei Bewegungen kaum vermeiden. Sie können aber innerhalb solcher Grenzen gehalten werden, daß sie die Meßresultate nicht merklich stören. Dies geht auch aus den von den beiden Autoren publizierten Photogrammen hervor.

Die endgültigen Versuche wurden so vorgenommen, daß die Versuchsperson im FARADAY-Käfig sitzend irgendwelche Muskeln, z. B. Arm-, Bein- oder Oberkörpermuskeln, anspannte, ohne den Körper dabei merklich zu bewegen. Bei jeder Muskeltätigkeit zeigte das Saitengalvanometer Ausschläge. Um den Sitz der Ladungen bzw. ihren Ursprungsort festzustellen, wurde folgendes Experiment vorgenommen:

Bei ruhig gehaltenem Arm wurden nur die Finger vor der Auffangplatte bewegt. Das Galvanometer zeigte hierfür Ausschläge bestimmter Größe. Nun wurde der Unterarm bei weiterer Fingerbewegung vor der Auffangplatte verschoben und die Ausschläge wiederum gemessen. Ihre Größe änderte sich und ergab ein Maximum, wenn sich der Ellbogen vor der Auffangplatte befand. Diese Versuchsresultate ließen sich immer wieder reproduzieren. Daraus folgt, daß die Ladungen bei den Ansatzstellen der Muskeln ihren Sitz haben müssen. Wenn eine Kapazitätsänderung die Hauptursache der Galvanometerausschläge wäre, so müßten letztere ein Maximum haben, wenn sich die Finger vor der Auffangplatte bewegten. Sie zeigen aber ein Maximum, wenn sich der ruhige Ellbogen vor der Platte befindet.

Zur näheren Präzisierung des Ladungssitzes führt die Tatsache, daß bei Benetzung der sich bewegenden Körperteile die Effekte fast völlig zum Verschwinden gebracht werden können. Dies bedeutet, daß die Ladungen sich ganz in der Nähe der Hautoberfläche befinden müssen. Aus diesem Grunde spielt der Hautzustand für die Messungen eine wesentliche Rolle. Auch die Ermüdung der Muskeln scheint von großem Einfluß zu sein.

Bei den Untersuchungen hat sich gezeigt, daß das verwendete Saitengalvanometer nicht den Anforderungen betreffend Trägheitslosigkeit und Höhe der Eigenschwingungszahl entsprach. Vollkommen trägheitslos arbeitet die BRAUNsche Röhre, bei welcher die Ablenkung von Kathodenstrahlen durch das zu bestimmende Wechselfeld bzw. den periodischen, in Spannungs- oder Stromschwankungen umgesetzten Vorgang gemessen wird.

Eine solche Röhre soll für die weiteren Versuche benutzt werden. Hiermit hoffen die Autoren, nicht nur die vorhandenen Ladungswechsel genau bestimmen zu können, sondern auch deren Anstieggeschwindigkeit. Letztere ist maßgebend dafür, ob eine Emission elektromagnetischer Strahlung ausgehend vom lebenden Organismus möglich ist oder nicht.

Literatur:

SAUERBRUCH, F., u. W. O. SCHUMANN: Über elektrische Felder in der Umgebung lebender Wesen. Z. techn. Physik **1928**, 96, H. 3.

SCHUMANN, W. O.: Über elektrische Felder physiologischen Ursprunges. Z. techn. Physik **1928**, 315, H. 9.

HEYDWEILLER, A.: Ann. Physique (4) 8, 227 (1902).

Sachverzeichnis.

Aberration, Bestimmung der 16.
Abschwächer 164.
Absolute Wägung 6.
Absorption des Wasserdampfes 55.
— der Kohlensäure 55.
— der Augenbestandteile 66.
— der Atmosphäre 56.
Absorptionsmessungen 44ff.
Absorptionskoeffizient 45, 123.
Absorptionsspektren 40.
Aderelastizität 200.
Aktionsbreite 187.
Aluminiumfunke unter Wasser 43.
Amperemeter, Schaltung 82.
Analysator 27.
Analyse der Herztöne und Atem-
    geräusche 214.
Anlaufstrom bei Hg-Dampflampe 62.
Anschluß des Körpers an Hochfrequenz-
    kreis 108.
Anstechen der Antikathode 121.
Apertur 20.
Aräometer 9.
d'Arsonvalisation 109.
Arteriometrie 199.
Astigmatismus 18.
Atemgeräusche 221.
Auflösungsvermögen 21, 34, 37.
Aufnahmegeräte 161.
Auge, Brennweiten und Brechkräfte 18.
Augenbindehautentzündungen 58.
Ausmessen einer Spektralaufnahme 39.

Bach-Lampe 63.
Baly-Rohr 44.
Bandenspektrum 38.
Beer-Lambertsches Gesetz 44.
Behring, Dosimeter nach 59.
Belichtungszeit, Röntgenaufnahmen
    163.
Bestrahlungskästen 169.
Bindehautentzündungen 65.
Blutspektrum 41.
Braggsches Gesetz 137.
Bremsstrahlung 116.
Brennweite 13, 16.
Brillen 18.
Brillennummer 15.
Bronchialatmen 223.

Bucky-Blenden 160.
— Grenzstrahlenapparat 145.

Chromatische Aberration 15, 16.
Comptoneffekt 122.
Coolidgeröhre 126.
Crownglas 15.

Dämpfung 4, 12, 98, 206.
Dekrement 99.
Deutliche Sehweite 18, 19.
Diagnostik 159.
Diamagnetisch 80.
Diathermansie 55.
Diathermie 96.
Diathermieapparate 111.
Dichtebestimmungen 8.
Dichte der Luft 6.
— des Wassers 10.
Differentialsphygmograph 191.
Dioptrie 15.
Dispersionskurven 35.
Doppelfocus-Röhren 160.
Doppelkapselbolograph 201.
Doppelwägung 6.
Dosierungsgerät 60.
Dosimeter 58, 147.
Dosiseinheit 149, 154.
Drehblende 161.
Drehung der Polarisationsebene 25.
Drehungsmessung an Zuckerlösung 32.
Drehspulinstrumente 83.
Druckmessungen (Hämodynamik) 192.
— nach Riva-Rocci 194.
— nach H. Sahli 198.
Durchleuchtungsschirme 161.
Dunkelfeldbeleuchtung 22.

Eichung eines Galvanometers 90.
Einsteinsches Gesetz 118, 121.
Elektrizität 69.
Elektrische Entladung 96, 114.
Elektrische Felder physiologischen Ur-
    sprungs 225.
Elektrische Meßinstrumente 82.
Elektrodynamometer 84.
Elektrokardiographie 205.
Elektromagnet. Schwingungen 119.
Elliptisch polarisiertes Licht 25.

Emanationsmessungen 181.
Emissionsspektren 38.
Endoskopie 85.
Energometrie 199.
Entwickler 46, 163.
Erdschluß 112.
Ergosterin 42.
Erwärmungsmethoden 109.
Erythemdosimeter 57.
Erythemwirksamkeitskurve 60.
Extinktionskoeffizient 50, 51.

Faradisation 85.
Faradisches Gefühl 106.
Felderwähler 157.
Ferromagnetisch 80.
Filme 48, 162.
Filter 58, 124.
Fixierbäder 46, 163.
Flintglas 15.
Fluoreszenzschirme 47, 161, 179.
Fluoreszenzstrahlung 117.
Freie Weglänge 115.
Frequenz der Herztöne und Atemgeräusche 218.
Frequenzwandler 103.
Funkeninduktor 131.
Funkenzahl bei Löschfunkenstrecken 101.

Galvanometereichung 90.
Gaußsches Okular 36.
Gefahren im Röntgenbetriebe 166.
Gegenspannung 74, 80.
Geister im Spektrum 36.
Generatoren für ungedämpfte Schwingungen 102.
Gewichtssätze 4.
Gießer- und Glasbläserstar 64.
Gitterspektralapparate 35.
Gleich- und Wechselstrom 77.
Gleichrichter 133.
Gletscherbrand 58.
Gramm, Definition des 1.
Gullstrandsche Werte für das schematische Auge 18.

Hämodynamik 185.
Härtemesser 147.
Halbschattenapparate 28.
Halbwertschicht 125, 177.
Halbwertszeit 176.
Handspektroskop 44.
Hauptpunkte und -ebene 13.
Hauteffekt 104.
Hauteinheitsdosis HED 149.
Hellfeldbeleuchtung 22.
Herztöne 218.
Hitzdrahtinstrumente 84.
Hochfrequenzmaschinen 102.

Hochfrequenzschwingungen, Nachweis der 103.
Hochfrequenzströme und Diathermie 96.
Hochspannungsapparate 130.
Hochspannung, Messung der 135.
Hochspannungsgefahr 166.
Höhensonne 56.
Hörfläche nach Wegel 220.
Hornhautentzündungen 65.

Jesioneklampe 63.
Immersionssystem 21.
Impulse (Schwingungsgruppen) 107.
Induktion und Selbstinduktion 78.
Ionenröhren 125.
Ioneselektroden 43.
Ionisationsmeßgeräte 151.
Isotopen 177.
Justierung von Gitterspektralapparaten 36.
— — Prismenspektralapparaten 34.

Kämpe-Lorey-Wände 169.
Kaltkaustik 108.
Kardioidkondensor 22.
Kathodenstrahlen 117.
Kauter 85.
Kompressionsdruck auf die Arterien 193.
Kondensatorbett 109.
Kondensatormikrophon 215.
Kondensor 21.
Kontinuierliches Spektrum 38, 119.
Kopplung 100.
Kreuzfeuer 108, 158.
Kromayer-Lampen 63.
Kugelfunkenstrecke 136.

Lebensdauer, mittlere 176.
Lichtbogengenerator 103.
Lichtquellen 30, 43.
Lindemannfenster 145.
Linearbolometer 54.
Linienspektrum 38, 117.
Linsen 13.
Lippichscher Polarisationsapparat 27.
Literatur zu Diathermie 113.
— Drehung der Polarisationsebene 33.
— Elektrische Felder physiologischen Ursprunges 228.
— Hämodynamik 204.
— Herztöne und Atemgeräusche 224.
— Optik 55.
— Quarzlampen- und Höhensonnenbestrahlung 64.
— Röntgenstrahlen 171.
— Thermorelai 93.
— Ultrarote Strahlung 69.
— Waage und Wägungen 12.

Löschfunkenstrecke 101.
Lupen 19.

Manschettenbreite 195.
Medizinische Praxis, Diathermie 106.
Metalixröhre 130.
Mikrometer, Okular- 23.
Mikroskope 20.
Minimaldruck, Bestimmung des 196.
Minimaldosis 130.
Mohrsche Waage 9.
Monochromator 31.
Moseleysches Gesetz 117.

Nachweis elektrischer Hochfrequenz-
   schwingungen 103.
Nadelgalvanomter 83.
Nicolsche Prismen 28.
Normaldosis 60.
Normalspektrum 39, 54.

Objektiv 20.
Öffnungswinkel 20.
Ohmsches Gesetz 69.
Okular 20.
Okularmikrometer 23.
Optik 13.
Optimaldruck 200.
Optisch aktive Substanzen 27.

Pantostaten und Anschlußgeräte 85.
Paraboloidkondensor 22.
Parallaxe 35.
Paramagnetisch 80.
Pariser Zoll 15.
Partialfunken 102.
Pelotten 190, 198.
Permeabilität 80.
Phantome 157.
Photoeffekt 51, 121.
Plancksches Strahlungsgesetz 57.
Platinschwarz 75.
Plattenfaktor 51.
Pleijade 178.
Polarisation 25, 74.
Polarisationsapparate 30.
Poulson, Lichtbogengenerator 103.
Praxis des Wägens 4.
Prismen 28, 33.
Pseudostereoskopisches Sehen 23.
Pulsform 188.
Pulsfrequenz 186.
Pulsierender Gleichstrom 133.
Pulsresonator 187.
Pulsvolumen 199.
Punktalgläser 19.
Punktlampe 63.
Pyknometer 9.

Quantitative Spektralanalyse 40.
Quarzlampen-und Höhensonnenbestrah-
   lungen 56.
Quecksilberdampflampe 58.
Quellwasser, Bestimmung der Radio-
   aktivität von 181.

Radioaktivität 172.
Radioaktive Eigenschaften 179.
Radioaktive Familien 175.
Radium-Normal 179.
Randstrahlen 16.
Rasselgeräusche 223.
Raster 160.
Reduktion einer Wägung 5, 8.
Registrierthermometer 95.
Resonanzstrahlung 117.
Richardsonsche Gleichung 126.
Röhrengenerator 102.
Röntgenapparaturen 139.
Röntgenröhren 121, 125, 145.
Röntgenspektrographen 117, 137, 159,
   169.
Röntgenspektrum, Energieverteilung im
   kontinuierlichen 120.
Röntgenstrahlen 113.
— Absorption und Streuung der 122.
Rotationsdispersion 27.

Sättigungsstrom 152.
Saitengalvanometer 85, 205.
Schallursachen und Schallquellen 223.
Schaltung der Volt- und Amperemeter
   82.
Schleifengalvanometer 206.
Schutzmaßnahmen im Röntgenbetrieb
   166.
Schwingungen 96, 98, 188, 206.
Schwingungskreis 96.
Securo-Sicherheitsapparat 167.
Sektor, rotierender 51.
Sekundärstrahlung 121.
Selenzelle 150.
Selektive Absorption 40.
Sensibilisierung 46.
Siederöhren 121.
Skineffekt 104.
Spannungsdrosselung 73.
Spektralphotometer 48.
Spektralanalyse 33, 39.
Spektrographen 33, 35, 117, 137.
Spezifischer Widerstand 73, 76.
Sphärische Aberration 15.
Sphygmobolometrie 199.
Sphygmobolograph 202.
Sphygmographen 188, 192.
Spulengalvanometer 205.
Stärke der Linsen 15.
Stative, Röntgenröhren- 146.
Stereoskopische Betrachtung 22, 165.

Stethophon 216.
Stethoskop 214.
Stokessche Lösung 41.
Strahlenanalysator 148.
Strahlenschutzbestimmungen 168.
Strahlung des absolut schwarzen Körpers 67.
Streutransformatoren 102.
Streuung, magnetische 81.
Streuungskoeffizient 123.
Streustrahlung 121.
Strichfocus 160.
Szintillationen 179.

Temperatureinfluß auf die Drehung 26.
— auf den elektrischen Widerstand 72, 76.
Temperaturmessungen 87.
Thermoelektrische Kräfte 88.
Thermoelemente 87.
Thermorelai 92.
Thermosäulen 55.
Toleranzdosis 170.
Torsionswaage 11.
Transformator 82.
Trendelenburg, Apparatur nach 215.
Tockensystem 21.
Tubus 20.
Tumor 74.

Übersetzungsverhältnis 81.
Ultramikroskop 21.
Ultrarote Strahlung und ihre Wirkung auf das Auge 64.
Ultravitglas 58.
Unbeabsichtigte Röntgenbestrahlung 168.
Ungedämpfte Schwingungen, Generatoren für 102.
Ungleicharmigkeit der Waage 7.
Universalgeräte 146.
Unreines Spektrum 34.

Vergleich radioaktiver Substanzen 179.
Vergrößerung 19, 20, 23.

Verstärker für Aufnahmen 164.
Verstärkerfolien 162.
Verstärker, Niederfrequenz- 77, 214, 216.
Vesikuläratmen 223.
Vitaglas 58.
Voltasches Gesetz 88.
Voltmeter 139, 82.
Volumbolometrie 198.

Waage und Wägungen 1.
Wabenblende 160.
Wärmeentwicklung im menschlichen Körper 110.
Wärmeleitfähigkeit der Körperbestandteile 107.
Wärmeschutzgläser 68.
Walzenbrücke nach Kohlrausch 70, 71, 76.
Wechselstrom 77.
Weicheiseninstrumente 84.
Weitwinkellupen 19.
Wellenlängen der elektromagnetischen Schwingungen 120.
Westphalsche Waage 9.
Wheatstonsche Brücke 70, 75.
Widerstand, Abhängigkeit von der Frequenz 105.
— Abhängigkeit von der Temperatur 73.
— einer Entladungsröhre 115.
— Hochfrequenz- der Körperteile 107.
Widerstandskapazität 76.
Widerstandsmessungen 69, 74.
Widerstandsthermometer 93.
Wiensches Verschiebungsgesetz 68, 120.
Wirkungsquantum 122.

Zedernölimmersion 21.
Zeitschreibung 211.
Zentralstrahlen 16.
Zerfall der Radiumemanation 175.
Zerfallskonstante 176.
Zersetzungszelle 74.